BETÖRENDE PARFUMS
HEILENDE DÜFTE

Jean Pütz · Christine Niklas

Betörende Parfums Heilende Düfte

Rezepte zum Genießen und Verführen

Die Deutsche Bibliothek – CIP-Einheitsaufnahme

Hobbythek/ARD, WDR. – Köln : vgs.
Früher u. d. T.: Das Hobbythek-Buch
NE: Westdeutscher Rundfunk <Köln>
Pütz, Jean: Betörende Parfums – heilende Düfte. – 1993

Pütz, Jean:
Betörende Parfums – heilende Düfte: Rezepte zum Genießen
und Verführen/Jean Pütz; Christine Niklas. [ARD, WDR]. – Köln: vgs,1993
(Hobbythek)
ISBN 3-8025-6182-1
NE: Niklas, Christine:

Bildquellen:

Wolfgang Arntz, Wermelskirchen: S. 90, Abb. 53
Ciba Zeitschrift, 8 (1957): S. 17, Abb. 6
De Agostini, Mailand: S. 12, Abb. 3
V. Etheve, La Réunion: S. 75, Abb. 38
Cornelis Gollhardt & Jörg Zaber, Düsseldorf (mit freundlicher Genehmigung von Molinar
Parfum, Grasse): S. 58, Abb. 28; S. 84, Abb. 47
Historia Photo, Hamburg: S. 19, Abb. 8
Prof. W. Kafka, Seewiesen: S. 53, Abb. 26
Jean Pütz, Köln: S. 10, Abb. 1; S. 51, Abb. 24; S. 52, Abb. 25; S. 67, Abb. 34; S. 76, Abb. 39;
S. 79, Abb. 42; S. 80, Abb. 43; S. 91, Abb. 54
Guido Schmitt, Köln: S. 134, Abb. 86; S. 136, Abb. 88; S. 139, Abb. 90
STEP ANI-MOTION, Bonn: S. 14, Abb. 4
Alle übrigen Fotos: C. Gollhardt & J. Zaber, Düsseldorf
Grafiken: Designbureau Jochen Kremer/Gabi Mahler, Köln
Umschlag: (vorne) Ulrich Zimmer, Düsseldorf; (hinten) C. Gollhardt & J. Zaber, Düsseldorf
Wir danken Sabine von den Steinen, Köln, dafür, daß sie uns für die Abbildungen 63
(S. 102), 72 (S. 117) und 100 (S. 149) ihre Schmuck-Unikate zur Verfügung gestellt hat.

1. Auflage 1993
© vgs verlagsgesellschaft, Köln, 1993
Umschlaggestaltung: Papen Werbeagentur, Köln
Redaktion: Martina Weihe-Reckewitz
Produktion: Wolfgang Arntz
Gesamtherstellung: Universitätsdruckerei H. Stürtz AG, Würzburg
Gedruckt auf chlorfrei gebleichtem Papier
Printed in Germany
ISBN 3-8025-6182-1

INHALT

Liebe Leser,

Es ist geschafft. Diesmal liegt wirklich jahrelange Arbeit hinter mir, verbunden mit Rückschlägen, die das – wie es sich herausgestellt hat – äußerst anspruchsvolle Projekt immer wieder in Gefahr brachten. Gottseidank hatte ich eine „gute Nase", die mir stets den Weg aus dem Labyrinth der Widerstände herauswies.

Es ist wieder ein typisches Hobbythekbuch geworden, übrigens das 25. Von den Hobbytheksendungen gibt es sogar schon über 225, die in fast allen Sendern der Dritten Programme ausgestrahlt wurden. Vor 19 Jahren, im Dezember 1974, lief die erste Sendung über den Bildschirm.

Mittlerweile scheint es sich herumgesprochen zu haben, daß die Hobbythek alles andere ist als nur eine Bastelanleitung für Selbermacher. Dies ist sie zwar auch, aber ihr Schwerpunkt liegt eher in der verständlichen und amüsanten Vermittlung von Informationen für Verbraucher. Alle die Menschen, die es satt haben, von den großen Heimwerker-, Elektronik-, Nahrungsmittel-, Waschmittel-, Kosmetik- und Parfumkonzernen an der Nase herumgeführt zu werden, sind hier gut aufgehoben.

Wir wollen nicht unbedingt der Industrie und den großen Konzernen Konkurrenz machen; dafür sind unsere Mittel doch zu bescheiden. Wir möchten vielmehr zeigen, daß wesentlich gesündere, praktischere und umweltverträglichere Produkte und Verfahren möglich sind, als diejenigen, die diese Konzerne anbieten. Das betrifft übrigens auch die Verpackungen. In vielen Läden, die

Produkte für die Hobbythek anbieten, wird bereits seit langem das Nachfüllen praktiziert, das wir noch von unseren Urgroßeltern her kennen. Und wir waren es auch, die die erste Pfandspraydose zum späteren Nachfüllen präsentiert haben, ebenso wie den Waschmittelbaukasten usw.

Ganz stolz sind wir, daß es uns gelungen ist, der Idee des fair gehandelten Kaffees über die außergewöhnlich lobenswerte Initiative des Transfair-Vereins zum entscheidenden Durchbruch zu verhelfen. Viele andere Ideen haben wir noch und sind auch in Zukunft für manche Überraschungen gut.

Daneben ist die Hobbythek als Buch und als Fernsehsendung auch eine Wissenschaftsveranstaltung, allerdings mit anderen Mitteln, ohne belehrenden Zeigefinger und ohne Sensationsgier. Das Zuschauen und das Lesen in den Hobbythekbüchern soll einfach Spaß machen. Schmunzeln ist außerdem erlaubt. Insofern ist die Hobbythek ein „Trojanisches Steckenpferd", d.h. es werden niemals nur Rezepte präsentiert, sondern es wird stets auch gesagt, was dahinter steckt, warum dies oder jenes so ist, und warum es nützlich oder schädlich ist. Kritik an Produkten wird – wenn möglich – mit einer Alternative zum Selbermachen verbunden. Auch deshalb versteht sich die Hobbythek als Verbrauchersendung.

In diesem Buch werden Sie all diese Elemente beispielhaft wiederfinden. Weil das Geruchsfernsehen und das Geruchslesen noch nicht erfunden sind, haben wir es uns erlaubt, von Zeit zu Zeit auch etwas deftigere Worte zu finden, ganz besonders bei der Darstellung der geschichtlichen Hintergründe, die wie ein roter Faden das

Buch und auch die entsprechenden Sendungen durchziehen. Viel Wert habe ich auf den Versuch gelegt, Ihnen die Atmosphäre und die Ängste zu vermitteln, mit denen die Menschen konfrontiert waren, als es noch keine moderne Wissenschaft gab, als beispielsweise als Ursache der Krankheiten nicht Bakterien, Viren oder sonstige Mikroorganismen bekannt waren, sondern als man noch glaubte, daß die Miasmen – die schlechten Düfte – Seuchen übertrügen. Ich wollte Ihnen damit auch den Nutzen und die Notwendigkeit moderner Wissenschaft und Forschung vor Augen führen; besonders in der heutigen Zeit, in der ein wenig vergessen wird, was die Wissenschaftler zu unser aller Wohl getan haben.

Wenn man über Vergangenheit berichtet, ist man auf Vorarbeiten angewiesen. Bei einem Wissenschaftler möchte ich mich ganz besonders bedanken. Es ist Alain Corbin, dessen wissenschaftliche Untersuchung mit dem Titel „Le miasme et la jonquille" mich für dieses Buch ganz besonders inspiriert hat. Dank gebührt aber auch den vielen Informanten, die mir interessante Fakten geliefert haben, insbesondere Jean Jacques Genet aus der Parfumstadt Grasse in Frankreich und Michael Schmitt aus Köln.

Ich wünsche Ihnen eine gute Nase und daß Sie nach der Lektüre dieses Buches Ihren Geruchssinn so geschärft haben, daß Sie sich die phantastische Dimension des Riechens in Zukunft besser erschließen können.

Ihr Jean Pütz

Es ist April, seit Monaten arbeite ich mich in das Thema dieses Buches ein. Die Idee entstand bereits vor Jahren – aber wo soll man anfangen, wenn es um Eindrücke geht, die ein Organ vermittelt, das im Laufe der menschlichen Entwicklungsgeschichte immer mehr an Bedeutung verlor? Je stärker der Verstand und das Auge sowie das Ohr in den Vordergrund traten, um so weiter hat sich die Fähigkeit, Gerüche zu unterscheiden, zurückgebildet.

Seit dem Ende des Mittelalters kommt dem Geruchssinn kaum noch Bedeutung zu. Kein Wunder, daß auch die Philosophen ihm wenig Aufmerksamkeit schenken, und wenn, dann schwanken sie zwischen Aufwertung und Disqualifizierung. Bestenfalls ist er in ihren Augen ein animalischer Sinn mit direkter Einwirkung auf die Sexualität, der den Verstand betört. So gesteht Goethe zum Beispiel freimütig, der Frau von Stein ein Mieder entwendet zu haben, um nach Lust und Laune daran riechen zu können.

Der vorherrschenden Meinung dieser Zeit nach sollten Frauen in ihrem Geruch ein Lockmittel besitzen, das die Männer willenlos mache. Die Menstruation des pubertierenden jungen Mädchens machte den Mann angeblich auf die Berufung zur Fortpflanzung aufmerksam, aber – so eine zu Goethes Zeit weit verbreitete Annahme –, „erst das männliche Sperma prägt der Frau eine echte Duftmarke auf, genau wie die Weibchen zahlreicher Tierarten erst durch den vollzogenen Koitus mit besonderem Geruch behaftet werden". Der Grieche Demokrit soll die sexuellen Ausschweifungen der jungen Mädchen seiner Heimatstadt Abdera an ihrem Geruch bemerkt haben. Und

eine wissenschaftliche Zeitschrift aus dem Jahre 1684 berichtet von einem Prager Mönch, der Ehebrecherinnen am Geruch erkennen könne. Diese Behauptung wurde lange Zeit in medizinischen Werken zitiert.

Gerüche spielten auch bei den mittelalterlichen Hexenkulten eine große Rolle. Den Frauen wurden damals Gerüche angedichtet, die angeblich eindeutig bewiesen, daß sie bösartige Hexen waren.

Und natürlich haben Düfte ihre Bedeutung bei romantischen schriftstellerischen Darstellungen und Überlieferungen. Die alten Ägypter scheinen die Wissenschaft der Parfümerie bereits meisterhaft beherrscht zu haben, und auch die Salben der Griechen und Römer verbreiteten anregende Düfte. Meisterhaft sind außerdem die Schilderungen aus der arabischen Welt in den Büchern von „Tausendundeiner Nacht". Aber alles in allem tun wir uns trotzdem sehr schwer, Düfte und Geruchsempfindungen anderen über die Sprache zu vermitteln. Auch die Parfümerie hat damit ihre liebe Not. Sie sucht daher Anleihen bei der Musik: Sie „komponiert" ihre Düfte, spricht von Akkordharmonie, von Duftklang, aber auch von Disakkorden und Disharmonien. Was es mit diesen Begriffen auf sich hat, werden wir im Laufe dieses Buches noch ausführlich erörtern.

Um dem Thema näherzukommen, habe ich in den letzten Jahren einige „Duftreisen" unternommen. Zunächst war ich in Hamburg, denn im Hamburger Hafenmilieu sind Firmen beheimatet, die mit Düften viel Geld verdienen. Sie besitzen Weltgeltung, und ihre Fachkräfte sind überall auf unserem Globus, wo natürliche Duftstoffe ge-

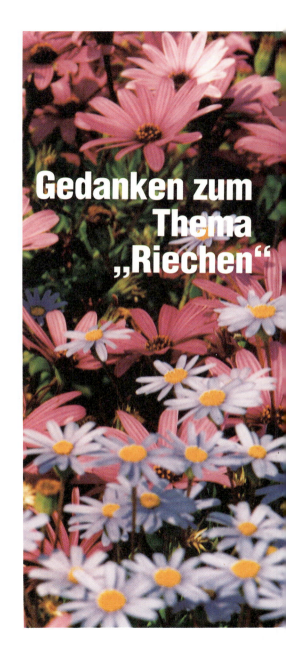

Gedanken zum Thema „Riechen"

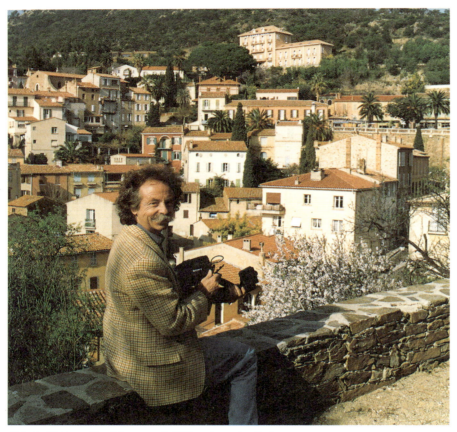

Abb. 1: Grasse gilt seit langem als Weltzentrum des Parfums.

vence bezeichnen. Erst auf dieser Station meiner Reise habe ich den Mut gefunden, dieses Buch ernsthaft anzugehen. Hier traf ich nämlich auf Fachleute, die mich in die Welt der Düfte einführten, so daß ich mittlerweile in der Lage bin, solche nicht nur zu empfinden, sondern sie auch mit dem Verstand zu erfassen.

Genau das war mir besonders wichtig. Denn was ich bisher an Literatur unter den Stichworten Parfum, Düfte, Aromen und Aromatherapie gefunden habe, spottet aller modernen wissenschaftlichen Erkenntnisse. Gerade diese Gebiete scheinen eine Spielwiese der Esoteriker und deren Anhänger zu sein, und für diese Zeitgenossen scheint das Mittelalter noch nicht zu Ende zu sein (vgl. *Seite 21*). Das heißt nicht, daß ich der reinen Rationalität das Wort reden will, das wäre bei einem Buch über Aromen und Parfums töricht, aber nur auf Irrationalismen zu bauen und zum Teil mittelalterliche Ängste und Hoffnungen zu aktivieren, halte ich für gefährlich und unredlich. Die Wissenschaft ist nicht alles, aber gegen feststehende Naturgesetze kann man nicht ungestraft verstoßen, es sei denn, man ist ein Scharlatan oder ein Betrüger. Ich hoffe, zu dieser Diskussion einiges beitragen zu können, wenngleich auch ich den Menschen als Ganzheit sehe, und die Ganzheitstherapie mit einzelnen Elementen, die nicht – oder noch nicht – bewiesen sind, durchaus als eine Bereicherung der modernen Medizin betrachte.

Aber bleiben wir bei den Düften. Während ich dieses Kapitel schreibe, sitze ich auf der Terrasse einer Finca auf Ibiza. Fincas sind kleine Bauernhäuser,

wonnen werden, präsent. Mit untrüglicher Sicherheit klassifizieren sie diese nach Qualität und Herkunft und kaufen und verkaufen sie nach alter hanseatischer Tradition. So manches Parfum aus Paris, Mailand, New York oder anderen Modezentren wird mit Essenzen, ätherischen Ölen und Harzen hergestellt, die in Hamburg gehandelt werden.

Das Parfumzentrum Deutschlands ist Holzminden. Wer diese kleine Stadt an der Weser besucht, kann es, sofern er eine gute Nase hat, schon aus der Ferne erriechen. Mehrere Duftfirmen, die ebenfalls hohes Renommee besitzen, sind hier zu Hause.

Als Weltzentrum der Parfumerie allerdings kann man seit 150 Jahren die Stadt Grasse in der französischen Prodie mitten in der Landschaft stehen und um die herum sich die Natur noch relativ unverfälscht darbietet. Der Aprilwind rauscht durch die Pinien. Diese herrlichen Bäume geben der Insel Ibiza einen entscheidenden Charakter. Pinien heißen auf katalanisch *Pituosen,* und so spricht man von Ibiza auch als der Insel der Pituosen. Nirgendwo auf der Welt findet man noch so viele dieser Bäume auf so kleinem Raum. Allerdings fragt man sich, wie lange noch, denn der Begriff Umwelt wird hier in Spanien noch klein geschrieben. Immer mehr Bäume fallen dem Bau von Appartements und Hotelburgen zum Opfer.

Die Pinien zeichnen sich neben ihrem knorrigen Erscheinen durch einen unvergleichlichen Duft aus, den der Wind über die Insel bis weit ins Meer hinaus treibt, und es soll Seefahrer gegeben haben, die diesen Duft kilometerweit vor der Küste identifiziert haben. Ich habe leider keine so feine Nase, deshalb zerdrücke ich einige Blütenknospen in meinen Händen, um den harzigen Geruch wahrzunehmen.

Ibiza ist aber auch eine Insel der Kräuter. Fast überall kann man Thymian, Rosmarin, Salbei, Basilikum, Borretsch, Lavendel usw. riechen, und auch die Blüten der Orangenbäume, der Jasmin, die Mimosen und vor allem die *Datura,* die Engelstrompete, verströmen zum Teil betörende Düfte. So habe ich hier endgültig meine Hemmungen überwinden und mit dem Schreiben beginnen können.

Zunächst möchte ich Sie etwas mehr mit Ihrer eigenen Nase und der Bedeutung des Dufterlebens vertraut machen. Sicherlich werden Sie mir bestätigen, daß Sie bestimmte Geruchs-

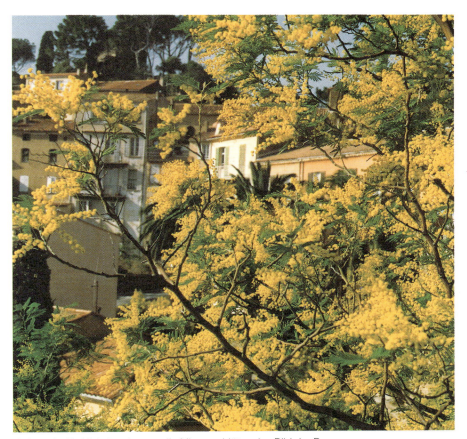

Abb. 2: Im Frühjahr bestimmen die Mimosenblüten das Bild der Provence.

erinnerungen haben. Ich zum Beispiel weiß heute noch, wie unsere Küche in dem luxemburgischen Moselstädtchen Remich roch, wo ich meine Kindheit verbrachte. Wir hatten einen kleinen Krämerladen mit Farben, Tapeten und Drogerieartikeln, und auch dieser Geruch geht mir nie mehr aus dem Sinn. Später, während des Krieges, kamen lebenszerstörende Gerüche hinzu, zum

Beispiel diejenigen, die sich entwickelten, wenn der Phosphor der Brandbomben, die über den Städten abgeworfen wurden, sich entzündete und den Menschen die Lungen verätzte. Versuchen Sie doch selbst einmal, Ihr Geruchsgedächtnis zu aktivieren, und ich bin sicher, auch Ihnen werden viele mit bestimmten Gerüchen verbundene Erinnerungen in den Sinn kommen.

Die Nase – ein vernachlässigtes Organ

Da die Nase, wie wir gleich noch erfahren werden, aus gutem Grund mitten im Gesicht sitzt, diente sie – zumindest, was den optischen Eindruck anbelangt – den Menschen stets als markantes Erkennungsmerkmal. Was würden Karikaturisten machen, wenn es keine Nasen gäbe, was die Schönheitschirurgen, wenn sie auf das viele Geld verzichten müßten, was sie mit dem Richten oder Modellieren von Nasen verdienen?

Wer weiß, wie das Gesicht des Menschen in 50000 Jahren aussehen wird? Ob die Nase dann vielleicht verschwunden sein wird? Dieser Verdacht liegt jedenfalls nahe, wenn man die Entwicklung des menschlichen Geruchssinns im Laufe der vergangenen 20000 Jahre betrachtet.

Einen Eindruck, was Nasen leisten können, bekommt man, wenn man die Riechorgane von Tieren betrachtet, die seit eh und je lebensnotwendig auf ihren Geruchssinn angewiesen waren. Nehmen wir einmal gewisse Schmetterlinge oder Falter. Der Seidenspinner zum Beispiel wäre ohne seine extrem guten Riechorgane in kürzester Zeit ausgestorben, weil Männchen und Weibchen nicht mehr zueinander finden würden. Das Weibchen sondert nämlich vor der Eiablage einen bestimmten Duft aus einer Drüse im Unterleib aus. Das Männchen ist in der Lage, selbst kleinste Spuren davon aus kilometerweiter Entfernung zu orten (vgl. *Seite 53*).

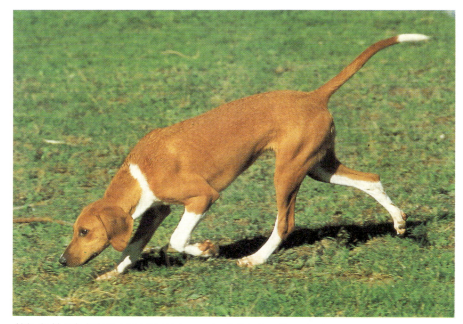

Abb. 3: Hunde haben einen besonders gut entwickelten Geruchssinn.

Der Geruch, den die Drüse des Weibchens absondert, ist übrigens für uns Menschen nicht wahrnehmbar, wir werden auf keinen Fall dadurch belästigt. Er ist ganz spezifisch ausgerichtet auf die Empfangsorgane des Männchens. Es handelt sich also um eine Art Botenstoff, der den Botenstoffen des menschlichen Körpers – den Hormonen – verwandt ist. Man nennt diese Sexuallockstoffe auch Pheromone. Sie lösen einen Automatismus aus, der Männlein und Weiblein zum willenlosen Vollzug der geschlechtlichen Vereinigung führt. Den Spekulanten, die immer noch nach einem ähnlichen Lockstoff bei den Menschen suchen, sei in Erinnerung gerufen, daß unser Geruchssinn sich ja im Laufe der Entwicklung stark zurückgebildet hat.

Aber vielleicht haben doch auch wir Menschen noch Rudimente unserer Vergangenheit als geruchsorientierte Lebewesen in uns. Fast alle Säugetiere sind da noch relativ gut ausgestattet: Schwein, Hund, Katze, sie alle haben sich die Welt der Gerüche weitgehend bewahrt. Ein Hund zum Beispiel hat einen etwa hundertmal besseren Geruchssinn als wir.

Aber auch in der Geschichte der Menschen spielte die Nase phasenweise eine große Rolle und nicht immer brachte sie die Menschen einander näher: Städter rümpften die Nase vor dem vermeintlichen Gestank der Leute vom Land; alte Leute lehnte man ab, weil das schlaffe und wenig beanspruchte Gewebe angeblich einen faden, süßlichen Geruch erzeugte; Rothaarige sollten einen schärferen Geruch an sich haben als Blonde; aufbrausende Hitzköpfe sollten stinken, weil sich durch den Ärger die Gallenflüssigkeit schneller zersetzte, was sich dann in einem stark übelriechenden Atem äußerte. Die üblen Ausdünstungen eines Vielfraßes und der saure Weingeruch eines Säufers waren lange Zeit ein Zeichen von Sünde, die es zum Beispiel dem heiligen Filippo Neri erlaubten, die zur Hölle verdammten Seelen zu erkennen.

Das schließt natürlich nahtlos an das an, was ich eingangs im Zusammenhang mit Hexenverbrennungen erwähnte.

Im Zusammenhang mit der Kolonialisierung war hier in Europa die Meinung weit verbreitet, daß „Neger" unangenehm riechen würden, weil diese Rasse eine rohe, stark animalisierte Welt repräsentierte. In unseren Universitätsbibliotheken geistert heute noch so manches Ethnologiebuch herum, in dem allen Ernstes die spezifischen Gerüche der einzelnen Rassen vermeintlich differenziert ausgewiesen sind. Auch im Zusammenhang mit der nationalsozialistischen Rassentheorie wurden ähnliche Versuche unternommen, nichtarische Rassen zu diskreditieren.

Geruch wurde außerdem häufig als soziologisches Unterscheidungsmerkmal genutzt. Um die Jahrhundertwende nahm man es als gottgegeben hin, daß feine Leute vornehm dufteten, und ihnen der Geruch von ordinären Menschen nicht zuzumuten sei. Geruch

also immer wieder als ein Instrument der Apartheid, ein Mittel, um Gesellschaften zu unterteilen, um Privilegien bestimmter Bevölkerungsgruppen aufrechtzuerhalten.

Das gilt auch heute noch: Wenn Parfums so sündhaft teuer sind und viele Menschen offenbar bereitwillig solche Preise in Kauf nehmen, dann liegt das daran, daß das Parfum einmütig als Luxusgegenstand anerkannt ist. Nicht wenige tragen ein teures Parfum, weil sie damit einen besonderen Status demonstrieren wollen. Je teurer und angesehener das Parfum, desto besser das Image.

Nach wie vor ist natürlich der Geruch immer wieder der Auslöser für Sympathie und Antipathie. Nicht umsonst heißt es, daß Menschen sich gegenseitig „nicht riechen" können. Es gibt kein anderes Organ, das so direkt – unter Ausschluß des Verstandes – Einfluß auf menschliche Beziehungen ausübt.

Noch vor der Französischen Revolution glaubten angesehene Wissenschaftler, daß sexuelle Begierde vornehmlich durch Vibrationen, die auf die Nervenfasern der Nase einwirkten, ausgelöst würde. Die sogenannten „Sympathisten" gingen davon aus, daß Männer und Frauen von Teilchen einer unsichtbaren Materie – sympathische Materie genannt – umgeben seien, und daß diese Teilchen auf unsere Sinne einwirken würden, so daß Zuneigung oder Abneigung, also Sympathie oder Antipathie entstünde.

Heute sehen wir das alles sehr viel nüchterner. Aber ich denke, es ist interessant, einmal zu erfahren, woher viele Vorurteile stammen, die auch heute noch im Zusammenhang mit unserem Geruchssinn existieren. Eins können

wir unseren Altvordern allerdings bescheinigen: Eine direkte Beziehung von Duft, Geruch und Gestank zu unserem Gemüt läßt sich durch moderne Erkenntnisse bestätigen. Wir riechen sozusagen mit unserem Gehirn.

Die Nase als Sensor

Die Nase ist eigentlich nur ein Sensor, sozusagen ein Fühler. Das Meßinstrument befindet sich jedoch in einem bestimmten Teil des Gehirns, dem sogenannten olfaktorischen Zentrum, das sich im entwicklungsgeschichtlich ältesten Teil des Großhirns befindet. Durch Forschungen weiß man heute, daß die Funktion dieser Hirngebiete sich nicht nur auf den Geruchssinn beschränkt, sondern daß offenbar auch ein gut Teil unserer Gefühlswelt dort angesiedelt ist. Zahlreiche Nervenstränge verbinden jedenfalls die Riechzentren am Übergang vom Stirnlappen zum Schläfenlappen mit anderen Bereichen, die als limbisches System bezeichnet werden und die vor allen Dingen unsere Gefühlsregungen bestimmen.

Aber der Reihe nach: Im oberen Bereich der Nasenschleimhaut, in direkter Nähe zum Gehirn, befinden sich etwa 3 bis 4 cm große Bereiche, in denen feine Nervenzellenden in den Schleimüberzug hineinragen. Daneben gibt es in diesem Bereich sogenannte Stützzellen, die den speziellen wäßrigen Schleim erzeugen. Der Schleim ist wichtig, denn in ihm verfangen sich einige der Duftmoleküle, die mit der Atemluft die Nase durchströmen. Im selben Moment treten die im Schleim eingebetteten Riechzellen in Funktion. Da es Millionen davon gibt, ist die

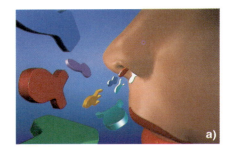

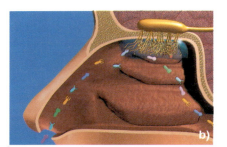

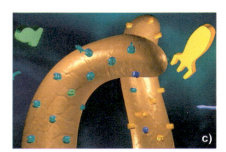

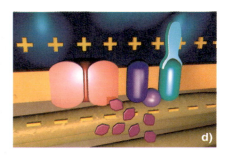

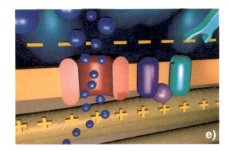

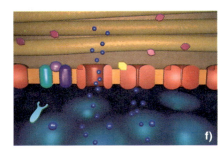

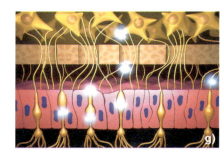

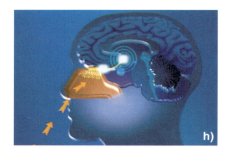

Abb. 4: Wie funktioniert das Riechen? Beim Atmen gelangen mit dem Luftstrom winzige Mengen von Geruchsmolekülen in die Nase *(a)* und werden hinauf bis an die Riechschleimhaut getragen. Dort befinden sich die sogenannten Riechhärchen, die Cilien *(b)*. Die Duftmoleküle haben unterschiedliche chemische Strukturen. Jedes Teilchen muß sein passendes Rezeptormolekül finden, mit dem es wie Schlüssel und Schloß zusammenpaßt. Diese Rezeptormoleküle sitzen in den Membranen der Cilien *(c)*. Die Ankoppelung bewirkt die Aktivierung einer großen Zahl von Botenstoffen *(d)*. Sie öffnen die sogenannten Ionenkanäle der Zellen. Das bewirkt den Einstrom von Natriumionen, also elektrisch geladener Teilchen, in die Zelle hinein. Die vorhandene Spannungsdifferenz zwischen der Innen- und der Außenseite der Zelle, hier mit Plus und Minus gekennzeichnet, verändert sich dadurch bis hin zur Umpolung *(e)*. Ein einzelnes Duftmolekül kann so durch kurzes Ankoppeln Botenstoffe nachhaltig aktivieren *(f)* und mehrere Tausend Ionenkanäle öffnen. So lösen die Duftmoleküle einen kaskadenartigen Verstärkungsmechanismus der Duftinformation aus, der große Ähnlichkeit mit dem Sehprozeß hat. Die Spannungsveränderungen führen zu einer Zellerregung, die dem Gehirn über die Nervenenden als elektrischer Impuls sozusagen digital mitgeteilt wird *(g)*. Der elektrische Impuls wandert entlang des Zellfortsatzes einer Zelle zum Riechkolben, der schon zum Gehirn gehört *(h)*. Im sogenannten Riechhirn bildet sich dann das vollständige Geruchsbild.

Wahrscheinlichkeit groß, daß die Duftstoffmoleküle wenigstens mit so vielen Zellen in Kontakt kommen, daß die Riechschwelle überschritten wird.

Das hängt natürlich auch von der Intensität und der Anzahl der Moleküle ab. Die Riechhärchen sind vermutlich auf gewisse Basisdüfte spezialisiert, wobei nicht nur angenehme, sondern vor allem die unangenehmen analysiert werden, so daß das Gehirn frühzeitig gewarnt wird. Allerdings ist diese „Hab-acht-Funktion" mit der Zeit immer mehr verlorengegangen. Heutzutage ist der Geruchssinn eigentlich völlig überfordert, da immer mehr durch Menschenhand geschaffene chemische Substanzen in unsere Umwelt geraten.

Durch diese Überforderung konnte es passieren, daß manch gefährlicher Duft als angenehm empfunden wird, wie zum Beispiel der bestimmter Lösungsmittel, was so manchem Schnüffler zum Verhängnis wurde. Viel häufiger aber kommt es vor, daß chemische Substanzen überhaupt nicht wahrgenommen, das heißt von den Riechnerven nicht erfaßt werden, obwohl sie vielleicht tödliche Bedrohungen darstellen.

Das Riechen selbst ist ein sehr komplizierter Prozeß, den ich hier nur vereinfachend darstellen möchte. Wie bereits erwähnt gibt es Millionen von Riechnervenzellen, und man vermutet heute, daß der Sinneseindruck dann ausgelöst wird, wenn die Duftstoffe - beziehungsweise ihre Moleküle - exakt in die an der Oberfläche der Riechhärchen befindlichen Rezeptoren hineinpassen. Das ist vergleichbar mit dem Schlüssel-Schloß-Prinzip. Noch nicht ganz sicher ist man sich darüber, ob jeweils ein Härchen für die Ortung eines Duftes ausschlaggebend ist, oder ob an diesen Härchenzellen mehrere Rezeptoren für unterschiedliche Basisdüfte existieren.

In dem Augenblick, wo ein Molekül auf die Riechschleimhaut trifft, das genau in den Rezeptor paßt, wird ein Signal in Richtung Gehirn ausgesandt. Die feinen Härchen, die man mit Wimpern vergleichen kann, sind übrigens ähnlich aufgebaut wie die Flimmerhärchen in den Bronchien. Genau wie diese sind sie zu langsamer Bewegung fähig und können so im Schleimfilm nach passenden Duftmolekülen angeln.

Der Mensch besitzt ca. 10 Millionen dieser Riechnerven, ein Hund etwa 200 Millionen. Kein Wunder, daß Hunde unverhältnismäßig besser riechen können als wir.

Ähnlich wie bei den Sehzellen im Auge oder den feinen Härchen in der Schnecke des Ohres, die die Töne analysieren, werden die Riechnerven zusammengefaßt, und zwar zunächst einmal im sogenannten löffelförmigen Riechkolben. Von dort werden die Riecheindrücke für jedes Nasenloch getrennt in einem Riechstrang zum ehemals sogenannten Riechhirn geführt. Heute weiß man, daß die Riechfunktion nicht so eng lokalisierbar ist. Einerseits führt der Riechstrang zum Riechhöckerchen, andererseits zum Mandelkern, und mit vielen gegenseitigen Verknüpfungen auch mit Informationen der anderen Nasenseite zum Thalamus und zur Hypothalamusdrüse, die eng mit der Hypophyse verbunden ist. Beide stellen die entscheidende Steuerungszentrale unseres gesamten Hormonsystems dar.

Aber nicht nur das: Diese beiden Drüsen nehmen sehr starken Einfluß auf unsere emotionalen Stimmungen. Wenn Sie sich darüber genauer informieren wollen, empfehlen wir Ihnen unser Hobbythekbuch „Gesundheit mit Kräutern und Essenzen". Dort finden Sie eine ausführliche Schilderung der Funktionen dieser beiden ungeheuer wichtigen Drüsen. Was uns in diesem Zusammenhang interessiert, ist nur der Beweis, daß der Geruchssinn außerordentlich intensiv mit der Gefühlswelt verbunden ist. Wir werden das in dem Kapitel über Aromatherapie noch ausführlich darstellen.

Es gibt außerdem eine sehr enge Verknüpfung von Geruchs- und Geschmackssinn, allerdings kann man die Leistungen nicht miteinander vergleichen. Der Geschmack ist gegen den Geruch ein grober Klotz. Wir können nämlich nur vier Geschmacksrichtungen wahrnehmen: bitter, salzig, sauer und süß. Im Gegensatz zu den ca. 10 Millionen Riechsensoren haben wir nur ca. 2000 Nervenenden, die den Geschmack analysieren können. Allerdings hat die Natur sich dadurch beholfen, daß sie Geschmack und Geruch eng miteinander verknüpft hat.

Dazu ein einfaches Experiment:
Pürieren Sie in einem Mixer zunächst einen Apfel und anschließend eine Gemüsezwiebel. Füllen Sie beide Pürees in je ein Schälchen. Dann schließen Sie die Augen und halten sich ganz fest die Nase zu. Sie werden vom Geschmack her die Zwiebel nicht vom Apfel unterscheiden können.

Bleibt noch die Frage, wie wir so viele Gerüche unterscheiden können. Vermutlich spielen dabei ähnliche Prinzipien eine Rolle wie bei der Differenzie-

Duftklasse	kennzeichnendes Beispiel
minzig	Pfefferminze
blumig	Rosen
ätherisch	Birnen
moschusartig	Moschus
harzartig	Kampfer
faulig	faule Eier
stechend	Essig

Tabelle 1: Klassifikation von Duftstoffen

rung von Farben beim Sehen. Für diesen Vorgang sind die sogenannten Stäbchen in der Netzhaut des Auges verantwortlich. Sie analysieren im Prinzip nur drei Grundfarben – Rot, Grün und Blau –, und das Gehirn setzt diese dann zum Gesamtfarbeindruck zusammen.

Ob der Prozeß beim Riechen ähnlich verläuft? Man ist zwar davon überzeugt, daß es nicht unendlich viele Rezeptorstellen auf den Riechhärchen geben kann, aber nach der stereo-chemischen Theorie der Geruchswahrnehmung kann man durchaus verschiedene Klassen bei den Geruchs- und Duftstoffen unterscheiden, und man hat sogar versucht, diese durch Beispiele zu kennzeichnen (vgl. *Tabelle 1*).

Die Empfindlichkeit des Geruchssinns ist sehr unterschiedlich. Manche Stoffe werden noch in millionenfacher (10^6) oder sogar in milliardenfacher (10^9) Verdünnung wahrgenommen, gegen andere sind wir fast unempfindlich. Außerdem ist der wahrgenommene Geruch auch von der Konzentration seiner Duftstoffe abhängig. Hundertprozentige ätherische Öle riechen manchmal etwas streng, in der Verdünnung aber empfinden wir sie als angenehm. Denken Sie zum Beispiel an den Geruch von reinem Moschus, der unverdünnt unerträglich ist, oder stellen Sie sich vor, wie unangenehm es wäre, wenn in Ihrem Auto eine Parfumflasche ausliefe.

Miasmen: Der Geruch aus der Erde, der krank macht

Als Miasmen bezeichneten die Menschen des Altertums und Mittelalters und bis in die Neuzeit und das 19. Jahrhundert hinein giftige Ausdünstungen des Bodens, von denen, wie man damals glaubte, alle möglichen Krankheiten ausgingen, insbesondere die bedrohlichen großen Seuchen wie Pest, Cholera und Pocken.

Heute ist es schwer, sich vorzustellen, welche bedrückenden Ängste auf den Menschen dieser Epochen lasteten. Krankheiten waren für sie die Geißel Gottes, unentrinnbare Schicksale, Buße für Sünden, die von selbstsüchtigen Geistlichen angsteinflößender Religionen verkündet wurden.

In der Medizin des 16.–18. Jahrhunderts spielte die Analyse von Gerüchen eine entscheidende Rolle. Der Arzt mußte folglich vor allem eine gute Nase haben. Der deutsche Arzt Johann Joachim Becher veröffentlichte 1669 ein Werk mit dem Titel „Physica subterranea", in dem er eine spezielle Fäulnistheorie entwickelte. Alle Störungen und Krankheiten des menschlichen Organismus waren seiner Meinung nach auf einen Fäulnisprozeß zurückzuführen. In einem gesunden Körper fand dieser

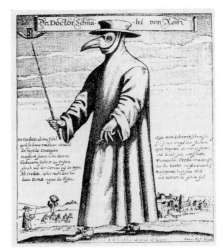

Abb. 5: Der „Schnabel" der Pestärzte im Mittelalter enthielt duftende Kräuter zum Schutz vor der tödlichen Krankheit.

in der Regel in den Gedärmen statt. Der „balsamische Geist" des Blutes sorgte dafür, daß diese innere Fäulnis unter Kontrolle blieb. Bei Kranken aber geriet alles aus dem Gleichgewicht. Dabei ging er davon aus, daß Miasmen aus bereits in stärkerer Fäulnis befindlichen Körpern die Krankheit auslösten. Heute würde man sagen, der Kranke hat sich angesteckt. Besonders bei Pest und Cholera beobachtete man, daß Leichen, die schon in Verwesung übergegangen waren, als Krankheitsüberträger in Frage kamen. Weil diese penetrant stanken, lag der Schluß nahe, daß die Krankheiten von den entweichenden Gasen ausgehen würden. Auch Kranke stanken oft infernalisch, und zwar weil, wie wir heute wissen, Hygiene unbekannt war. Waschen wurde eher als gefährlich angesehen, denn man hatte beobachtet, daß Substanzen nur dann verfaulten, wenn sie feucht waren. Im Gegensatz dazu hielten sich getrocknete Früchte oder getrocknetes Fleisch unter Umständen jahrelang. Also sah man Feuchtigkeit und Gestank als Ursache für Fäulnis und Zerfall an. Nun war im lebenden Organismus die Flüssigkeit bereits enthalten, und wenn er verfaulte, egal ob der ganze Körper oder Teile davon, zum Beispiel der Darminhalt oder wundbesetztes Fleisch, dann verwandelten sich die wäßrigen Teile in Jauche und Eiter. So jedenfalls die damalige Annahme. Die flüchtigen Teile entwichen in Form übelriechender Moleküle, was übrigblieb, war Erde.

An anderer Stelle dieses Werkes läßt sich nachlesen, daß die fauligen Miasmen das Gleichgewicht der Kräfte in den Eingeweiden zerstörten, der Fluß des „balsamischen Geistes", der im Blut wohne, ins Stocken geriete, und das dann die Gefäße zerstöre, die Säfte verdicke und den Triumph der Fäulnis bewirke. So entstünden Pocken, Pest, Cholera, Faulfieber und Skorbut. Skorbut, eine im Mittelalter weitverbreitete Krankheit, war stets mit penetrantem Geruch aus dem Mund verbunden, weil sich dabei das Zahnfleisch zersetzte. Heute wissen wir, daß Skorbut nicht durch Krankheitserreger, sondern durch einen Mangel an Vitamin C ausgelöst wird.

Weniger auf Beobachtung, sondern eher auf Spekulationen beruhten zahlreiche Maßnahmen, mit denen man die beängstigenden Seuchen bekämpfen wollte. Weil Kranke und Tote stanken, setzte man zum Beispiel Wohlgerüche dagegen. Diese sollten dem „balsamischen Geist" des Blutes helfen, die Fäulnisprozesse einzudämmen. Dafür hielt man Substanzen, die flüchtig oder

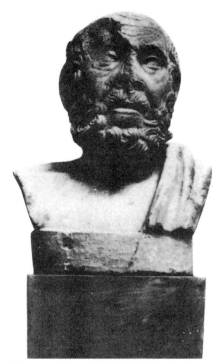

Abb. 6: Hippokrates (460–375 v. Chr.).

ölig und aromatisch waren, für besonders geeignet.

In diesem Zusammenhang kann man den griechischen Vater der Medizin, Hippokrates, wohl durchaus als Vater der Aromatherapie bezeichnen. Er schrieb den alles durchdringenden Aromaten große therapeutische Bedeutung zu und empfahl zum Beispiel, die Pest mit Wohlgerüchen zu vertreiben. Unter den Aromaten stellte Hippokrates ganz besonders die Myrrhe heraus. Heute wissen wir, daß Myrrhe tatsächlich desinfizierend und heilend wirkt und gleichzeitig auch adstringierend und blutstillend. Sie wird deshalb auch in der modernen Medizin noch heute

bei Verletzungen im Mund und an der Zunge eingesetzt. Ob sie allerdings etwas gegen die Pest ausrichten konnte, ist nicht überliefert. Vielleicht trug sie durch ihre desinfizierende Wirkung durchaus dazu bei, daß so mancher verschont blieb.

Diese schrecklichen Seuchen konnten nicht zuletzt deshalb ein solch furchtbares Ausmaß erlangen, weil ihre eigentliche Ursache, die Verbreitung der Krankheiten durch Mikroorganismen, nicht bekannt war. Manche sogenannten wissenschaftlichen Erkenntnisse des 17. und 18. Jahrhunderts, die eigentlich der Verbreitung entgegenwirken sollten, begünstigten diese eher noch. So hatte man bemerkt, daß von Abwasserkanälen sowie von Abfällen, die in den Straßen lagen, oder von den großen Sammelgruben in unmittelbarer Nähe der Wohnungen große Bedrohungen ausgingen. Aber man schloß nicht daraus, diese Unratquellen einfach zu beseitigen, sondern man glaubte wiederum, es wäre die in den Abfällen befindliche Feuchtigkeit, die für den Fäulnisprozeß und die Verbreitung von Krankheiten verantwortlich sei.

Außerdem wußte man von der Cholera, daß besonders die Menschen erkrankten, die Wasser aus bestimmten Brunnen tranken, die sich nicht selten in der Nähe von Abfallgruben befanden. Also wurde weiterhin dem Wasser besonderes Mißtrauen entgegengesetzt. So vermied man mit Wasser verbundene Reinigungsarbeiten, zum Beispiel auf den stets von Fäulnis bedrohten Schiffen. Auch die salzigen Dämpfe des Meeres erregten Argwohn.

Diese Überzeugungen führten natürlich auch zu großer Zurückhaltung in Hinsicht auf individuelle Hygiene. Von

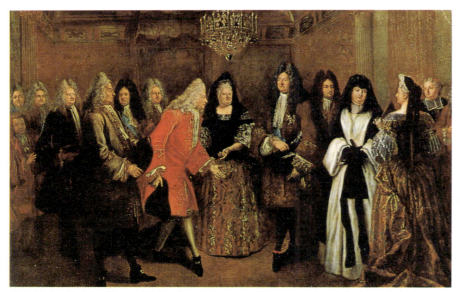

Abb. 7: Am Hof des Sonnenkönigs überdeckte man Körpergerüche mit Puder und Parfums.

den Ärzten aus der Stadt Montpellier ist überliefert, daß sie für mancherlei Krankheitsmißstände den leichtfertigen Umgang mit Wasser verantwortlich machten. Allzu häufige Waschungen, erst recht aber Bäder schwächten angeblich den Körper.

Die Stadtväter von Paris lehnten noch bis weit in das 19. Jahrhundert die öffentliche Kanalisation ab. Im Gegensatz zu London, wo in gutbürgerlichen Häusern die segensreiche Einrichtung von Wasserklosetts schon um 1810 auftauchte, wurden diese in Paris noch bis 1860 zurückgewiesen.

Generell muß es in den Städten dieser Zeit furchtbar gestunken haben, und nicht weniger in besten Kreisen, zum Beispiel, wie wir aus vielen Überlieferungen wissen, am Hof des Sonnenkönigs Ludwig XIV. und seinen Nachfolgern. Um zumindest die etwas feineren Nasen zu versöhnen, wurde dann parfumiert und gepudert. Der Königshof war jedenfalls der beste Kunde der aufkeimenden französischen Parfumindustrie, was ihr dann später die anerkannte Weltgeltung verschafft zu haben scheint.

Kommen wir aber noch einmal auf die Versuche zurück, der ansteckenden Seuchen Herr zu werden.

Bevor es dem genialen Chemiker Antoine Laurent de Lavoisier gelang, die Zusammensetzung der Luft zu analysieren – er erkannte, daß sie aus einem Gemisch von Sauerstoff und Stickstoff und einigen wenigen anderen Gasen besteht –, suchten die Wissenschaftler Ende des 18. Jahrhunderts fieberhaft nach einem „antimefitischen Stoff", der die Miasmen zerstören sollte. Man erhoffte sich von einem solchen Stoff, daß er sowohl den Gestank als auch die Krankheitsgefahren bannen könne. Vom Feuer wußte man, daß es dazu durchaus in der Lage war. Bereits 1348 brannte man zum Beispiel zum Zweck der Entseuchung ein ganzes Viertel der französischen Stadt Bordeaux nieder. Weil man von der krankheitsvertreibenden Kraft des Feuers überzeugt war, empfahl ein Pariser Arzt, die Hauptstadt durch eine Vermehrung der Feuer zu reinigen. Im Kampf gegen die große Pestepidemie veranlaßten die Stadtbehörden von Marseille 1720, daß die Festungswälle, Plätze und Straßen der Stadt drei Tage lang unter Feuer gehalten wurden. Hütten, Verschläge und Baracken, die ausgestoßenen Kranken als Zuflucht gedient hatten, wurden niedergebrannt. Auch Schiffe, auf denen Seuchen ausgebrochen waren, wurden in Brand gesteckt. Erst Lavoisier empfahl, die Häuser mit Kalkwasser zu desinfizieren. Ohne daß Lavoisier damals schon etwas über Bakterien gewußt hätte, wurde Kalkwasser damit das erste chemische Desinfektionsmittel.

Daß von Leichen Pesthauch ausgehen konnte, wußte man schon recht früh im Mittelalter. Aber noch um 1750 hatten Angehörige der Oberschicht, die etwas auf sich hielten, eine Gruft oder ein Grab in der Kirche. Um die davon ausgehenden vermeintlichen oder tatsächlichen Gefahren zu bannen, wurde die Bestattung in der Kirche weitgehend verboten und die dort Bestatteten umgebettet. Bei dieser Operation muß in Dijon ein solcher Gestank aufgekommen sein, daß die Stadtväter einen

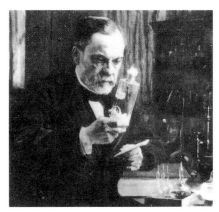

Abb. 8: Louis Pasteur (1822–1895).

angesehenen Chemiker mit der Lösung des Problems beauftragten: Er nahm Kochsalz und goß konzentrierte Schwefelsäure darauf. Die sich bildenden schwefel- und chlorhaltigen Dämpfe erreichten tatsächlich ihr Ziel. Die Dämpfe waren zwar nicht übermäßig gesund, was in dieser Zeit aber nicht viel heißen sollte.

Mehr Erfolg brachte ein Mittel, das ich persönlich noch aus der Waschküche meiner Großmutter kenne. Es heißt Eau de Javel oder Javelwasser. Hergestellt wird es, indem Kalk mit Chlor in Verbindung gebracht wird. Dabei entstehen Dämpfe, die ein hohes Desodorierungs- und Desinfektionspotential besitzen. Im Gegensatz zu dem vorher beschriebenen Mittel aus Salz und Schwefelsäure sind diese Dämpfe aber ganz leicht wasserlöslich, und wenn man sie in Wasser führt, entsteht das erwähnte Javelwasser, das unter anderem auch sehr gute bleichende Eigenschaften besitzt. Eau de Javel wurde zum allgemeinen Reinigungs-

und Bleichmittel eines ganzen Jahrhunderts, von etwa 1850 bis 1950.

Wenn es damals auch sehr segensreich wär, so ist es heute doch nicht mehr akzeptabel, denn es enthält Chlor, eine Chemikalie, die eigentlich völlig aus unseren häuslichen Bereichen verschwinden sollte. Mittlerweile gibt es wesentlich bessere Mittel, zum Beispiel reine Sauerstoffbleichmittel.

Louis Pasteur und der Beginn der modernen Mikrobiologie

Aber mit all diesen Mitteln hätte man die Seuchen nicht in den Griff bekommen, wenn nicht der Franzose Louis Pasteur die Mikroben als wesentliche Krankheitsüberträger ausgemacht hätte. Er schaffte damit sozusagen die kopernikanische Wende in der Medizin. Pasteur lieferte außerdem den Beweis, daß zumindest Bakterien, allerdings außerhalb des menschlichen Körpers, mit einer sehr einfachen Maßnahme abgetötet werden können: Es reicht unter Umständen, die Bakterien mit ihren Trägern auf 60 °C zu erwärmen, dann wird das Eiweiß, aus dem die Bakterien ebenso wie die Enzyme, die sie produzieren, bestehen, denaturiert. Sie sterben ab und können kein Unheil mehr anrichten.

Louis Pasteur hat damit auch einen entscheidenden Beitrag zur Konservierung von Lebensmitteln geleistet. Er bewies, daß hermetisch verschlossene, auf mindestens ca. 65 bis 70 °C erhitzte Lebensmittel jahrelang verzehrfähig bleiben.

Auf jeden Fall setzte Louis Pasteur der mittelalterlichen Angst vor den Mias-

men und den undifferenzierten Bewertungen von Gerüchen ein für allemal ein Ende. Heute wissen wir, daß es vor allem Bakterien und andere Mikroorganismen sind, die unangenehme Gerüche erzeugen. Das gilt auch für unsere Haut.

Der typische Schweißgeruch entsteht durch Bakterien, die das Schweiß-Hauttalg-Gemisch zersetzen. Selbst auf einer völlig gesunden Haut befinden sich pro Quadratzentimeter – je nach Hautregion – 50 000 bis 800 000 Keime. Pro Stunde können etwa 50 bis 100 Millionen Keime hinzukommen. Die beste Methode, unangenehme Körpergerüche zu vermeiden, ist infolgedessen das Waschen mit milden Seifen oder mit Waschcremes (siehe dazu das Hobbythekbuch „Cremes und sanfte Seifen", mit vielen Rezepten zu milden Waschcremes).

Wenn Sie sich vernünftig waschen, dann ist eine Desinfektion der Haut mit chemischen Mitteln nicht nötig. Aber auch mit dem Waschen sollte man nicht zuviel des Guten tun, die meisten der auf der Haut befindlichen Bakterien – man spricht von der Bakterienflora – sind sogar durchaus nützlich. Menschen, die stärker schwitzen, brauchen natürlich etwas mehr Körperhygiene. Auf keinen Fall sollten Sie aber versuchen, den natürlichen Körpergeruch mit Parfum zu überdecken, wie es bei der gesellschaftlichen Oberschicht des Biedermeier üblich war. Worauf Sie achten sollten, ist, bei der Wahl eines Parfums eine Harmonie zwischen dem natürlichen Körpergeruch und dem Parfumduft herzustellen. Aber alles in allem sind die Geschmäcker unterschiedlich, so daß Sie ruhig ein wenig experimentieren sollten.

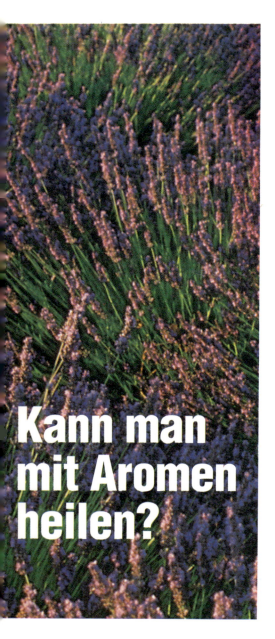

Kann man mit Aromen heilen?

Geruchsstoffe waren vermutlich die ersten Botenstoffe des auf der Erde aufkeimenden Lebens. Sie ermöglichten, daß die Mikroorganismen sich untereinander verständigen konnten, zum Beispiel über Nahrungsmittelangebote, Gefahren oder über andere Informationen, die für das Überleben von Bedeutung waren. Ein Überbleibsel aus dieser Zeit ist wahrscheinlich das Hormonsystem des Menschen, das neben dem Nervensystem wichtige Steuerimpulse für den Stoffwechsel vermittelt sowie für Regelprozesse der einzelnen Organe untereinander und für die Koordination von Abwehrreaktionen gegen äußere oder innere Feinde sorgt. Ich möchte in diesem Zusammenhang zum Beispiel das Hormon Adrenalin erwähnen, das sofort ausgeschüttet wird, wenn wir in vermeintliche oder tatsächliche Gefahrenzustände geraten.

Sicherlich kennen Sie das Gefühl, wenn einem der Schreck durch Mark und Bein geht. Die natürliche Reaktion darauf ist ein Fluchtreflex, das heißt, der Körper möchte sich so schnell wie möglich von der Gefahr entfernen. Das Adrenalin sorgt in dem Moment dafür, daß dies den Muskelzellen des gesamten Körpers mitgeteilt wird. Diese setzen dann umgehend Energiesubstanzen frei, die letztlich erst die notwendige Kraft für die Reaktion bereitstellen.

Da in der heutigen Zeit Flucht selten eine Lösung der Probleme bedeutet, wird die bereitgestellte Energie in der Regel nicht verbraucht. Die Folge ist, daß der Adrenalinspiegel nicht mehr so schnell zurückgeht wie bei unseren Urahnen, die ja meistens nur vor einem Raubtier oder sonstigen Gefahren davonlaufen mußten. Dadurch entstehen die heutzutage bekannten Streßfolgen mit Symptomen wie beschleunigter Herzschlag, Schweißausbrüche, innere Unruhe bis hin zum dauerhaft erhöhten Blutdruck, weil die Adern und Gefäße sich durch das Adrenalin stärker zusammenziehen.

Da in unserem modernen Alltag viele Situationen Streß auslösen können, sollte jeder versuchen, den besten Weg zu finden, damit umzugehen. Wenn ich persönlich in Streßsituationen gerate, zum Beispiel bei Lampenfieber im Studio, dann halte ich mich an ein Rezept, das ich von meiner Luxemburger Großmutter habe. Sie hatte für solche Fälle stets ein kleines Fläschchen Kölnisch Wasser als Riechelixier zur Hand. Unser Aufnahmeleiter im Studio weiß das sehr gut: Immer, wenn sich bei mir Nervosität durch zu hohen Adrenalinausstoß bemerkbar macht, reicht er mir klammheimlich ein solches Fläschchen, das – wie ich später herausgefunden habe – noch nicht einmal eine teure Substanz enthalten muß, sondern nur eine Mischung aus 50% Bergamotteöl und 50% Orangenblütenöl. Dies war eigentlich meine erste persönliche Begegnung mit der Aromatherapie, und damit sind wir bei den zentralen Fragen dieses Kapitels: Wieweit können Düfte Stimmungen beeinflussen? Und: Kann man mit Hilfe von Düften kranke Menschen heilen?

Anhänger der Aromatherapie sind überzeugt davon, daß ätherische Öle die bessere Medizin seien.

Um nicht zu große Erwartungen aufkommen zu lassen: Die Aromatherapie basiert nicht auf wissenschaftlichen Grundlagen. Sie ist unter Schulmedizinern sehr umstritten und wird nicht auf

Rezept verordnet, also nicht von den Krankenkassen bezahlt. Man darf vor allem nicht erwarten, daß man mit Hilfe der Aromatherapie schwere Krankheiten heilen könne, aber daß so manches dran ist, an den heilenden Düften, das bestreiten heutzutage auch viele Ärzte nicht mehr. Eine der Ursachen für die in der Regel vorherrschende Skepsis mag darin begründet sein, daß so mancher Aromatherapeut stark dem Übersinnlichen, dem Esoterischen zuneigt und daß die Aromatherapie leider vielfach in einem Atemzug mit Astrologie und anderem Hokuspokus genannt wird. Ich bin im Zuge meiner Recherchen auf zahlreiche Bücher gestoßen, die erst in letzter Zeit auf den Markt gekommen sind und offenbar reißend Absatz finden, bei denen ich mich des Eindrucks nicht erwehren kann, daß so mancher Autor noch fest im Mittelalter verankert ist und wenig von dem mitbekommen hat, was wir heute Aufklärung nennen.

Was mir trotzdem an der Aromatherapie plausibel erscheint und außerordentlich sympathisch ist, sind die folgenden Tatbestände:

Der Mensch wird als Ganzheit betrachtet, und damit steht diese Therapie in Einklang mit anderen Naturheilverfahren. Genauso werden Pflanzen jeweils als Ganzheit betrachtet, und ihre Inhaltsstoffe bilden ein harmonisches Ganzes. In der Tat hat man nachgewiesen, daß bei vielen Heilpflanzen die einzelnen, isolierten Stoffe keine eindeutigen medizinischen Wirkungen haben. Nur im Zusammenwirken aller Inhaltsstoffe liegt die Heilwirkung begründet.

Diese Erkenntnis widerspricht natürlich der modernen Pharmakologie, die stets von isolierten Stoffen ausgeht. Ein Problem dabei ist, daß die puren Wirkstoffe keineswegs immer vom Körper in der gewünschten Weise aufgenommen werden. Deshalb gibt es einen speziellen Forschungsbereich, der sich neben der Wirkstofforschung mit der sogenannten Galenik beschäftigt, das heißt, er untersucht die jeweilige Darreichungsform. So wird zum Beispiel ermittelt, mit welchen zusätzlichen Substanzen ein Wirkstoff gereicht werden muß beziehungsweise wie die Tabletten umhüllt werden sollten.

Interessant ist in diesem Zusammenhang, daß viele Pflanzenstoffe, insbesondere die ätherischen – also die leicht flüchtigen – Substanzen, in ihrem chemischen Aufbau durchaus eine gewisse Ähnlichkeit mit Hormonen aufweisen. Das ist kein Wunder, denn auch Pflanzen nutzen in ihren Lebensprozessen diese Form von Botenstoffen. Sie wehren sich zum Beispiel mit ihren eigenen Substanzen gegen den Befall von Mikroben, also von Bakterien, Viren und Pilzen. Sie sind außerdem in der Lage, Stoffe zu produzieren, mit deren Hilfe sie schädliche Insekten vertreiben, andererseits locken insbesondere die Blütenduftstoffe Insekten an, damit sie durch die Verteilung der Blütenpollen für die Vermehrung der Pflanzen sorgen.

Die Aromatherapie nutzt nun in der Regel die flüchtigen Auszüge der Duftstoffe der Pflanzen. Diese sind in ihrer Zusammensetzung außerordentlich vielfältig. Sie bestehen zum Teil aus Hunderten von Substanzen, die auch in chemischen Fabriken produziert werden können.

Ätherische Öle unterscheiden sich von sogenannten fetten Ölen durch die Tatsache, daß sie aufgrund ihrer Flüchtigkeit zum Beispiel auf Papier keine bleibenden Flecken hinterlassen, sondern fast ohne sichtbare Rückstände verdunsten. Sie bestehen in der Regel aus komplizierten Gemischen aus Alkoholen, Aldehyden (nicht zu verwechseln mit Formaldehyd, vgl. *Seite 69*), Ketonen, Estern, Terpenen und zahlreichen anderen Verbindungen.

Die Aromatherapie beruft sich meist auf alte Überlieferungen, und in der Tat findet man bestimmte Erkenntnisse schon bei den alten Ägyptern, Griechen und Römern, die Pflanzen auspreßten, um ihre Säfte zu gewinnen, und Harze aus Bäumen und Sträuchern abzapften. Die Araber wandten als erste die Kunst des Destillierens an, um bestimmte Essenzen zu gewinnen. Damit legten sie im Prinzip den Grundstein für die moderne Pharmazeutik, die zunächst nur mit der Extraktion und Konzentration von Wirkstoffen arbeitete. Die Rosmarinessenz, das ätherische Öl des Rosmarins, war im 13. Jahrhundert eine der ersten Arzneien, die isoliert werden konnten. Etwa um 1500 gelang es dann, die begehrten Essenzen aus dem Zimt, der Zeder, dem Weihrauch (Olibanum), dem Wacholder sowie aus Salbei, Anis, Fenchel, Nelke, Thymian und anderen Kräutern zu gewinnen.

Im Barock und im Rokoko stützten sich die Destillateure vor allen Dingen auf die Miasmen-Theorie (vgl. *Seite 16 f.*). Anstatt im heutigen Sinne Hygiene zu betreiben, glaubte man, die schlechten Gerüche und die ansteckenden Krankheiten mit ätherischen Ölen vertreiben zu können. Wasser war verdächtig, und die Kernseife, für die Marseille,

Montpellier und Norbonne berühmt waren, konnte sich sowieso kaum jemand leisten. Wer etwas auf sich hielt, puderte und parfümierte sich. Daß Schweißgeruch mit dieser Methode nicht ganz zu verscheuchen war, versteht sich von selbst. Aber, um ihn zu überdecken, hatten die Reichen ja die schönen Düfte. Der Sonnenkönig Ludwig XIV. soll tonnenweise Parfums verbraucht haben (vgl. *Seite 18*). Daß er damit durchaus etwas Gutes erreichte, das wissen wir erst heute: Viele natürliche ätherische Öle haben keimtötende Wirkungen, so daß sich die Menschen mit ihnen damals tatsächlich zumindest in gewissen Grenzen vor Krankheiten schützen konnten.

> „Man forme aus den Harzen Laudanum, Styrax, Gummi arabicum und Tragant eine Kugel, und mische darunter die ätherischen Öle der Rose, der Nelke, des Muskats, des Lavendels, und trage diese Kugel immer bei sich. Vor allen Dingen halte man sie sich häufig vor Nase und Mund."

Abb. 9: Mittelalterliches Rezept zum Schutz vor Krankheiten. Heute weiß man, daß viele ätherische Öle tatsächlich keimtötende Wirkungen haben.

Wie viele Menschen den heilenden Düften wirklich ihr Überleben verdankten, wissen wir nicht. Was wir inzwischen aber mit Sicherheit sagen können, ist, daß bestimmte ätherische Öle eine antiseptische Wirkung haben. Das gilt besonders für die Öle von Eukalyptus, Nelke, Thymian, Zimt, Salbei, Pfefferminz, Lavendel, Zitrone und Sandelholz. Laborversuche haben nachgewiesen, daß bereits ein im Verhältnis 1:6000 verdünntes Nelkenöl den Tuberkelbazillus abtötet, Zimtöl soll in einer Verdünnung von 1:3000 sogar den Typhusbazillus unschädlich machen. Ob diese Eigenschaften der ätherischen Öle auch im menschlichen Körper zur Wirkung kommen, darüber streiten sich Schulmediziner und Aromatherapeuten.

Daß dieser Streit schon seit langer Zeit geführt wird, zeigt auch das folgende Beispiel:

Ein Chemiker namens Renée Maurice Gattfosse aus Grasse hatte zu Beginn unseres Jahrhunderts in seiner Parfumdestillerie ein Schlüsselerlebnis. Bei seinen Experimenten kam es zu einer kleinen Explosion, wie es schon mal passieren kann, wenn man mit ätherischen Ölen umgeht, denn diese sind durchaus explosiv. Er verbrühte sich dabei eine Hand. Geistesgegenwärtig steckte er diese umgehend in einen Topf mit Lavendelöl, und siehe, die Verbrennung heilte außerordentlich rasch, ohne Entzündungen und ohne Narben zu hinterlassen. Seitdem gilt Lavendel in der Aromatherapie als eine wichtige Heilessenz.

Gattfosse untersuchte daraufhin alle möglichen ätherischen Öle und fand heraus, daß viele von ihnen als segensreiche Heilsubstanz verwendet werden konnten. 1928 veröffentlichte er sein erstes Buch mit dem Titel „Aromatherapie". Er war es, der diesen Begriff überhaupt erst einführte. Aber die Resonanz war nicht besonders groß, schon damals waren die Schulmediziner äußerst skeptisch.

Der Therapieansatz wäre sicher bald in Vergessenheit geraten, wenn nicht der Militärarzt Jean Valnet im Zweiten Weltkrieg diese Ideen quasi notgedrungen aufgegriffen hätte. Im fehlten Medikamente zur Behandlung der Verwundeten, ätherische Öle standen ihm aber ausreichend zur Verfügung. So wandte Jean Valnet als erster die Beobachtungen von Gattfosse auf breiter Basis an, und sie beschieden ihm laut eigener Aussage ungeahnte Erfolge.

1964 veröffentlichte Valnet sein erstes Buch, ebenfalls unter dem Titel „Aromatherapie". Darin kritisierte er zunächst einmal die seiner Ansicht nach gedankenlosen Praktiken der Schulmediziner, die seiner Meinung nach viel zu häufig starke Medikamente verordneten, insbesondere Antibiotika und Hormonpräparate. Er betrachtete dies als brutalen Eingriff in das Regelsystem des menschlichen Körpers.

Mit Sicherheit hat Valnet mit seiner Arbeit viel zum Ansehen der Aromatherapie beigetragen. Wenn Sie sich ausführlicher informieren wollen, empfehle ich Ihnen, sein Buch zu lesen. Es ist ursprünglich im T. Carte Verlag, Le Monte sur Lausanne, erschienen. Ich warne allerdings davor, die Rezepte unbesehen anzuwenden, denn daß ätherische Öle nicht nur heilen, sondern mitunter auch erhebliche Nebenwirkungen haben können, und daß sie falsch angewendet sogar lebensbedrohend wirken können, wird in diesem Buch kaum oder bestenfalls sehr versteckt erwähnt.

Außerordentlich interessant sind dagegen Valnets Hinweise auf mögliche Stimulierungen des Immunsystems durch Pflanzendüfte, wobei auch er auf die botenstoffähnliche Struktur der ätherischen Öle hinweist. Hoch anzurechnen ist ihm meiner Meinung nach außerdem, daß er die Esoterik weitgehend aus seinen Abhandlungen heraushält.

Die Wirkung der ätherischen Öle im einzelnen

Im folgenden wollen wir Ihnen nun die einzelnen ätherischen Öle in alphabetischer Reihenfolge vorstellen. Dabei führen wir alle wichtigen Informationen aus der Volksmedizin sowie die bereits wissenschaftlich bestätigten Fakten auf. Zu einigen ätherischen Ölen gibt es inzwischen Monographien, die vom Bundesgesundheitsamt abgesegnet und in den Bundesgesetzblättern veröffentlicht wurden.

Anisöl

Anisöl wird aus dem Samen von *Pimpinella anisum* gewonnen, der hauptsächlich in Osteuropa angebaut wird. Das ätherische Öl schmeckt angenehm süßlich. Der Geschmack erinnert etwas an die Weihnachtszeit. Hauptwirkstoff ist das Anethol. Es kann bis zu 80–90% enthalten sein. Anisöl enthält darüber hinaus Anisketon, Anissäure und Acetaldehyd sowie bestimmte Terpene usw.

Medizinische Wirkung:
Anisöl wirkt schleimlösend in den Bronchien und erleichtert den Abtransport von Schleim. Außerdem wirkt es krampflösend im Magen-Darm-Trakt und wird deshalb gegen Blähungen empfohlen.
Schon aus der Zeit der Römer mit ihren großen Freßgelagen ist die verdauungsfördernde Wirkung des Anisöls überliefert. Anis und andere anetholhaltige Gewürze wurden in kleine Kuchen gebacken und zum Dessert gereicht. Diese Erkenntnisse scheinen sich in südlichen Ländern bis heute gehalten zu haben, allerdings eher in liquider Form, denn der Anisschnaps oder auch der Anislikör gilt bis heute als Verdauungstrunk nach dem Essen. Der

Aniskuchen findet dagegen bei uns fast nur noch in der Form weihnachtlicher Lebkuchen Anerkennung.
Anisöl gilt außerdem als wohlriechendes und keimtötendes Mittel und wird deshalb in Mundwässern und Atemreinigern eingesetzt. In Hustensäften sorgt es für einen besseren Geschmack, wobei hier natürlich auch seine Auswurf fördernde und beruhigende Wirkung zur Geltung kommt.

Anisöl in der Aromatherapie
Bei *äußerer Anwendung* soll es krampflösend, magenstärkend, blähungstreibend, allgemein anregend auf Herz, Lunge und Verdauung wirken und außerdem den Harn treiben. Wir warnen allerdings davor, wie bei fast allen ätherischen Ölen, es direkt auf die Haut aufzutragen. Am besten verwenden Sie es im Badewasser (vgl. *Seite 37 f.*). Sie können es aber auch in ein Kräuterkissen einträufeln und einatmen. Weitere Möglichkeiten sind die Inhalation und der Einsatz im Massagegel.
Für die *innere Anwendung* können Sie 2 bis 3 Tropfen Anisöl auf einen Teelöffel Honig geben, oder Sie reichern Anis- oder Fencheltee mit ein paar Tropfen Anisöl an. Das verstärkt deren Wirkung. Jean Valnet empfiehlt zum Beispiel als krampflösenden Heiltrank 10 Tropfen ätherisches Anisöl in mittelstarkem Sternanistee.
Sie können durchaus auch Fencheltee verwenden, den Sie am besten folgendermaßen zubereiten:
Mahlen Sie zunächst einmal Anis- oder Fenchelsamen in einer noch unbenutzten Kaffeemühle mit Schlagmesserwerk. Das verstärkt die Wirkung der Kräutersamen, weil die ätherischen Wirkstoffe, wenn die Samen frisch aufgeschlossen sind, noch am dichtesten vorkommen. Gießen Sie dann die gemahlenen Samen in einem normalen Teebeutel auf. Der Tee kann durchaus etwas stärker sein, gehen Sie da ruhig ganz nach Ihrem Geschmack vor.
Wer Milch mag und verträgt, kann vor dem Einschlafen ein Glas warme Milch mit etwas Honig und ein paar

Tropfen Anisöl trinken, das wird die Nachtruhe begünstigen.
Die Aromatherapie schreibt dem Anisöl auch eine psychische Wirkung zu: es soll angestaute Ängste lindern und dabei helfen, unbewältigte Gefühle besser zu verarbeiten. Vielleicht liegt das an seiner allgemein beruhigenden Wirkung.

Baldrianöl

Dieses Öl wird aus der Wurzel von *Valeriana officinalis* gewonnen. Schon unsere Urgroßeltern kannten die beruhigende Wirkung. Der Geruch ist allerdings nicht jedermanns Sache. Und Vorsicht: Auf Katzen hat Baldrianöl genau den entgegengesetzten Effekt: Es aktiviert sie in ihrer Paarungszeit.

Aromatherapie:
Für den Menschen ist Baldrian wie gesagt eine nebenwirkungsarme Beruhigungsdroge. Es soll darüber hinaus krampflösend, sogar leicht betäubend und nervenstärkend wirken und bei Angstzuständen und innerer Rastlosigkeit Linderung verschaffen. Auch die Schulmedizin empfiehlt es bei Schlaflosigkeit, Nervosität, Nervenschwäche und Magen- und Darmkrämpfen.
In der *äußeren Anwendung* ist das Baldrianöl wegen seines Geruchs etwas problematisch, als Zusatz im Massageöl kann man es allerdings ganz gut ertragen.
Innere Anwendung: Geben Sie ein paar Tropfen Baldrianöl auf einen Löffel Honig, und die Wirkung wird sich recht bald einstellen.

Benzoe

Der alkoholische Auszug wird aus dem Harz von Benzoebäumen (*Styrax benzoin*), die vorwiegend in Indonesien und auf den Philippinen wachsen, gewonnen. Er hat eine gelbliche Farbe und ist häufig sirupähnlich. Der Duft erinnert an Vanille.

Benzoeauszug wird in der Parfumherstellung häufig als Fixateur für die Basisnote eingesetzt. Er spielt außerdem seit Jahrtausenden in der Mystik diverser Religionen eine Rolle, zum Beispiel als Bestandteil der meisten Weihrauchrezepte.
Die **Aromatherapie** empfiehlt Benzoeöl bei Arthritis, Asthma, Bronchitis, Husten, Pigmentstörungen und Hautreizungen. In der Vergangenheit wurde es auch häufig zur Behandlung der Gonorrhöe und bei Scheidenentzündungen angewendet. Es soll die Wundheilung beschleunigen und gegen Hautreizungen und Geschwüre wirken. Die Aromatherapie schreibt ihm außerdem Linderung bei gefühlsmäßiger Erschöpfung, bei Aufregung und Trauer zu.

Bergamotteöl

Dieses Öl wird aus unreifen Schalen der Bergamotte, der Frucht von *Citrus aurantium,* gewonnen. Wegen seines sehr angenehmen Duftes wird es hauptsächlich in der Parfumerie, aber auch von Konditoren als Gewürz in Marzipan, Pralinen und Feingebäck eingesetzt. Aber Vorsicht: Wenn Sie Bergamotteöl als Gewürz verwenden wollen, gehen Sie bitte ganz vorsichtig damit um. Wir empfehlen bestenfalls einen Tropfen auf 250 g Teig.
In der Naturheilkunde hat Bergamotteöl keinen besonderen Stellenwert, ganz anders in der **Aromatherapie.** Hier werden ihm antiseptische, krampflösende, magenstimulierende und wurmtreibende Eigenschaften nachgesagt.
Die Aromatherapie geht unserer Meinung nach allerdings mit dem unbehandelten Öl zu unkritisch um, denn zumindest in dem Buch von Jean Valnet wird nichts über Nebenwirkungen erwähnt, die bei normalem Bergamotteöl sehr unangenehm sein können. Das Öl enthält nämlich ein sogenanntes Furocumarin, das Bergapten, das für die phototoxische Eigenschaft des Öls verantwortlich

Die wichtigsten Inhaltsstoffe der ätherischen Öle

Droge	Ausbeute an äther. Öl aus der Pflanze	Monoterpene (Terpenkohlenwasserstoffe)	oxygenierte Terpene/Terpenoide				Phenylpropanderivate	Sesquiterpene	Spezifische Inhaltsstoffe
			Alkohole	Aldehyde	Ketone	Ester			
Anis	1,5–4%						Anethol 80–95% Anisaldehyd Vanillin	Farnesol	
Baldrian	0,1–1,7%	Camphen) ca. Pinen) 20% Limonen	Cymol			Bornylacetat		Caryophyllen Bisabolen	
Benzoe							Vanillin 1%		Benzoesäure 10–20% Zimtsäure 10–40% Benzaldehyd
Bergamotte		Limonen ca. 50% Bergapten 5%	Linalool 20–30%	Citral ca. 1%		Linalylacetat 30–45%			
Estragon		Phellandren	Estragol bis 60% Terpineol						
Eukalyptus	0,5–3,5%	Camphen Fenchen Pinen ~ 12% Phellandren	Cineol 60–85% (=Eukalyptol)		Piperiton				
Fenchel	4–6%	Pinen Camphen Terpinen	Estragol 5%		Fenchon ca. 20% Flavon 12–24%		Anethol 50–60% Anisaldehyd Anissäure Anisketon		
Fichte	0,15–0,25%	Pinen, Terpinen Camphen 10–20% Phellandren 18–32%	Borneol 1–8%			Bornylacetat ca. 6–12% (ca. 20–45%)		Cadinen	
Geranium	0,1–0,2%		Geraniol ca. 40% Citronellol ca. 20% Menthol, Linalool					Azulen	Phenylethylalkohol
Ginster	0,03%								Cytisin Spartein u. a.
Jasmin	0,01–0,18%		Linalool ca. 15% Geraniol, Nerol, Eugenol			Benzylacetat ca. 65% Linalylacetat 7,5%		Jasmon ~0,5%	
Kamille	0,4–1,8%							Bisabolol 10–25% Chamazulen 1–15% Farnesol, Cadinen	Cumarin
Kiefer	0,2–0,5%	Pinen Sylvestren Phellandren Camphen				Bornylacetat ca. 1–5%		Cadinen	
Krauseminze	1–3,35%	Pinen Limonen Phellandren Cymol	Cineol		Carvon 42–67%			Jasmon Menthon 20–50%	Dihydrocumarinalkohol

Tabelle 2

Droge	Ausbeute an äther. Öl aus der Pflanze	Monoterpene (Terpenkohlenwasserstoffe)	oxygenierte Terpene/Terpenoide				Phenylpropanderivate	Sesquiterpene	Spezifische Inhaltsstoffe
			Alkohole	Aldehyde	Ketone	Ester			
Latschenkiefer	0,25–0,7%	Pinen ca. 10% Phellandren 60% Caren Sylvestren				Bornylacetat ca. 3–8%		Cadinen	
Lavendel	0,5–3%	Pinen	Linalool 20–35% Geraniol Cineol ca. 10% Borneol, Nerol		Campher	Linalylacetat ca. 30–60%			Cumarin
Lemongras (Citronella)	0,3%	Limonen	Farnesol Geraniol Linalool	Citral ca. 55–85% Citronellal					Dipenten
Limette		Limonen 50–60% Pinen Terpinen } je 10%	Terpineol	Citral 6–9%				Bisabolen	Limettin
Mandarine	0,3%	Limonen	Terpineol						Dipenten (–65%), Methylanthranilsäuremethylester
Melisse	0,05–0,33%		Linalool Geraniol Citronellol	Citral 7–47% Citronellal ca. 39%				Caryophyllen 5–23%	
Nelke	16–21%						Eugenol 75–95% Aceteugenol 3–10%	Caryophyllen 5–15%	Salicylsäuremethylester
Orange		Limonen 80–90% Terpinen	Terpineol Linalool	Citral Citronellal					
Pfefferminze	1–2%	Limonen 5%	Menthol 40–90% Cineol					Jasmon	Methylacetat ca. 10%
Rose	0,01%		Geraniol 40–76% Nerol 5–10% Citronellol 15–37%	Citral Citronellal					Phenylethylalkohol ca. 55%
Rosmarin	1–2%	Pinen Camphen 5–10%	Berneol 10–18% Cineol 17–32%		Campher 4–12%	Bornylacetat 5–6%			
Salbei	1–2,5%		Berneol 8–14% Cymol Cineol ca. 15%		Thujon 30–50% Campher	Bornylacetat 5–8% Linalylacetat			
Thymian	0,4–3,4%	Pinen Menthen	Thymol 20–48% Carbacrol 3–15% Cymol ca. 15%, Lineol, Borneol, Linalool je 15%						
Wacholder	0,2–2%	Pinen Camphen Terpinen	Terpineol					Juniperol Cadinen Caryophyllen	
Zimt	0,5–1,4%	Phellandren Pinen	Furfurol				Zimtaldehyd 55–76% Eugenol 4–10%	Caryophyllen	Benzaldehyd Zimtsäure
Zitrone		Limonen 65–90% Pinen, Terpinen je 8–10%	Terpineol	Citral 3–10% Citronellal			Linalylacetat Geranylacetat		

ist, was bedeutet, daß es die Haut besonders lichtempfindlich macht. Man sollte ein Öl, dem das Furocumarin nicht entzogen wurde, niemals vor einem Sonnenbad, sportlicher Betätigung im Freien oder vor längeren Wanderungen anwenden, denn es setzt den Selbstschutz der Haut vor Sonnenstrahlen erheblich herab, was heutzutage bei dem zunehmenden Abbau der Ozonschicht lebensgefährlich geworden ist (früher benutzte man es teilweise sogar als Bräunungsbeschleuniger!). Außerdem kann die Haut durch Lichteinwirkung fleckig werden.

In der Parfümerie sollte in jedem Fall nur furocumarinfreies Bergamotteöl eingesetzt werden. Wir haben darauf geachtet, daß das bei den Zutaten zu unserem Parfumbaukasten bedacht wird.

Bergamotteöl ist übrigens ein typischer Bestandteil von Kölnisch Wasser. Es verleiht diesem seinen frischen Geruch, und es hat tatsächlich einen stark entspannenden Effekt, wirkt stimmungsauflockernd und belebend. Es soll ein Antidepressivum par excellence sein, so jedenfalls steht es in einigen Büchern zur Aromatherapie, und es soll sogar verlorenes Selbstbewußtsein wieder aufbauen und Lebensfreude aus dunkler Tiefe wieder ans Tageslicht bringen. Außerdem soll es im Bereich der Atmungsorgane antiseptisch sein. In einem Buch fand ich sogar den Hinweis, daß es eine starke magenstärkende Wirkung besäße und sehr gut zur Bekämpfung von Infektionen des Magens geeignet sei.

Bergamotteöl ist, wie gesagt, häufig in Parfums enthalten, im Kölnisch Wasser und in vielen anderen Eaux de Cologne. Es eignet sich auch hervorragend für ein Bade- und Massageöl (vgl. Seite 40). Man kann es mit vielen anderen Düften kombinieren, so paßt es zum Beispiel sehr gut zu Lavendel, Geranien, Zitrone, Kamille, Orangenblüte, Koreander und Zypresse.

Der Geruch von Bergamotteöl vertreibt Insekten.

Citronellöl

Citronellöl wird aus einer Zitronengrasart mit Namen *Cymbopogon nardus* oder *winterianus* gewonnen. Dieses Gras gilt in ostasiatischen Ländern als beliebtes Gewürz.

Das Öl hat antiseptische Eigenschaften, und es hält Insekten fern. Dafür verantwortlich sind die Substanzen Geraniol, Citronellal, Eugenol, Citral, Dipenthen und Limonen.

Citronellöl – oft auch als indisches Melissenöl bezeichnet – wird häufig als Ersatz für das sehr viele teurere, reine ätherische Öl der Melisse verwendet. Dieses Öl spielt in der Parfümerie eine besondere Rolle.

In medizinischen Anwendungen wird Citronellöl zur Verbesserung des Geruchs von Einreibungen verwendet. In der Aromatherapie wird es nicht erwähnt, wohl aber ein ähnliches Öl, das Lemongrasöl.

Estragonöl

Estragon *(Artemisia dracunculus)* gilt als Küchenkraut, ist aber auch ein Heilkraut, das früher zur Behandlung von Bissen von Schlangen oder tollwütigen Hunden oder von Stichen giftiger Insekten verwendet wurde.

Das ätherische Öl des Estragons wird durch Wasserdestillation gewonnen. Es enthält als Hauptwirkstoff bis zu 60% Estragol, darüber hinaus 15–20% Terpene und andere Aromaessenzen, insbesondere sogenannte Phellandrene und Ocimene.

Estragonöl regt im allgemeinen die Verdauung an, daher auch die Verwendung als Küchengewürz. Es kann Verdauungsstörungen, Blähungen und Koliken lindern und Mundgeruch verbessern. Wie viele ätherische Öle soll es auch keimtötend, krampflösend und wurmtreibend wirken. Auf einem Stück Zucker eingenommen soll es sogar den Schluckauf vertreiben können.

Estragon wird auch als Essenz in der Parfümerie verwendet.

Eukalyptusöl

Das ätherische Öl von *Eucalyptus globulus* wird von alters her zu Heilzwecken angewendet. Für diese Essenz gibt es sogar eine Monographie des Bundesgesundheitsamtes, woraus man ihre Bedeutung ersehen kann (vgl. *Abb. 10*).

Zu Eukalyptus existiert außerdem eine Standardzulassung, die vorwiegend von den Apothekern verwendet wird. Darin heißt es: *Dosierungsanleitung* und *Art der Anwendung:* Soweit nicht anders verordnet, werden bei innerer Anwendung mehrmals täglich 3–6 Tropfen in ein Glas warmes Wasser gegeben und langsam getrunken. Zur Inhalation wer-

---

Monographie: Eucalypti aetheroleum (Eukalyptusöl)

Bezeichnung des Arzneimittels
Eucalypti aetheroleum, Eukalyptusöl

Bestandteile des Arzneimittels
Eukalyptusöl, bestehend aus dem durch Wasserdampfdestillation und anschließende Rektifikation aus den frischen Blättern oder frischen Zweigspitzen verschiedener, cineolreicher Eucalyptusarten wie Eucalyptus globulus LA BILLARDIÈRE, Eucalyptus fructicetorum F. VON MUELLER (syn. Eucalyptus polybractes R.T. BAKER) und/oder Eucalyptus smithii R.T. BAKER erhaltene ätherische Öl mit mindestens 70% (m/m) 1,8-Cineol sowie Zubereitungen aus Eukalyptusöl in wirksamer Dosierung.

Anwendungsgebiete
Innere und äußere Anwendung: Erkältungskrankheiten der Luftwege; Äußere Anwendung: rheumatische Beschwerden.

Gegenanzeigen
Innere Anwendung: Entzündliche Erkrankungen im Magen-Darm-Bereich und im Bereich der Gallenwege; schwere Lebererkrankungen. Äußere Anwendung: Bei Säuglingen und Kleinkindern sollten Eucalyptus-Zubereitungen nicht im Bereich des Gesichts, speziell der Nase, aufgetragen werden.

Nebenwirkungen
In seltenen Fällen können nach Einnahme von Eucalyptus-Zubereitungen Übelkeit, Erbrechen und Durchfall auftreten.

Wechselwirkungen mit anderen Mitteln
Eukalyptusöl bewirkt eine Induktion des fremdstoffabbauenden Enzymsystems in der Leber. Die Wirkung anderer Arzneimittel kann deshalb abgeschwächt und/oder verkürzt werden.

Dosierung
Soweit nicht anders verordnet: Innere Anwendung: mittlere Tagesdosis 0,3 bis 0,6 g Eukalyptusöl; Zubereitungen entsprechend.

Art der Anwendung
Ätherisches Öl sowie dessen galenische Zubereitungen zur inneren und äußeren Anwendung.

Wirkungen
sekretomotorisch, expektorierend, schwach spasmolytisch, lokal schwach hyperämisierend.

Abb. 10

den 2–3 Tropfen Eukalyptusöl in siedendheißes Wasser gegeben und die Dämpfe eingeatmet.

Hinweis: Eukalyptusöl darf bei Säuglingen und Kleinkindern nicht zur Inhalation verwendet werden und nicht im Bereich von Hals und Gesicht aufgetragen werden, auch nicht unbeabsichtigt, da asthmaähnliche Zustände ausgelöst werden können.

Bei der Gewinnung des Eukalyptusöls durch Wasserdampfdestillation ist unbedingt darauf zu achten, daß unerwünschte Begleitstoffe, die die Atemwege reizen könnten, aus dem ätherischen Öl entfernt werden. Gerade hier ist es also wichtig, auf eine gute Qualität zu achten. Wir empfehlen die DAB-Qualität.

Eukalyptus wird bei Erkältungskrankheiten gern zum Einreiben der Brust oder als Nasensalbe verwendet. Es hat außerdem antiseptische, desodorierende, kühlende und insektenabweisende Wirkung.

In der **Aromatherapie** wird diesem Öl fast alles zugetraut. Dort heißt es: Man nehme zur inneren Einnahme zwei Tropfen in alkoholischer Lösung (2 ml Korn oder Weinbrand) oder in 5 ml Speiseöl zu sich. Wir empfehlen, es gegebenenfalls auch mit Honig einzunehmen, und zwar ein bis zwei Tropfen auf einen Teelöffel Honig. Ganz besonders wirksam ist Eukalyptusöl bei Erkältungen, Erkrankungen der Atemwege, Bronchitis, Nebenhöhlenentzündungen usw., wenn man es inhaliert.

Hier ein Rezept: Bereiten Sie sich eine Inhalationslösung aus 40 Tropfen Eukalyptusöl, 20 Tropfen Kiefernadelöl, 20 Tropfen Thymianöl und 10 Tropfen Lavendelöl zu. Geben Sie diese am besten in ein Tropffläschchen und inhalieren Sie damit, indem Sie jeweils 3–4 Tropfen in einen Inhalator mit kochendheißem Wasser geben. Wenn Sie das drei- bis viermal täglich eine Woche oder länger wiederholen, wird die Infektion bald überwunden sein.

Zur äußeren Anwendung empfehlen wir, es mit Pflanzenöl zu mischen. Geben Sie 10 Tropfen in etwa 10 ml lauwarmes Öl und reiben Sie sich damit ein. Auch hier können Sie noch andere ätherische Öle zugeben, zum Beispiel Campher.

Mit Eukalyptusöl, Zitrusöl, Thymianöl und Lavendelöl können Sie außerdem eine **Insektenschutzlotion** zubereiten:
Geben Sie 30 Tropfen Eukalyptusöl, 30 Tropfen Citronellöl, 10 Tropfen Thymianöl und 30 Tropfen Lavendelöl in 10 ml Alkohol (Kosmetisches Basiswasser, vgl. *Seite 141*), und reiben Sie sich mit dieser Lösung ein. Sie können anstelle des Alkohols auch Öl verwenden. Achten Sie aber darauf, daß Sie gegen dieses Öl nicht allergisch sind. Zur Sicherheit sollten Sie vor einer großflächigen Anwendung einen Test auf einem begrenzten Teil des inneren Unterarms machen.

Fenchelöl

Herkunftsland des Fenchels *(Foeniculum vulgare)* ist in der Hauptsache der Mittelmeerraum. Der Hauptbestandteil des Fenchelöls ist der gleiche wie beim Anisöl, das Anethol. Es sollte zu 50–70% enthalten sein. Der Geschmack des Fenchelöls wird aber eher durch das ebenfalls enthaltene Fenchon geprägt.

Durch den hohen Anetholgehalt hat Fenchelöl ähnliche Eigenschaften wie Anisöl. Allerdings wirkt es etwas schwächer auswurffördernd bei Husten und durch das Fenchol offenbar etwas stärker krampflösend bei Leibschmerzen. Die appetitanregende und verdauungsfördernde Wirkung ist ebenfalls größer. Fenchelöl hat außerdem antiseptische und leicht beruhigende Eigenschaften.

In der **Aromatherapie** wird es kaum erwähnt, aber man kann ihm durchaus dieselben Eigenschaften zusprechen wie dem Anisöl.

Mit Fenchelöl lassen sich hervorragende Tees zubereiten: Mit 1–2 Tropfen verbessern Sie den Geschmack und die Magenfreundlichkeit.

Fichtennadelöl

Das ätherische Öl wird gewonnen aus *Picea abies* und spielte in der Medizin schon sehr früh eine große Rolle, vor allen Dingen bei Erkrankungen der Atemwege. Man kennt es aus dem ehemals berühmten Fichtennadelsalz, das in der Badewanne unserer Großeltern nicht fehlen durfte. Auch die Bedeutung des Fichtennadelöls spiegelt sich darin wider, daß es dazu eine ausführliche Monographie des Bundesgesundheitsamtes gibt (vgl. *Abb. 11*).

Äußerlich angewendet kann Fichtennadelöl unter anderem als durchblutungsförderndes Mittel bei Bindegewebsentzündungen der Haut und bei Stauchungen verwendet werden. Ferner eignet es sich hervorragend zur Herstellung von Essenzen, um den Geruch in Räumen zu verbessern. Oft reicht es, einfach ein paar Tropfen des Öls in kleinere Gläschen zu geben und auf der Heizung verdunsten zu lassen.

Bei *innerer Anwendung* des Fichtennadelöls sollten Sie nicht mehr als 2–3 Tropfen Einzeldosis und 10 Tropfen als Tagesdosis einnehmen. Sie können es entweder in heißen Kräutertees (Fenchel, Anis) oder in heißem Honigwasser oder Sirup zu sich nehmen.

Bei *äußerer Anwendung* verwenden Sie es am besten in der Form, wie

---

Monographie: Piceae aetheroleum (Fichtennadelöl)

Bezeichnung des Arzneimittels
Piceae aetheroleum, Fichtennadelöl

Bestandteile des Arzneimittels
Das aus den frischen Nadeln, Zweigspitzen oder Ästen von Picea abies (LINNÉ) KARSTEN (Synonym: Picea excelsa [LAMARCK] LINK), Abies alba MILLER, Abies sachalinensis (Fr. SCHMIDT) MASTERS oder Abies sibirica LEDEBOUR gewonnene ätherische Öl sowie dessen Zubereitungen in wirksamer Dosierung.

Anwendungsgebiete
Äußere und innere Anwendung: Bei katarrhalischen Erkrankungen der oberen und unteren Luftwege;
Äußere Anwendung: Bei rheumatischen und neuralgischen Beschwerden.

Gegenanzeigen
Asthma bronchiale, Keuchhusten.

Nebenwirkungen
An Haut und Schleimhäuten können verstärkte Reizerscheinungen auftreten; Bronchospasmen können verstärkt werden.

Wechselwirkungen
Keine bekannt.

Dosierung
Soweit nicht anders verordnet:
Individuell entsprechend Art und Schwere des Krankheitsbildes, der besonderen Anwendungsgebiete sowie der Darreichungsformen.

Art der Anwendung
Einreibungen in Form von alkoholischen Lösungen, Salben, Gelen, Emulsionen, Ölen. Als Badezusatz, als Inhalat.

Wirkungen
Sekretolytisch, hyperämisierend, schwach antiseptisch.

Abb. 11

wir es bei unseren Rezepten beschrieben haben.

Empfehlungen der Aromatherapie:
In der Aromatherapie wird Fichtennadelöl ausdrücklich erwähnt. Es wird zur *inneren Anwendung* bei allen Beschwerden der Atemwege (Erkältungen, Bronchitis, Lungenentzündung, sogar bei Asthma und Tuberkulose) empfohlen. Wir meinen jedoch, daß es gerade bei Asthma sehr vorsichtig angewandt werden sollte, denn Asthmatiker sind häufig Allergiker, und deshalb ist nicht auszuschließen, daß sie auch auf Fichtennadelöl allergisch reagieren. Die Behandlung der Tuberkulose ist natürlich Sache eines Facharztes. Weiterhin wird eine aromatherapeutische Behandlung mit Fichtennadelöl bei grippalen Infekten empfohlen. Der Grund dafür ist vermutlich, daß es nicht nur lindernd wirkt, sondern auch die Nebennierenrinde stimulieren soll und damit auf die Eigenkortisonausschüttung Einfluß nehmen kann.

Es wird weiterhin empfohlen bei Beschwerden des Harntraktes, bei Nierenbeckenentzündungen, Blasenentzündungen und Entzündungen der Prostata.

Dazu eine Anmerkung: Auch hier sollten Sie das Öl sehr vorsichtig verwenden, um eine Reizung zu vermeiden. Genannt werden darüber hinaus Gallenblasenentzündungen, allgemeine Infektionen, Nierensteine, Rachitis, Magengeschwüre, Darmbeschwerden und sogar Impotenz. Vorgesehen ist jeweils die innere Anwendung, und zwar sowohl die direkte Einnahme als auch die Inhalation.

Äußere Anwendung sei – so die Aromatherapie – angebracht bei Lungenleiden, Grippe, Stirnhöhlenentzündung, Rheuma, Gicht und bei Fußschweiß.

Bei Erkältungen können Sie diese Essenz auch mit Honig einnehmen, und zwar 5–10 Tropfen (Einzeldosis) mit 1–2 Teelöffel Honig, mehrmals täglich. Eine Mischung für die Inhalation wird bei Jean Valnet folgendermaßen angegeben:

10 Tropfen	Lavendelöl
20 Tropfen	Fichtennadelöl
20 Tropfen	Thymianöl
40 Tropfen	Eukalyptusöl

Jean Valnet empfiehlt, die ätherischen Öle mit 90%igem Alkohol zu mischen, wir meinen, daß Sie darauf ohne weiteres verzichten können, denn inhaliert kann dieser ähnlich wie getrunkener Alkohol wirken. Zu Inhalationen lesen Sie bitte *Seite 36*.

Geraniumöl

Das Geraniumöl wird nicht – wie man zunächst vielleicht annimmt – aus unserer Balkonpflanze mit gleichem Namen gewonnen, sondern aus einer anderen Pelargonienart mit Namen *Pelargonium graveolens* bzw. *Pelargonium capitatum*.

Das Öl wird aus den Blättern dieser Pflanze, die eigentlich unangenehm riecht, gewonnen. Das Geraniumöl selbst duftet aber äußerst lieblich, für manchen vielleicht schon etwas zu süß.

Das Hauptanbaugebiet liegt auf der Insel Réunion im Indischen Ozean. Von dort jedenfalls kommt das beste Geraniumöl, das aus Afrika stammende erreicht nicht diese Qualität. Hauptbestandteil dieses Öls ist das Geraniol, ein Monoterpen (vgl. *Seite 24 f.*). Weitere Bestandteile sind Citronellol, das Linalool und Phenylethylalkohol, ein Stoff, dem zum Beispiel die Rose eine wichtige Komponente ihres Duftes verdankt. Wer eine gute Nase hat, kann durchaus eine Verwandtschaft mit dem Rosenöl erriechen. Gelegentlich wird es sogar zum Verlängern des sehr viel wertvolleren Rosenöls benutzt. Außerdem enthält Geraniumöl Spuren von Menthol.

Die **Aromatherapie** weist diesem Öl grundsätzlich wichtige, den Körper aufbauende Eigenschaften zu. Sie empfiehlt es sogar zur inneren Anwendung. Dann soll es stärkend, antiseptisch und sogar gegen Krebs wirken. Allerdings setzt schon Jean Valnet dahinter ein deutliches Fragezeichen. Immerhin soll es auch bei *äußerlicher Anwendung* wundheilend, antiseptisch und schmerzlindernd wirken. Es soll Parasiten töten und Mücken vertreiben.

Die Aromatherapie empfiehlt es zur *inneren Anwendung* bei verschiedenen Schwächezuständen, insbesondere bei einem Defizit der Nebennierenrinde. Näheres wird nicht beschrieben, aber auch hier scheint man auf eine Verwandtschaft mit Hormonen zu vertrauen.

Darüber hinaus soll es gegen Diarrhöe, Magen-Darm-Entzündungen, Magengeschwüre und Sterilität eingesetzt werden.

Äußerliche Anwendungen werden gegen geschwollene Brüste, Wunden, Verbrennungen, Angina, Mundentzündungen, Zungenentzündungen, Augenentzündungen und Nervenschmerzen im Bereich des Gesichts empfohlen, außerdem als Heilmittel bei Hautkrankheiten wie Flechten, trockenen Ekzemen, Läusebissen und Mückenstichen.

Als Dosis empfiehlt die Aromatherapie zur *inneren Anwendung*, 2–4 Tropfen dreimal täglich auf einem Stück Würfelzucker oder in Honig einzunehmen.

Sie können Geraniumöl außerdem sehr gut als Zusatz von Badeölen verwenden, allerdings ist der Geruch nicht jedermanns Sache. Schaden kann man sich mit Geraniumöl kaum zufügen, es ist ungiftig und relativ wenig allergen. Deswegen empfehlen wir es besonders zur Parfümierung unserer selbsthergestellten kosmetischen Produkte. Sie können es allerdings auch als Gewürz zum Beispiel in Süßigkeiten untermischen.

Jasminöl (Absolue)

Die Pflanze Jasmin *(Jasminum grandiflorum)* trägt weiße Blüten. Sie wird praktisch in allen subtropischen Gebieten angebaut, vor allen Dingen in Nordafrika, im südlichen Frankreich in der Gegend von Grasse, in Italien, in der Türkei, aber auch in Ägypten, wo Jasmin seit alters her zu den rituell genutzten Pflanzen gehört. In China gilt Jasmin als der Duft der Jugend. Junge Mädchen schmücken sich gern ihr Haar mit Jasminblüten. Auch der schwarze und grüne Tee – das Nationalgetränk der Chinesen – wird damit parfümiert.

Der Jasmin entwickelt einen wahrhaft betörenden Duft, deshalb werden ihm auch erotisierende Eigenschaften zugeschrieben. Dieser Duft geht auf die Vielfalt der enthaltenen Essenzen zurück. Dazu gehören: Jasmon, Geraniol, Nerol, Eugenol, Farnesol und noch andere.

Das natürliche Öl des Jasmin gehört zu den wertvollsten, die es gibt. Sein Preis hängt allerdings von der Art der Gewinnung ab. In Frankreich wurde es lange Zeit durch die Methode der Enfleurage gewonnen (vgl. *Seite 67*).

Preiswerter ist die Gewinnung durch flüchtige Lösungsmittel. Dazu verwandte man leider in der Vergangenheit teilweise Stoffe, die gesundheitlich nicht ganz unbedenklich sind, zum Beispiel Benzol, Dichlorethylen, usw. Das durch Enfleurage gewonnene Öl ist leider so teuer, daß man es sich für normale Zwecke kaum leisten kann.

In jedem Fall empfehlen wir, wenn Sie Jasminöl Absolue kaufen wollen, den Händler nach der Art der Gewinnung zu fragen. Heute wird hauptsächlich mit Hexan extrahiert, das weitgehend unbedenklich ist.

Die **Aromatherapie** schreibt dem Jasminöl vor allen Dingen eine psychische Wirkung zu und empfiehlt es bei psychischen und psychosomatischen Erkrankungen. Es soll die Nerven beruhigen, die Stimmung heben und ein Gefühl von Optimismus, Vertrauen und manchmal sogar Euphorie hervorrufen. In seiner Wirkung ist es dem Rosenöl ähnlich, und da man ihm außerdem einen Einfluß auf die Geschlechtsorgane zuschreibt, verwendet man es, um Schmerzen der Gebärmutter, schmerzhafte Menstruation und Schmerzen bei der Entbindung zu lindern. Außerdem soll es die Milchproduktion anregen. Daneben empfiehlt die Aromatherapie Jasmin als Aphrodisiakum. Es soll den Körper wärmen und entspannen und sexuelle Verkrampfungen lösen. In einem anderen Buch fand ich Jasminöl als den Schlüssel zum Paradies. Dort heiß es, dieses Öl bedinge die süße Schwere des Vergessens und Auflösens, die Hingabe ohne Bedingungen. Also, meine Damen und Herren, seien Sie vorsichtig, denn so viel Sinnesrausch ist ja nicht immer erwünscht.

Kamillenöl, blau

Gewonnen wird es aus *Matricaria chamomilla*.
In der Volksmedizin nimmt die Kamille eine deutliche Vorrangstellung ein. Alles deutet darauf hin, daß man ihre heilenden Eigenschaften schon in der Vorantike nutzte.
Heute weiß man, daß viele ihrer medizinischen Eigenschaften auf das ätherische Öl zurückzuführen sind, das weitgehend aus den Kamillenblüten gewonnen wird.
Ein entscheidender Bestandteil dieses Öls ist das tiefblaue Chamazulen (das Azulen der Kamille), welches das aus der Pflanze gewonnene ätherische Öl tiefblau färbt. In der Pflanze selbst ist diese Substanz interessanterweise nicht enthalten, denn sonst müßten die Kamillenblüten ja ebenfalls blau sein. Die Kamillenblüten enthalten aber eine Vorstufe des Azulens, das sogenannte Proazulen, auch Matricin genannt. Erst beim Destillieren entsteht daraus das blaue Chamazulen.
Lange Zeit glaubte man, daß die heilenden Eigenschaften der Kamille vor allen Dingen auf das Chamazulen zurückzuführen seien. Diese Annahme wurde bestätigt, als man feststellte, daß dieser Stoff auch als isolierte Substanz entzündungshemmend wirkt. Inzwischen entdeckte

man jedoch einen weiteren Inhaltsstoff, der eine noch stärkere Wirkung aufwies, und zwar das farblose Alpha-Bisabolol. Bisabolol wirkt entzündungshemmend, weil es einerseits eine milde bakterientötende Eigenschaft besitzt und andererseits die mit jedem Entzündungsprozeß verbundene Erweiterung der feinen Blutäderchen rückgängig macht. Außerdem ist auch die krampflösende Wirkung des Bisabolols eindeutig nachgewiesen. Das Öl der „Römischen Kamille" (*Anthemis nobilis*) ist nicht blau.
Auch die Schulmedizin macht sich die Wirkung der Kamilleninhaltsstoffe heute zunutze, während die Homöopathen davon ausgehen, daß Kamillenöl homöopathische Arzneien unwirksam machen kann.
Verwendung der Kamille in der **Aromatherapie:** Auch die Aromatherapie verweist auf die seit Urzeiten bekannten Eigenschaften, allerdings in einer solchen Breite, daß meiner Meinung nach Skepsis angebracht ist. So sollen dem Kamillenöl neben den bereits erwähnten entzündungshemmenden, wundheilenden, antiseptischen und krampflösenden Wirkungen auch schmerzstillende, fiebersenkende, schweißtreibende, appetitanregende und wurmtreibende Eigenschaften zu eigen sein, und sogar die Bildung von weißen Blutkörperchen soll durch Kamillenöl gefördert werden.
Die Aromatherapie empfiehlt deshalb *innere Anwendungen* bei Migräne, Nervenentzündungen, Schwindel, Schlaflosigkeit, Verdauungsschwierigkeiten, Appetitmangel, Magen- und Darmgeschwüren, bei Kinderkrankheiten, die allerdings nicht näher beschrieben werden, bei Anämie, nervösen Depressionen und seelischen Krisen, bei Kreuz- und Kopfschmerzen in Verbindung mit Grippe, bei Darmparasiten, sowie bei Wechselfieber und fiebernervösen Leiden.
Äußerliche Anwendung soll vor allem bei der Behandlung von Bindehautentzündungen der Augen, Furunkeln, Ekzemen, bei gewöhnlichen

und infizierten Wunden helfen, aber auch bei Juckreiz an den Geschlechtsorganen.
Die Aromatherapie empfiehlt folgende Anwendungen:
Innerlich: 2–4 Tropfen mehrmals täglich in etwas Honig. Man kann es auch in Form einer Kamillentinktur anwenden.
Äußerlich: Hier wird zunächst einmal der Tee empfohlen, der durch Aufbrühen gewonnen wird. Dieser soll vor allem bei Behandlung von Bindehautentzündungen oder Lidentzündungen sehr wirksam sein. Allerdings widerspricht diese Anwendung der Standardzulassung, die das Bundesgesundheitsamt herausgegeben hat. Darin wird ausdrücklich darauf hingewiesen, daß Kamillentee auf keinen Fall im Bereich des Auges angewendet werden soll. Wörtlich steht dort: „Der Teeaufguß darf nicht im Bereich des Auges angewendet werden", was eigentlich erstaunlich ist, denn dies ist immerhin ein altgebrachtes Mittel zur Behandlung von Bindehautentzündungen.
Auch bei rheumatischen oder gichtigen Schmerzen empfiehlt sich Kamillenöl. Hier ein eigenes Rezept nach Vorschlägen der Aromatherapie:

5 g	Kamillenöl, blau
100 g	Pflanzenöl, zum Beispiel Weizenkeim- oder Sonnenblumenöl
10 g	Campher

Damit sich die Campherkristalle auflösen, sollten Sie das Pflanzenöl mit dem Campher leicht erwärmen, bis sich die Kristalle im Öl verteilt haben, und dann erst das Kamillenöl zugeben. Das Ergebnis ist ein hervorragendes Massageöl.
Natürlich können Sie Kamillenöl auch hervorragend als Inhalier- und als Badeessenz verwenden. Ab *Seite 39 ff.* finden Sie dazu einige Rezepte.

Kiefernnadelöl

Die Eigenschaften und Wirkungen des Kiefernnadelöls, das aus Nadeln und Zweigspitzen der Kiefer (*Pinus sylvestris*) gewonnen wird, ähneln denen des Fichtennadelöls (vgl. *Seite 27*). Im Grunde genommen können Sie zwischen diesen beiden Ölen frei wählen bzw. Ihre Nase entscheiden lassen.

Krauseminzöl

Dieses Öl wird aus blühenden Zweigspitzen und Blättern einer besonderen Minzevarietät, der *Mentha spicata var. crispa*, gewonnen. Es kommt vorwiegend aus den USA, aber auch aus Spanien, Marokko und Tunesien. Es hat einen besonders intensiven minzigen Geschmack, den Sie vielleicht von Kaugummis mit der Geschmacksrichtung *Spearmint* kennen. Dieser Geschmack ist nicht auf Menthol der Pfefferminze zurückzuführen, sondern auf einen hohen Gehalt an L-Carvon, einem Monoterpen (vgl. *Seite 24 f.*). Carvon ist auch in Kümmel enthalten.
Weiterhin findet man im Krauseminzöl Pimen und vor allem Linolen, die den Geschmack vorwiegend bestimmen. Ähnlich wie Kümmel wirkt Krauseminzöl gegen Blähungen und leicht antiseptisch.
Krauseminzöl schmeckt sehr intensiv und sollte vorsichtig eingesetzt werden. Verwenden Sie immer nur einige Tropfen. Da es kein Menthol enthält, erzeugt es auch keine kühlende Wirkung auf der Haut oder im Mund.

Latschenkiefernöl

Dieses Öl wird aus frischen Nadeln und Zweigspitzen der Latschenkiefer (*Pinus montana*) gewonnen, einer Kiefernart, die unter Naturschutz steht. Wir empfehlen deshalb naturidentisches Öl.
Latschenkiefernöl wirkt ähnlich wie

das Kiefernöl antiseptisch und auswurffördernd und kann wie Eukalyptusöl und Fichtennadelöl verwendet werden. Es besitzt auch weitgehend die gleichen Eigenschaften.

Bei Asthma oder Keuchhusten sollten Sie es auf keinen Fall anwenden, da es zu spastischen Lähmungen im Atembereich führen kann.

Ginsteröl

Hierbei handelt es sich um ein aus den Blüten des Ginsters gewonnenes Öl, das sehr angenehm riecht. Das Öl wird mit Alkohol extrahiert. In der Aromatherapie findet man es unter der Bemerkung, es solle durch seine Süße die Stimmung aufhellen und gleichzeitig entspannend wirken, ohne dabei zu ermüden. Dort heißt es: Das Öl muntert auf und gibt neue Antriebskräfte.

In der Parfumerie wird Ginsteröl wegen seines spezifischen Duftes eingesetzt.

Lavendelöl

Lavendel wächst hauptsächlich im Mittelmeerraum, vor allem in den höher gelegenen Anbaugebieten um Grasse in der Provence. Hier ist es die entscheidende Duftpflanze, zur Blütezeit kann man fast von einem „olfaktorischen" Ereignis sprechen, einer Orgie für die Nase. Aber auch aus Spanien, Bulgarien und Rußland werden hervorragende Lavendelöle eingeführt. Der Duft des Lavendels ist fast jedem bekannt. Man findet es in sehr vielen Parfums, und es wird außerdem häufig zur Parfümierung von kosmetischen Produkten verwendet, weil es ein sehr geringes Allergiepotential besitzt.

In der Volksmedizin wird dem Lavendelöl durchaus eine medizinische Wirkung zugeschrieben, wohingegen die Schulmedizin eher skeptisch ist. Zumindest wirkt es psychisch anregend auf diejenigen, die für diesen Duft empfänglich sind.

Stechende Insekten scheinen den Geruch allerdings nicht übermäßig zu lieben. Deshalb kann man Lavendelduft sehr gut zum Abweisen von Insekten in Aftersun-Milch einsetzen. Dies ist besonders praktisch für lange Sommerabende, an denen die Stechmücken ja sehr aktiv sein können.

Unsere Großmütter legten Lavendelsäckchen zur Abwehr von Motten und sonstigen Insekten in die Kleiderschränke (vgl. *Abbildung 19*). Auch heute nutzt man diese noch, wenn auch vielleicht mehr für den guten Duft im Wäscheschrank. Zu diesem Zweck sollten Sie Lavendelblüten in ein kleines Kräuterkissen geben und den Duft von Zeit zu Zeit mit ätherischen Ölen auffrischen bzw. die Wirkung intensivieren. Träufeln Sie wöchentlich ein paar Tropfen des Öls direkt in die Blüten des geöffneten Säckchens.

In der **Aromatherapie** spielt Lavendelöl offenbar eine bedeutende Rolle. Dort wendet man es sowohl innerlich wie äußerlich an. *Innerlich angewendet* soll es krampflösend, schmerzlindernd, beruhigend und antiseptisch auf die Luftwege sowie hustenstillend wirken, außerdem durch positive Einwirkungen auf die Leber gallefördernd. In Verbindung mit Rosmarin soll es die arterielle Durchblutung verbessern. Auch gegen Migräne und Rheuma soll es positiv wirken. Für Menschen mit zu hohem Blutdruck empfiehlt man es als blutdrucksenkendes Mittel.

Zur Einnahme werden 2–5 Tropfen in Honig oder alkoholischer Lösung empfohlen.

Bei *äußerer Anwendung* soll es die Durchblutung verbessern, wundheilend und antiseptisch wirken und das Nervensystem regulieren. Zusätzlich wird es bei Läusen und Krätze sowie bei Haarschwund empfohlen. Demnach sollte es in Ihrem Haarwasser nicht fehlen.

Und noch ein Tip: Sie können mit Lavendelöl nicht nur Insekten vertreiben, sondern auch Insektenstiche behandeln. Mischen Sie dazu Lavendelöl und 90%igen Alkohol zu

gleichen Teilen, und streichen Sie etwas davon auf die Einstichwölbung.

Lemongrasöl (Zitronengrasöl)

Dieses Öl verbreitet einen äußerst erfrischenden Duft. Es ist in der Zusammensetzung dem Citronellöl verwandt, allerdings besteht es zu einem wesentlich höheren Teil aus Citral (70–75%). Hinzu kommen Geraniol, das wir aus dem Geraniumöl kennen, Phanesol, Nerol und Citronenal sowie Linalool.

Die Herkunftsländer sind Mittel- und Südamerika, Afrika und vor allen Dingen Ostasien, hier ist es gleichzeitig ein wichtiges Küchengewürz.

Innerhalb der **Aromatherapie** gibt es Vertreter, die dem Lemongrasöl eine Wirkung auf die Milz andichten, wo es den Abbau überalterter roter Blutkörperchen und die Antikörperbildung anregen soll. Auch die Thymusdrüse wird in diesem Zusammenhang genannt, deren Funktion das Lemongrasöl unterstützen soll. Außerdem soll es blutreinigend, nervenberuhigend, antiseptisch, fiebersenkend, antirheumatisch und milchbildend wirken.

Die seelische Wirkung besteht nach Aussagen der Aromatherapie darin, daß es eine optimistische Stimmung auslöst.

Mandarinenöl

Mandarinenöl wird durch Kaltpressung aus den Fruchtschalen von Mandarinen gewonnen. Die Hauptbestandteile gleichen dem ätherischen Orangen- und Zitronenöl.

Bei diesem Öl spielt die Qualität eine entscheidende Rolle, da es leicht Pestizide enthalten kann, die beim Spritzen auf die Pflanzen gelangt sind. Deshalb sollte man bei den Ölen aller Zitrusfrüchte besonders darauf achten, daß sie aus Früchten gewonnen wurden, die unbehandelt sind bzw. aus kontrolliertem Anbau

stammen. Dann allerdings handelt es sich um hervorragende Duftstoffe und Gewürze. Nicht umsonst werden sie in der Lebensmittelindustrie gern verwendet, und auch in unserer Küche können Sie den Geschmack vieler Speisen verfeinern. Würzen Sie doch einmal Ihre Salatsauce mit Mandarinenöl. Nur wenige Tropfen schaffen einen herrlich fruchtigen Geschmack.

Mandarinenöl wird – ebenso wie die anderen Zitrusöle – sehr häufig in der Parfumerie verwendet. In der Aromatherapie spielt es keine Rolle.

Limettenöl

Auch die Limette gehört zu der Gattung der Zitrusfrüchte. Das ätherische Öl wird ebenso wie das Mandarinenöl durch Kaltpressung aus den Schalen gewonnen. Es enthält als Inhaltsstoff Limettin, das den frischen Zitronenduft abrundet.

Melissenöl

Das ätherische Öl der Melisse wird aus den Blättern der *Melissa officinalis* gewonnen, die wegen des zitronenähnlichen Geruchs auch Zitronenkraut oder Zitronenmelisse genannt wird.

Sowohl der Tee aus den Blättern wie auch das echte Melissenöl haben eine beruhigende Wirkung. Dies ist in experimentellen Untersuchungen auch von der Schulmedizin eindeutig bewiesen worden. Melisse wirkt außerdem leicht krampflösend.

Leider ist das natürliche Melissenöl so teuer, daß es so gut wie gar nicht im Handel angeboten wird. 10 ml können bis zu DM 150,– kosten. Der Grund für diesen hohen Preis liegt darin, daß die Blätter außergewöhnlich wenig ätherische Öle enthalten. 100 kg Blätter bringen bestenfalls 300 g Öl. Außerdem ist die zur Ölgewinnung notwendige Wasserdampfdestillation zeitlich aufwendig und kompliziert. In den meisten Fällen wird deshalb statt des echten das sogenannte indische Melissenöl verkauft. Diese Bezeichnung ist aber irreführend, denn in Wahrheit handelt es sich um Citronellöl. Wir halten diese Ungenauigkeit jedoch für vertretbar, denn das Citronellöl hat eine ähnliche Zusammensetzung. Außerdem ist der frische zitronenartige Geruch sogar angenehmer als der des echten Melissenöls.

Nelkenöl

Dieses Öl wird nicht aus den gleichnamigen Blumen, sondern aus Gewürznelken gewonnen. Das feinste und teuerste ätherische Öl ist das Nelkenblütenöl.
Hauptbestandteil des Nelkenöls ist mit 80–90% das Eugenol. Ein weiterer Bestandteil ist interessanterweise der Salicylsäuremethylesther, der als Medikament innerlich und äußerlich bei Rheumatismus angewendet wird.
Mit Nelkenöl können Sie außerdem Stechmücken in gewissen Grenzen vertreiben.
Da es wohl die stärkste keimtötende Wirkung aller ätherischen Öle besitzt, können Sie damit in Grenzen sogar Ihre Cremes natürlich konservieren. Hier reichen schon etwa 0,1–0,2% aus, leider ist der pure Duft nicht immer sehr angenehm. Trotzdem wird dieses Öl sehr häufig zur Parfumherstellung verwendet.
Nelkenöl wirkt aber nicht nur stark antiseptisch, sondern auch örtlich betäubend. Deshalb wird es häufig bei Zahnschmerzen empfohlen. Ein beliebtes Mittel früherer Zeiten: Wenn man ein Loch im Zahn hatte, steckte man den runden Kopf einer getrockneten Gewürznelke hinein. Das linderte den Schmerz, weil es den Nerv betäubte. Heute können Sie sich das etwas bequemer machen, indem Sie einen ganz kleinen Tropfen Nelkenöl auf den Zahn träufeln. Aber bitte vorsichtig: In höherer Dosierung ist das Öl wegen seiner antiseptischen Wirkung nicht ganz harmlos.

Sie können übrigens auch einen Tropfen Nelkenöl in Ihr Mundwasser geben, eventuell vermischt mit etwas Lösungsvermittler LV41 (vgl. *Seite 37*).
Als Arznei verordnet man Nelkenöl bei Gastritis und bei Blähungen. In der Regel wird es dann mit anderen Drogen gemischt, zum Beispiel mit Koriander, Anis oder Kardamon. Sie können daraus auch eine Art Tinktur herstellen.
Hier das Rezept:

20 Tropfen	Nelkenöl
20 Tropfen	Korianderöl
20 Tropfen	Anisöl
20 Tropfen	Kardamonöl
10 ml	Alkohol (90%)

Nehmen Sie bei Beschwerden von dieser Tinktur etwa 5–10 Tropfen auf einen Eßlöffel Wasser. Diese Tinktur eignet sich auch für ein gutes Mundwasser. Vielleicht sollten Sie dann noch 20 Tropfen Kamillenöl hinzugeben. Nehmen Sie etwa 10 Tropfen auf ein Viertel Glas Wasser, mit dem Sie den Mund spülen oder gurgeln.
Diese pure Anwendung hat einen Nachteil: Da die ätherischen Öle sich nicht in Wasser auflösen, fügen sich diese zu Öltröpfchen an der Oberfläche zusammen. Entweder, Sie rühren vor dem Gurgeln kräftig um, oder Sie geben einen Lösungsvermittler dazu. Wir empfehlen dafür unser Fluidlecithin Super (vgl. *Seite 37*). Geben Sie davon 2 Hobbythek-Meßlöffel à 2,5 ml in das Mundwasser, und rühren Sie alles kräftig durch. Sie werden bemerken, daß sich so die Tinktur auf einfachste Weise im Wasser lösen läßt.

Orangenöl

Orangenöl wird wie alle Zitrusöle aus den Fruchtschalen gewonnen.
Die Aromatherapie schreibt diesem Öl einen Einfluß auf die Sinnesorgane und die Hypothalamusdrüse einschließlich der Hypophyse zu. Es soll sogar die Ausschüttung der Hy-

pophysenhormone verbessern, was immer das heißen mag.
Orangenöl soll außerdem entspannend auf den Organismus wirken.
In einem Buch zur **Aromatherapie** fand ich den Hinweis, daß man diesem Öl in der seelischen Wirkung phantastische Eigenschaften zuschreibt. Demnach soll es uns lehren, wieder über uns selbst und die Welt lachen zu können. Es soll Wärme vermitteln, Heiterkeit und Mitgefühl, und die Angst vor unbekannten Situationen nehmen. Generell würde es uns unvoreingenommen mehr aus dem Herzen handeln lassen. Schön wäre es, und wer's glaubt, bei dem wird es sicherlich auch wirken.

Orangenblütenöl

Im Gegensatz zum Orangenöl wird das Orangenblütenöl aus den außergewöhnlich stark duftenden Blüten extrahiert. Wer einmal durch einen blühenden Orangenhain gegangen ist, wird diesen Duft niemals vergessen. Das Orangenblütenöl riecht außerordentlich ähnlich, wenn es gute Qualität aufweist.
Bei diesem Öl kann tatsächlich eine psychische Wirkung nachgewiesen werden. Allerdings gibt es auch Menschen, die diesen süßlichen Duft überhaupt nicht mögen.
Orangenblütenöl wird – ähnlich wie Geraniumöl – häufig als Gewürz für Konfekt und Marzipan verwendet. Am meisten wird es allerdings in der Parfumindustrie eingesetzt. Neben dem Bergamotteöl ist es ein wichtiger Bestandteil des echten Kölnisch Wasser. In der Aromatherapie wird dieses Öl erstaunlicherweise nicht erwähnt, obwohl es durchaus eine optimistische Stimmung vermitteln kann.

Pfefferminzöl

Pfefferminzöl ist wohl das bekannteste unter den ätherischen Ölen. Hauptbestandteil ist das Menthol. Menthol erzeugt eine intensive Kühl-

wirkung auf der Haut und auf den Schleimhäuten. Zugleich wirkt es lokal leicht betäubend. Diese Wirkung macht man sich gern in Form von Pfefferminztee bei Magenschmerzen zunutze. Allerdings ist dies nur eine Symptombehandlung. Pfefferminze ist nämlich nicht unbedingt magenfreundlich.
Die betäubende Wirkung des Menthols macht man sich auch im Mentholstift zunutze, der bei leichten Kopfschmerzen oder Migräne Linderung bringen kann. Menthol wirkt durch den Kühleffekt auch juckreizstillend. Weitere Wirkungen entnehmen Sie der Monographie (vgl. *Abb.12*) und der Standardzulassung. Beide bezeugen, daß Pfefferminzöl ein wichtiger Bestandteil auch von Medikamenten ist, und das schon seit alters her.
Zum Pfefferminzöl existiert auch eine sogenannte **Standardzulassung** vom Bundesgesundheitsamt. Hier die wichtigsten Aussagen.
Die Wirkung:
Spasmolytisch (krampflösend), karminativ (gegen Blähungen), cholagog (galletreibend), antibakteriell, sekretolytisch (schleimlösend) und kühlend.
Einnahme: Soweit nicht anders verordnet, werden zur Behandlung von Magen- Darm- und Gallenbeschwerden 1–2 x täglich 3–5 Tropfen Pfefferminzöl auf Zucker gereicht, den man im Mund zergehen läßt.
Dazu unser Hinweis: Natürlich können Diabetiker und alle, die ihre Zähne schonen wollen, auch Xylit oder Sorbit verwenden, selbstverständlich kann es auch in Honig eingenommen werden.
Pfefferminzöl läßt sich äußerlich folgendermaßen anwenden: Nehmen Sie 10 Tropfen Pfefferminzöl, und geben Sie diese in einen Teelöffel eines fettigen Öls, verrühren Sie alles und reiben damit die betroffene Hautpartie ein. Bei Erkältung Brust und Rücken einreiben.
Zur Inhalation empfehlen wir folgende Vorgehensweise: Geben Sie 2–3 Tropfen Pfefferminzöl in siedend-

Monographie: Menthae piperitae aetheroleum (Pfefferminzöl)

Bezeichnung des Arzneimittels
Menthae piperitae aetheroleum, Pfefferminzöl

Bestandteile des Arzneimittels
Pfefferminzöl besteht aus den frisch geernteten blühenden Zweigspitzen der Pflanze Mentha piperita, aus denen durch Wasserdampfdestillation das ätherische Öl gewonnen wird.

Anwendungsgebiete
Innere Anwendung: Krampfartige Beschwerden im oberen Verdauungstrakt und der Gallenwege, dem oberen Dickdarm, Katarrh der oberen Luftwege und bei Mundschleimhautentzündung.
Äußere Anwendung: Bei Muskel- und Nervenschmerzen.

Gegenanzeigen
Verschluß der Gallenwege, Gallenblasenentzündungen sowie schwere Leberschäden.
Bei Säuglingen und Kleinkindern sollten pfefferminzölige Zubereitungen nicht im Bereich des Gesichts, speziell der Nase, aufgetragen werden.

Nebenwirkungen
Keine bekannt.

Wechselwirkungen
Keine bekannt.

Dosierung
Soweit nicht anders verordnet:
Innere Anwendung Mittlere Tagesdosierung 6–12 Tropfen.
Zur Inhalation 3–4 Tropfen auf heißes Wasser geben. Es wird auch empfohlen bei Erkrankungen des Dickdarms, ist aber für den Selbstgebrauch nicht zu empfehlen, denn es muß in magensaftbeständiger Umhüllung gereicht werden, außerdem sind bei Einzeldosiswerten von 0,2 ml Pfefferminzöl und einer mittleren Tagesdosis von 0,6 ml die Dosierungen so hoch, daß man dieses Medikament in jedem Fall vom Arzt verschreiben lassen sollte.

Art der Anwendung
Ätherisches Öl sowie Zubereitungen zur inneren und äußeren Anwendung.

Wirkungen
Spasmolytisch, karminativ, cholagog, antibakteriell, sekretolytisch und kühlend.

Abb. 12

heißes Wasser und atmen Sie die Dämpfe ein (vgl. Seite 36).
Dazu unser Hinweis: Wir halten die Wirkung des puren Pfefferminzöls auf der Haut für viel zu intensiv. Besonders bei Kleinkindern kann es Schmerzen erzeugen. Kein Wunder, wenn sie dann weinen. Wir empfehlen statt dessen, es in Pflanzenöl zu bringen (5–10 Tropfen in einen Eßlöffel Pflanzenöl, zum Beispiel Weizenkeim-, Soja- oder Mandelöl – auch Babyöl –, gut vermengen und auftragen).

Ein Hinweis innerhalb der Standardzulassung für Apotheker verwundert uns, weil er die Aussagen der Monographie relativiert:
Pfefferminzöl darf bei Säuglingen und Kleinkindern nicht zur Inhalation verwendet werden und nicht im Bereich von Gesicht und Hals aufgetragen werden (auch nicht unbeabsichtigt), da asthmaähnliche Zustände ausgelöst werden können, das heißt, Pfefferminzöl sollte bestenfalls nur im Bereich der Brust verwendet wer-

den. In Pflanzenöl eingebracht verringern sich aber unseres Erachtens die Gefahren der Inhalation.
Auch dazu eine Anmerkung von uns: Pfefferminzöl sollte bei kleinen Kindern auch nicht als Badezusatz verwendet werden. Es könnte aus besagten Gründen zu Erstickungsanfällen kommen. Auch Allergiker müssen sehr vorsichtig sein. Wir empfehlen hautempfindlichen Menschen, erst einen Allergietest durchzuführen (vgl. Seite 47).
Das gilt übrigens auch für die Anwendung des sogenannten japanischen Heilpflanzenöls, das sich gerade in letzter Zeit großer Beliebtheit erfreut. Es enthält Pfefferminzöl, allerdings mit hohem Mentholgehalt (bis 80%). Dieser hohe Gehalt ist allerdings gar nicht nötig. Das beste Pfefferminzöl für diese Anwendung ist das Öl aus Menthae piperitae (vgl. Monographie), das immerhin noch 60–70% Menthol enthält. Wenn Sie sparen wollen, verwenden Sie also ruhig normales Pfefferminzöl, das allerdings erste Qualität haben sollte.
Im übrigen können Sie das Pfefferminzöl mit Salbei- und Thymianöl vermischen. Dazu gleich das Rezept, das mir, Jean Pütz, immer außerordentlich gut bei Erkältungskrankheiten der Luftwege und bei Schnupfen hilft:

5 ml	Salbeiöl
5 ml	Thymianöl
10 ml	Pfefferminzöl.

Geben Sie diese Mischung in eine kleine Tropfflasche, die Sie leicht bei sich tragen können. Träufeln Sie dann so oft wie möglich 1–2 Tropfen auf ein Papiertaschentuch und atmen Sie es so ein, wie wir es auf Seite 36 f. beschrieben haben.

Rosenöl

Die Rose wird von den Parfumeuren allgemein als die Königin aller Duftstoffe bezeichnet. Ihr ätherisches Öl

ist für fast alle Parfumnoten unentbehrlich. Es wird vorwiegend durch Wasserdampfdestillation und Extraktion aus Rosenblüten gewonnen, die die Züchter noch nicht kastrieren, d. h. entduften haben, wie zum Beispiel die Blüten der zwar schön anzusehenden und einen langen Stengel besitzenden Baccara-Rose, die für mich eher eine Amputation der Rose darstellt. So ist es kein Wunder, daß die Rosen, deren Öl in der Aromatherapie oder in der Parfumerie verwendet werden, in der Regel alte Zuchtformen sind. Manch eine, wie die Rosa damascena, ähnelt sogar Heckenrosen. Im Mittelmeerraum erntet man hauptsächlich die Rosa centifolia, die „hundertblättrige Rose“, die schon von den Römern als Duftquelle genutzt wurde.
Früher wurde Rosenöl durch Mazeration in Öl oder Fett und anschließendem Auszug gewonnen. Dieses Öl ist qualitativ das beste, aber heutzutage kaum noch bezahlbar, denn aus etwa 1000 kg Blüten erhält man nur etwa 200 g ätherisches Öl. Verständlich, daß der Preis dieser Öle zwischen 8000,– DM und 10 000,– DM pro Kilo liegt. Bei der Wasserdampfdestillation ist die Ausbeute durchaus höher. Sie liegt bei diesem Verfahren von 0,4–0,5%, d. h. aus 1000 kg Blüten können etwa 400–500 g ätherisches Öl gewonnen werden.
Echtes Rosenöl kann für sich allein als Parfum mit vielen wesentlich komplizierteren Kompositionen konkurrieren. Wenn es Ihnen allerdings zu teuer ist, dann empfehlen wir Ihnen, auf das naturidentische Rosenöl auszuweichen, denn den Chemikern ist es mittlerweile gelungen, das Rosenöl zumindest von den einzelnen Bestandteilen her zu analysieren. Trotzdem geht natürlich nichts über die rein natürliche Essenz.
Die **Aromatherapie** schreibt der Rose als Königin unter den Blumen starke weibliche Eigenschaften zu. Infolgedessen wird sie besonders empfohlen bei Frauenleiden bezie-

hungsweise bei weiblichen Unterleibsbeschwerden. Außerdem soll Rosenöl gut gegen Kopfschmerzen sein, die bei Hitze auftreten. In dem Fall sollte man Stirn und Schläfen mit Rosenöl einreiben.

Auch das Rosenwasser, das man in der Apotheke kaufen kann, hat der Aromatherapie nach therapeutische Wirkungen. Rosenwasser fällt bei der Herstellung von Rosenöl während der Destillation an. Bei Bewußtlosigkeit oder Herzanfall soll man dem Patienten davon zu trinken geben und Rosenwasser auf sein Gesicht spritzen.

Auch das Riechen an getrockneten Rosen soll Kopf und Herz wohltun und den Geist erquicken. An anderer Stelle heißt es, daß eine Tinktur aus roten Rosen den Magen stärke und dem Erbrechen vorbeuge. Die Tinktur wird aus roten Rosenblättern gewonnen, die in 90%igem Alkohol eingelegt wurden.

Die Chinesen verwenden Rosenblüten bei allen Erkrankungen der Leber und bei Blutkrankheiten.

Auch der Magen soll durch Rosenöl stimuliert werden, und außerdem soll es Melancholie vertreiben und ein Herzstärkungsmittel sein.

In der Hindu-Philosophie gilt Rosenöl als Aphrodisiakum, also als Liebesanregungsmittel, zum Teil verstärkt durch Sandelholzöl. Auch hier steht wieder dahinter, daß man glaubt, daß das Rosenöl Einfluß auf die weiblichen Geschlechtsorgane besitzt, allerdings nicht durch Stimulans, sondern durch Reinigung und Regulierung ihrer Funktionen.

Indianer kochten früher die Knospen wilder Rosen und tranken diesen Tee als Mittel gegen Gonorrhöe.

Diese Hinweise habe ich aus dem Buch von Robert B. Tisserant mit dem Titel „Aromatherapie" entnommen. Er gilt als einer der Päpste der Aromatherapie. In seinem Buch faßt er die Wirkungen der Rose und des Rosenöls folgendermaßen zusammen:

„Sie wirkt anregend auf Gefäße und Verdauungssystem. Sie hat eine be-

sänftigende Wirkung auf die Nerven. Durch ihren herrlichen Duft wirkt sie der Depression entgegen. Sie gilt als gutes Aphrodisiakum und könnte mit Erfolg gegen Impotenz und Sterilität eingesetzt werden."

Außerdem sagt er, daß das „Rosenöl schwach menstruationsfördernd sei und den Unterleib von allen Unreinheiten reinige. Es soll bei Beschwerden der Harn- und Geschlechtsorgane angewandt werden, außerdem zur Blutreinigung", was immer das sein mag, denn dies ist ein Begriff, der noch aus dem Mittelalter stammt und mit moderner Medizin wenig zu tun hat. Rosenöl soll weiterhin „Herzbeschwerden lindern und die Tätigkeit von Milz und Herz regulieren, weil es anregend auf die Kapillare der Adern wirkt."

Tisserant weiter: „Das Öl stärkt den Magen, fördert den Fluß der Galle und den Stuhlgang. Es ist von Nutzen bei Übelkeit, Erbrechen, Bluthusten oder Blutbrechen. Äußerlich wirkt Rosenwasser wohltuend bei Entzündungen im Bereich der Augen, zum Beispiel bei der Bindehautentzündung."

Und dann führt er auf, daß Rosenöl eine der Essenzen mit der stärksten antiseptischen Wirkung sei. Diese Behauptung konnte allerdings von der Mikrobiologie nicht bestätigt werden. Darüber hinaus verweist Tisserant darauf, daß Rosenöl von allen ätherischen Ölen den geringsten Giftgehalt aufweise, aber auch dies halten wir für eine Spekulation. Es stimmt zwar, daß Rosenöl ungiftig ist, aber das gilt auch für viele andere ätherische Öle.

Rosmarinöl

Rosmarinöl wird aus den Spitzen blühender Rosmarinpflanzen gewonnen. Es wirkt anregend, belebend und krampflösend. Innerlich angewendet regt es die Galle zu verstärkter Magensaftproduktion an. Nicht zuletzt deshalb gilt Rosmarin auch als hervorragendes Küchengewürz,

allerdings nur in geringer Dosierung. In höheren Dosen genossen, kann es heftige Magen- und Darmbeschwerden oder sogar Nierenentzündungen hervorrufen. Gegen eine äußere Anwendung im Rahmen vernünftiger Rezepte ist dagegen nichts einzuwenden.

Da Rosmarin die Durchblutung der Haut fördert, sollte man es in einen antirheumatisch wirkenden Balsam geben. Besonders angenehm wirkt es auch als Zusatz im Badeöl oder in der Badeessenz. Dort wirkt es einerseits wegen seines Camphergehaltes belebend, andererseits stabilisiert es den Kreislauf. Bei rheumatischen Schmerzen und Erkältungskrankheiten wirkt die Wärme des Wassers zusätzlich wohltuend.

Die **Aromatherapie** spricht auch diesem Öl fast paradiesische Wirkungen zu. Wir haben allerdings Bedenken, dies in aller Ausführlichkeit zu schildern, da die innere Anwendung ja nicht ohne Risiken ist. Hier deshalb nur einige der ihm zugeschriebenen Wirkungen:

Rosmarin soll bei allgemeinen Schwächezuständen, bei körperlicher und geistiger Überbeanspruchung und sogar beim Verlust des Gedächtnisses helfen. Bei zu niedrigem Blutdruck soll es ausgleichend wirken und bei Impotenz, Bleichsucht, Drüsenentzündungen, Asthma, chronischer Bronchitis, Keuchhusten, Grippe, Darminfektionen, Cholitis, Durchfall, Blähungen, Leberbeschwerden, Gallenblasenentzündungen, Gelbsucht, Zirrhose, Gallensteinen, Rheuma, Gicht, Migräne, Beschwerden des Nervensystems und nervösen Herzbeschwerden ein wirksames Mittel sein.

Allein diese Latte von Indikationen zeugt davon, daß die Aromatherapie hier relativ unpräzise ist. Für akzeptabel halten wir allerdings die Vorschläge für äußere Anwendungen, etwa zur Behandlung von Rheuma, Muskelschmerzen, allgemeiner Müdigkeit und Entkräftung, für die vor allem Bäder empfohlen werden. Die Behandlung von Wunden und Ver-

brennungen werden zwar auch genannt, hier sollte man jedoch vorsichtig sein.

Jean Valnet schreibt dem Rosmarinöl auch aphrodisiakische Wirkungen zu. Vielleicht folgert er das aus der durchblutungsfördernden Wirkung.

Salbeiöl

Salbei (Salvia officinalis) ist eines der ältesten Arzneimittel. In älteren Lehrbüchern steht noch, daß Salbei als Droge kaum Nebenwirkungen habe, was auch für die Anwendung von reinem ätherischen Öl gelte.

Inzwischen sind bei höherer Dosierung epilepsieähnliche Krämpfe beobachtet worden. Ursache dafür ist der Inhaltsstoff Thuyon, der zwar in sinnvollen Dosierungen durchaus segensreiche Heilwirkungen erbringen kann, in höheren Dosierungen früher jedoch sogar zur Einleitung von Abtreibungen verwendet wurde. Man nahm dafür allerdings nicht Salbei, sondern getrocknete Kräuter aus einer Pflanze, die sinnigerweise Lebensbaum heißt und ebenfalls einen hohen Anteil von Thuyon enthält. Deshalb warnen wir vor reiner Einnahme von ätherischem Salbeiöl, denn das Thuyon ist in höheren Dosierungen einfach giftig. Hier sollte man wieder einmal an Paracelsus denken, der den berühmten Satz formulierte: „Auf die Dosis kommt es an."

Das ätherische Salbeiöl ist bereits derart konzentriert, daß es für den Laien sehr schwierig ist, die Dosierung richtig einzustellen. Also, lassen Sie lieber die Finger davon! Anders ist es bei äußerer Anwendung, da ist die Gefahr der Überdosierung bei weitem nicht so groß. Trotzdem empfehlen wir werdenden Müttern, dieses möglichst nicht zu verwenden.

Insgesamt ist Salbeiöl, ähnlich wie Kamillenöl, eine äußerst wirksame Substanz. Es wirkt entzündungshemmend und desinfizierend, sogar stärker bakterien- und keimtötend als die Kamille. Schweißhemmend kann es sowohl äußerlich als auch – aber nur als Tee – innerlich angewendet werden.

Salbei ist auch sehr empfehlenswert im Mundwasser. Strapaziertes Zahnfleisch und die Mundschleimhaut werden durch diese Substanz sehr positiv beeinflußt. Man kann es zum Gurgeln verwenden, aber auch bei Halsbeschwerden, Zahnfleischentzündungen, Prothesedruckstellen usw.

Apropos Thuyon: Spanisches Salbeiöl besitzt nur ganz wenig von diesem Stoff. Es enthält statt dessen mehr Campher. Naturgemäß hat dieses zwar weniger Nebenwirkungen, es fehlt allerdings auch so manche erwünschte Wirkung, vor allem die desinfizierende und schweißhemmende. Beim Kauf sollten Sie diese feinen Unterschiede berücksichtigen.

Wenn Sie es allerdings als Gewürz verwenden wollen, ist das spanische – weil fast thuyonfrei – in jedem Fall vorzuziehen.

In der **Aromatherapie** spielt Salbei natürlich eine große Rolle, allerdings werden hier die Nebenwirkungen des Thuyons nicht beachtet. Zwar erwähnt man, daß werdende und stillende Mütter Salbei nicht einnehmen sollten, aber weitere Hinweise fehlen.

Die Aromatherapie schreibt dem Salbeiöl bei äußerlicher Anwendung adstringierende, d. h. zusammenziehende Eigenschaften zu. Außerdem beschleunigt es die Wundvernarbung und wirkt antiseptisch sowie lindernd bei Rheuma.

Thymianöl

Auch Thymian wird in der Heilkunde schon von alters her angewendet. Seinen Namen verdankt das Kraut wahrscheinlich dem Brauch der alten Ägypter, Thymian zur Leichenwaschung vor der Mumifizierung zu verwenden. Im Arabischen heißt diese Pflanze *Than* oder *Thym.*

Das ätherische Öl des Thymian enthält bis zu 50% Thymol, das weitgehend die Wirkung des ätherischen Öls bestimmt. Es kann nachweislich nicht nur Bakterien töten, sondern auch das Wachstum von Schimmelpilzen, Hefen und Viren hemmen. Deshalb wird es auch oft als Desinfektionsmittel verwendet.

Daß Thymianöl ein starkes Antiseptikum ist, zeigen folgende Untersuchungsergebnisse:

Die gewöhnlichen Eitererreger (*Staphylococcus aureus*) werden bereits in einer Lösung von 1:15000 abgetötet, bei reinem Thymol reicht dazu bereits eine Dosierung von 1:3000.

Die keimtötende Wirkung des Thymianöls wirkt sich unter anderem in Mund-, Gurgel- und Rasierwässern sehr positiv aus. In Cremes und Salben nutzt man vor allem seine durchblutungsfördernde Eigenschaft.

In der Lunge und in den Bronchien wirkt es auswurffördernd und leicht krampflösend.

Infolge seiner geringen Löslichkeit in Wasser und der schlechten Aufnahmefähigkeit durch den Organismus ist Thymianöl viel weniger giftig als andere Desinfektionsmittel, zum Beispiel Antiseptika wie das häufig verwendete Phenol oder Cresol. Die unverletzte Haut wird durch Thymianöl kaum beeinträchtigt, und auch auf den Schleimhäuten bewirkt es keine tiefe Ätzung, sondern nur eine oberflächliche Abstoßung von befallenen Hautzellen.

Bei Bronchitis und Keuchhusten ist es empfehlenswert, mit Thymianöl zu inhalieren. Geben Sie dazu etwa 10 Tropfen auf 150–200 ml heißes Wasser und inhalieren Sie mehrmals täglich, am besten mit einem Inhalator.

Beim Einnehmen von Thymianöl sollten Sie sehr vorsichtig sein. Mehr als 1–2 Tropfen sollten Sie nicht zu sich nehmen. Mit einem Tropfen Thymianöl pro Tasse können Sie die Wirkung von Thymiantee erheblich verstärken.

In der **Aromatherapie** werden diesem alten Kraut außergewöhnlich

viele Eigenschaften zugesprochen. Dazu gehören die antiseptischen und bakterientötenden Eigenschaften. Es soll darüber hinaus gegen Ungeziefer wirken, Fäulnis verhüten, wundheilend sein und bei Rheuma Linderung verschaffen.

Bei *innerer Anwendung* soll Thymianöl intelligenzanspornend wirken – das ist mir allerdings etwas zu schwammig. Außerdem gilt es als Aphrodisiakum, weil man es für krampflösend und blutdruckerhöhend hält und es außerdem die Produktion von weißen Blutkörperchen bei infektiösen Krankheiten erhöhen soll.

Die appetitanregende und magenstärkende Eigenschaft des Thymians kann man sich ja durchaus in Form des Gewürzes zunutze machen. Dann erinnert das Gericht an die französische Provence, wo dieses Kraut an fast jedes Essen gehört.

Vor anderen Selbstmedikationen möchten wir allerdings warnen. Unserer Meinung nach sollten Sie es nur *äußerlich* anwenden. Dann hilft Thymian bei eitrigen Wunden und Furunkeln, bei der Zahn- und Mundpflege und in Bädern gegen allgemeine Müdigkeit. Es mag auch bei Gelenk- und Muskelrheuma und bei Gicht und Arthritis lindernd wirken.

Bei Haarausfall – wie häufig angegeben – möchten wir große Zweifel anmelden, während Läuse möglicherweise dadurch vertrieben werden können und vielleicht auch Krätze gelindert wird.

Zum Inhalieren empfehlen wir es bei Husten, Bronchitis und Erkältungskrankheiten wie Grippe oder Stirnhöhlenkatarrh. Möglicherweise hilft es bei Kreislaufstörungen. Sicher weniger wirksam ist es bei Asthma und Tuberkulose.

Wacholderbeeröl

Wacholderbeeröl wird aus den getrockneten Beeren einer Pflanze mit Namen *Juniperus communis,* dem Wacholderstrauch, gewonnen. Es

hat einen hohen Gehalt an Terpenen, darunter Terpeniol, Juniperol, Juniperen, Junen, Pinen, Sabinen, Camphen und Cadinen. Dadurch wirkt es wie fast alle ätherischen Öle der Nadelhölzer durchblutungsfördernd, weshalb es besonders zum Einreiben bei rheumatischen Schmerzen empfohlen wird. Es wirkt allerdings auch stark hautreizend und sollte deshalb nicht bei bereits geschädigter Haut angewendet werden.

In höheren Dosen ist Wacholderbeeröl zellschädigend, deshalb empfehlen wir es nur äußerlich anzuwenden.

Wacholderbeeröl ist außerdem ein starkes Nierenreizmittel. Es kann in höherer Dosierung sogar Nierenbluten hervorrufen. Das gilt auch für Anwendungen in Form von Wacholderschnaps oder Wacholderwein, so gut diese Getränke auch schmecken mögen.

Auf keinen Fall sollten wacholderölhaltige Zubereitungen in der Schwangerschaft angewendet werden, weder innerlich noch äußerlich, und natürlich auch nicht bei Nierenerkrankungen usw.

Wacholderbeeren in der Küche sind allerdings harmlos, wenn Sie sie nicht gleich in Massen verzehren. Ihr Sauerkraut können Sie aber durchaus beruhigt damit würzen.

Anwendungen in der Aromatherapie:

Die Aromatherapie empfiehlt Wacholder sowohl in antiarthritischem Sirup als auch als Wacholderwein in mehreren Ausführungen. Wir fanden ein Rezept aus 30 g zerquetschten Beeren, 15 g zerhackten Zweigen des Wacholderstrauchs und einem Liter Weißwein. Dieser Wein soll anregende Wirkung haben.

In einem anderen Rezept verwendet man neben zerquetschten Beeren weiße Senfkörner. Allerdings ist dieses Rezept mir schon sympathischer, weil es nur 7,5 g Wacholderbeeren auf 2 Liter Wein vorschreibt. Diese Mischung soll als Appetitanreger wirken und den Magen stärken.

Verhängnisvoll ist es sicher, einen sogenannten diuretischen, d. h. harntreibenden Wein einzunehmen, der aus dem Fundus der Aromatherapeuten stammt. Er besteht immerhin aus 5 g Digitalis (giftiger Fingerhut), 25 g Wacholderbeeren und nur 900 g Weißwein. Vor solchen Rezepten können wir nur warnen, zumindest was die Selbstmedikation angeht.

Äußerliche Anwendungen halten wir dagegen für relativ sinnvoll. Die Rezepte dafür entsprechen im großen und ganzen denen, die wir auf *Seite 39ff.* aufgeführt haben.

Vor den häufig genannten seelischen Wirkungen können wir von der Hobbythek nur warnen, wir halten das eher für gefährlichen Aberglauben.

Zimtöl

Hier muß man unterscheiden zwischen dem sogenannten Cassiaöl (chinesisches Zimtöl), das aus den Blättern eines Strauchs mit Namen *Cinnamomum* gewonnen wird, und dem ceylonesischen Zimtöl, welches vom Strauch *Cinnamomum ceylanicum* stammt. Dieses Öl kommt aus Sri Lanka, Ostindien, den Philippinen, Südamerika und den Seychellen.

Der Zimtstrauch gehört zur Pflanzenfamilie der Lorbeergewächse. Verwendet werden zunächst mal die Rinde – das kennen Sie, es gibt sie ja bei uns auch als Gewürz –, aber auch Blätter und Blüten, denen das Öl durch Wasserdampfdestillation entzogen wird.

Das ceylonesische Zimtöl ist das beliebtere, weil es einen höheren Wirkstoffanteil hat.

Man muß unterscheiden zwischen dem Zimtrindenöl und dem aus Blättern gewonnenen, welches weniger das typische Zimtaroma besitzt, weil es fast nur aus Eugenol besteht. Insofern ähnelt es stark dem Nelkenöl. Zimtrindenöl wirkt antiseptisch, verdauungsfördernd und insektenabweisend.

Auch in der **Aromatherapie** hat das Zimtrindenöl seinen Platz. Bei *innerer Anwendung* soll es stimulierend auf Zirkulationsfunktionen der Atemwege und des Herzens sowie verdauungsfördernd und magenstärkend wirken, außerdem antiseptisch und fäulnishemmend sowie blähungslindernd, krampflösend, leicht aphrodisisch usw.

In der *äußeren Anwendung* wirkt es gegen Parasiten. Es ist tatsächlich beobachtet worden, daß der Zimtgeruch alles andere als anziehend auf Insekten wirkt.

Ob Zimt aber bei innerer Anwendung tatsächlich Darmkrankheiten, Verdauungskrämpfe, Durchfall, Blutspucken und Impotenz behandeln hilft, ist sicher nicht nur nach schulmedizinischen Maßstäben umstritten.

Als äußerliche Indikation werden in der Aromatherapie noch Anwendungen bei Läusebefall und Krätze beschrieben. Es soll auch als Mittel gegen Wespenstiche nützlich sein. Ich vermute, daß hier einfach das pure ätherische Öl aufgetragen werden soll.

Interessant ist vielleicht ein Rezept, das Jean Valnet als **„Parfait d'amour"** bezeichnet. Ich möchte es Ihnen nicht vorenthalten. Ausnahmsweise gehen wir hier nicht von dem ätherischen Öl, sondern von getrockneten Pflanzenteilen aus. Man nehme:

20 g	Zitronenschale
30 g	Thymian
10 g	Zimt
5 g	Vanille
5 g	Koriander
1 l	Schnaps

Diese Mischung muß 15 Tage ziehen, dann gibt man Zuckersirup oder – besser noch – die Apfelsüße der Hobbythek hinzu. Sie können auch Honig verwenden, und zwar jeweils so viel, daß es angenehm schmeckt.

Lassen Sie jetzt alles noch einen halben Tag ziehen und filtrieren Sie es dann aus. Wenn Sie wollen, können Sie es vielleicht auch mit ätherischen Ölen in kleineren Mengen versuchen. Nehmen Sie dann so viele Tropfen, wie Gramm angegeben sind.

Im übrigen können Sie die Zimtrinde auch als Räucherstäbchen oder wie Weihrauch verwenden.

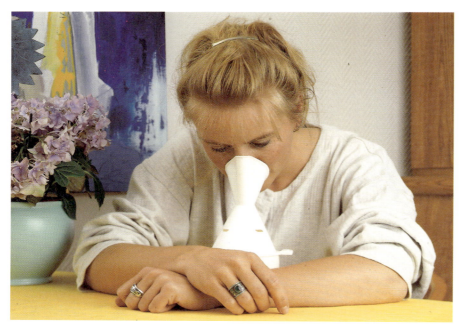

Abb. 13: Solche einfachen Inhalatoren gibt es in der Apotheke zu kaufen.

Wie setzt man ätherische Öle ein?

Die meisten ätherischen Öle werden den entsprechenden Pflanzen durch Wasserdampfdestillation entzogen. Die altbekannte Vorgehensweise, bei der man unter einem Handtuch die Dämpfe einatmet, die von einem heißen Kräuteraufguß aufsteigen, ist eigentlich nichts anderes als eine Art Dampfdestillation. Mit Hilfe von Kamille kann man auf diese Weise zum Beispiel sehr gut Erkältungskrankheiten kurieren. Da die Wirksamkeit dieser Inhalationen auf den in den Heilpflanzen enthaltenen ätherischen Ölen beruht, kann man ge-

nausogut direkt das ätherische Öl verwenden, das ist schon deshalb effektiver, weil viele getrocknete Kräuter durch Lagerung bereits einen Teil ihrer flüchtigen Substanzen verloren haben. In der Apotheke gibt es ganz einfache Inhalatoren zu kaufen, mit denen das Inhalieren zum Kinderspiel wird. Sie bestehen aus einem becherähnlichen Unterteil und einem aufgesetzten Trichter, auf den man Mund oder Nase aufsetzt. Welche ätherischen Öle bei welchen Krankheiten helfen können, das haben wir schon in der Beschreibung der ätherischen Öle aufgeführt. An dieser Stelle möchte ich noch unser mittlerweile fast berühmt gewordenes Heilpflanzenöl vorstellen. Es ist in seiner Wirkung be-

sonders effektiv, weil es die drei wichtigsten, nachgewiesenermaßen antibakteriell wirkenden ätherischen Öle enthält: Pfefferminzöl, Salbeiöl und Thymianöl.

Das Heilpflanzenöl der Hobbythek
Nehmen Sie:

2 Meßl.	Pfefferminzöl
1 Meßl.	Salbeiöl
1 Meßl.	Thymianöl
evtl. 1 Meßl.	Lavendelöl

Das Lavendelöl macht in erster Linie den Geruch etwas angenehmer. Am besten probieren Sie es selber aus, welche Variante Ihnen am besten gefällt. Statt der angegebenen Meßlöffel können Sie natürlich auch Teelöffel nehmen, die Hauptsache ist, daß das mengenmäßige Verhältnis der Substanzen zueinander stimmt.
Bei der Anwendung sollten Sie immer bedenken, daß ätherische Öle hochkonzentriert und damit auch ihre Wirkungen wesentlich stärker sind, als wenn Sie die entsprechenden Pflanzen frisch oder getrocknet verwenden. Aus 1 kg frischer Pfefferminzblätter gewinnt man beispielsweise nur 15–20 ml ätherisches Öl. Bei anderen Pflanzen ist es zum Teil noch viel weniger, deshalb müssen Sie unbedingt die Dosierung beachten. Zum Inhalieren mit dem Inhalator reichen 3–4 Tropfen unseres Heilpflanzenöls.
Wenn Sie es noch einfacher haben wollen, probieren Sie doch mal meine persönliche, sozusagen transportable Inhalationsmethode: Wenn ich Schnupfen oder Husten habe, bereite ich mir das eben beschriebene Heilpflanzenöl zu und gebe es in eine kleine Tropfflasche, die man leicht bei sich tragen

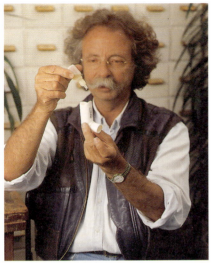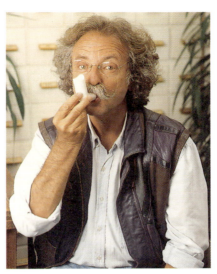

Abb. 14: Wenn Sie bei einer Erkältung auch unterwegs ab und zu inhalieren möchten, empfehlen wir Ihnen, sich einen Inhalatoraufsatz zu besorgen, wie er zu jedem Asthma- oder Bronchienspray gehört. In diesen geben Sie – statt der Sprayflasche – ein mit ein paar Tropfen Heilpflanzenöl benetztes Stück Papiertaschentuch. So können Sie problemlos die flüchtigen Bestandteile der Essenz durch das Mundstück tief in die Lunge einsaugen.

kann. Die Anwendung ist dann kinderleicht (vgl. *Abb. 14*).

Bei Schnupfen wende ich noch eine andere Methode an: Ich schneide mir aus einem Papiertaschentuch etwa 3×3 cm große Teile heraus, gebe in die Mitte 1–2 Tropfen Heilpflanzenöl, dann knülle ich die Papierstückchen so wieder zusammen, daß die befeuchteten Stellen möglichst nach innen kommen. Vor dem Einschlafen stecke ich in jedes Nasenloch ein solches Papierknäuel, und in der Regel ist am nächsten Tag der Schnupfen weg. Bei Nachahmung unbedingt darauf achten, daß möglichst wenig von dem ätherischen Öl direkt an die Nasenschleimhaut kommt, dann wird diese nicht wie bei Nasentropfen oder Nasensprays noch zusätzlich gereizt.

Badeessenzen

Ätherische Öle sind – wie alle Öle – nicht ohne weiteres in Wasser löslich. Geben Sie also ein ätherisches Öl ins Badewasser, wird es – weil Öle leichter sind als Wasser – obenauf schwimmen wie Fettaugen auf der Suppe. In diesem Fall könnte unverdünntes ätherisches Öl an Ihre Haut kommen, und davor sollte man sich besonders bei stärkeren Ölen hüten, denn das könnte durchaus zu Hautreizungen führen. Diese Gefahr ist um so geringer, je besser es gelingt, das ätherische Öl im Wasser zu verteilen. Von der Kosmetik her kennt man einen „Trick", wie man Öl und Wasser zusammenbringt, nämlich mit einem Emulgator. Schon vor einigen Jahren haben wir einen geradezu idealen natürlichen Emulgator gefunden, das Lecithin, das gleichzeitig auch noch hautpflegende Eigenschaften aufweist, es fettet nämlich die Haut. Außerdem entstehen manchmal spontan mit Wasser Liposome.

Wir empfehlen Ihnen unser Fluidlecithin Super. Es besteht zu mindestens 50% aus dem wichtigsten Lecithinbaustein, dem Phospatidylcholin. Um es ausreichend zu verflüssigen, wurde es mit Distelöl verdünnt. Dadurch wird die Verarbeitung zu einem Kinderspiel. Fluidlecithin Super läßt sich mit kaltem oder warmem Wasser vermischen und bildet dann eine milchige Emulsion. Es ist aber auch gut in Öl, insbesondere in ätherischem Öl löslich. Das Rezept ist ganz einfach: Zu 90% ätherischem Öl kommen 10% Fluidlecithin Super.

Wenn Sie diese Mischung ins Badewasser gießen, dann werden Sie sehen, daß sich an dieser Stelle das Wasser leicht eintrübt. Das spricht für die Dispersion. Allerdings ist dieser natürliche Emulgator nicht ganz so effektiv wie ein von der Chemie erzeugter. Wer es perfekt haben will, der sollte auf unseren chemischen Lösungsvermittler LV41 zurückgreifen. Er ist das hautfreundlichste Produkt dieser Art, das wir finden konnten, und wird industriell zum Beispiel zur Herstellung von Mundwasser verwendet. Es handelt sich um einen nicht-ionogenen Lösungsvermittler in Form eines äußerst wirksamen Tensids. Das Ausgangsmaterial für dieses Produkt ist Rizinusöl.

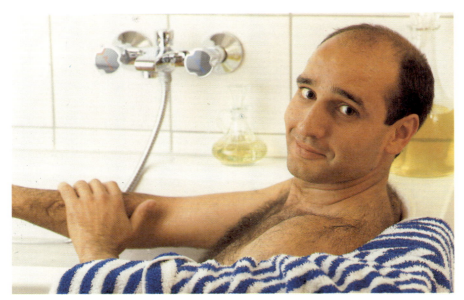

Abb. 15: Bei einem warmen Bad wird die Haut besonders aufnahmefähig für die Wirkstoffe der ätherischen Öle.

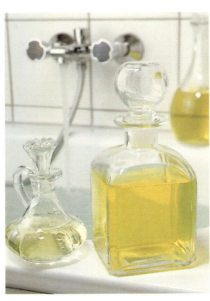

Abb. 16: Zum Genießen oder Genesen: Badeessenzen und -öle der Hobbythek.

Ob eine Lösung mit LV41 klar oder trüb wird, hängt von der Dosierung ab. Verwendet man weniger LV41, entsteht eine trübe Mischung, die für bestimmte Verwendungszwecke aber durchaus ausreicht, zum Beispiel für eine Badeessenz.

Der Lösungsvermittler LV41 ist ausgiebig untersucht und geprüft worden. Er zeigte grundsätzlich gute Verträglichkeit sowohl auf der Haut als auch auf den Schleimhäuten. Für medizinische Zwecke ist er sogar zum Emulgieren von Arzneien zur inneren Anwendung zugelassen.

Zur Sicherheit sollten Sie, sofern Sie anfällig sind, einen Allergietest machen: Mischen Sie einen Tropfen LV41 mit 10 Tropfen fettem Öl oder mit Wasser (beides ist hier möglich), und tragen Sie diese Mischung auf der Innenseite Ihres Unterarms auf (vgl. *Seite 47*).

LV41 enthält keine Konservierungsstoffe.

Kommen wir nun zu den verschiedenen Badeessenzen: Bei einem warmen Bad quillt die Haut auf und wird besonders aufnahmefähig. Ätherische Öle können dadurch sehr gut in die Haut eindringen und ihre Wirkungen im Körper entfalten. Beachten Sie immer, daß ätherische Öle hochkonzentrierte Wirkstoffe sind und lesen Sie jeweils die entsprechenden ausführlichen Beschreibungen in unserem Buch nach. Wenn Sie ein Bad für Ihre Kinder vorbereiten, sollten Sie sich grundsätzlich an den niedrigsten Wert halten. Pfefferminzölbäder sollten bei Kindern unbedingt unterbleiben.

Die Dosierung:

Für Erwachsene können Sie 5–10 ml unserer Badeessenz – das entspricht etwa 4,5–9 ml reinem ätherischen Öl – auf eine Wannenfüllung geben. Sollten Sie empfindlich sein, empfehlen wir zumindest beim ersten Mal nur 1–2 ml zu nehmen. Zum Dosieren können Sie einen Hobbythekmeßlöffel (= 2,5 ml) oder einen normalen Teelöffel verwenden. Ein gefüllter Teelöffel faßt etwa 5 ml.

Gegenanzeigen: Vorsicht in der Schwangerschaft. Verwenden Sie auf keinen Fall ätherisches Salbeiöl! Wer unter Bluthochdruck leidet, sollte vorsichtig mit Rosmarinöl umgehen, ebenso Menschen mit schwerer Herz- und Kreislaufschwäche. Auch bei Erkrankungen mit hohem Fieber sowie bei Tuberkulose wird vor Bädern mit ätherischen Ölen abgeraten. Bei Asthma und Keuchhusten sollten weder Campher- noch Latschenkiefer- oder Fichtennadelölbäder genommen werden.

Abgesehen von diesen Einschränkungen sind unsere Bäder eine wahre Wohltat. Die Essenz füllen Sie am besten in ein kleines Fläschchen mit Tropfverschluß. Geben Sie einfach das ätherische Öl und die wenigen Tropfen des Lösungsvermittlers hinein, schütteln Sie ein wenig, und fertig ist die Badeessenz.

Wir führen im folgenden einige Rezepte als Anhaltspunkte auf. Sie können diese natürlich beliebig variieren. Lesen Sie dazu jeweils die Beschreibung des ätherischen Öls nach.

Badeessenzen mit beruhigender Wirkung

Entspannungsbad mit Lavendel

45–50 ml	Lavendelöl
3 TL	LV41

Beruhigungsbad mit Baldrian

TL	Baldrianöl
2–4 TL	Fenchelöl
4 TL	Lavendelöl
1 TL	Melissenöl oder Citronellöl
3 TL	LV41

Badeessenz mit anregender Wirkung

Rosmarinbad

45–50 ml	Rosmarinöl (= 9–10 TL)
evtl. 1 Msp.	Campher
3 TL	LV41

Erkältungsbäder

Erkältungsbad der Hobbythek

2 TL	Pfefferminzöl
2 TL	Eukalyptusöl
2 TL	Latschenkieferöl
2 TL	Rosmarinöl
evtl. 1 Msp.	Campher
3 TL	LV41

Sie können auch jeweils nur die einzelnen Öle verwenden: Geben Sie auf 45–50 ml (= 9–10 TL) ätherisches Öl 3 TL LV41.

Badeessenz bei Bronchialkatarrh und angehender Grippe

5 TL	Eukalyptusöl
4 TL	Thymianöl
3 TL	LV41

Hustenbad

45 ml	(9 TL) Thymianöl
3 TL	LV41

Thymian wirkt schleimlösend und krampfstillend. Man kann es bei Keuchhusten sogar bei Kindern anwenden, muß es dann aber niedriger dosieren, d. h. 1–2 ml der Essenz pro Bad.

Rheumabäder

Rosmarin-Wacholder-Bad

3 TL	Wacholderbeeröl
3 TL	Rosmarinöl
3 TL	Latschenkieferöl
3 TL	LV41

Wacholderbeeröl nicht bei Hautschäden verwenden!

Rheumabad mit Salbei

2 TL	Wacholderbeeröl
2 TL	Rosmarinöl
2 TL	Salbeiöl
3 TL	Fichtennadelöl
3 TL	LV41

Diese Badeessenzen hat übrigens Sebastian Kneipp bereits besonders empfohlen. Als Rheumabad sehr gut geeignet sind außerdem reine Latschenkiefer- und Fichtennadelölessenzen.

Duftbadeessenzen

Wenn es Ihnen in erster Linie auf den Duft ankommt, können Sie eigentlich alle angenehm wirkenden ätherischen Öle oder Parfums verwenden, insbesondere Mischungen, die Sie mit unserem Parfumbaukasten erzielen können. Kinder mögen sicherlich auch schon mal Lebensmittelaromen wie Vanille, Erdbeere, Wildkirsche, Apfel, Maracuja, Karamell, Mango usw. Probieren Sie einfach mal einiges durch.

Das Rezept mit 100%igen Duftstoffen und Aromen sowie Parfumölen entspricht dem der Badeessenzen mit medizinischer Wirkung, das heißt 80% Duftöl und 20% LV41.

Da handelsübliche Parfums bis zu 80% Alkohol und die Basisnoten unseres Parfumbaukastens 75% Alkohol enthalten, könnten sie theoretisch direkt ins Badewasser gegeben werden. Wir empfehlen trotzdem, sie noch mit Fluidlecithin Super – dann allerdings nur 5% – zu versetzen, dann ist die Verteilung im Wasser besser.

Das Grundrezept:

Nehmen Sie 5 Meßl. Parfum und geben Sie ½ Meßl. Fluidlecithin Super oder LV41 dazu. Vermischen Sie alles gut, und schon ist Ihr Duftbad der Luxusklasse fertig.

An dieser Stelle möchte ich Ihnen eine Badeessenz vorstellen, die mich persönlich interessanterweise außerordentlich beruhigt. Kein Wunder, denn sie ähnelt sehr stark dem typischen Duft von Kölnisch Wasser, das meine Großmutter so gerne verwandte.

Badeessenz 4812

4 TL Bergamotteöl
4 TL Orangenblütenöl
3 TL LV41

Badeöle

Im Gegensatz zu den reinen Badeessenzen, die nur Wirkstoffe und Lösungsvermittler enthalten, zeichnen sich die Badeöle durch den Zusatz von hautpflegenden beziehungsweise rückfettenden Pflanzenölen aus. Sie sind deshalb besonders für trockene Haut geeignet.

Als Pflanzenöle können Sie alle fetten Öle verwenden, zum Beispiel Avocado-, Mandel-, Erdnuß-, Sesam-, Jojoba-, Oliven-, Sonnenblumen- oder Weizenkeimöl. All diese Öle sind relativ stabil und werden innerhalb von 2–3 Monaten auf keinen Fall ranzig. Wenn Sie das Öl länger aufheben wollen, sollten Sie unser Antiranz zugeben. Es besteht aus Vitamin E, Vitamin C, Zitronensäure, Lecithin und etwas Speiseemulgator. Die Wirksubstanzen im Antiranz sind 1:10 verdünnt, damit es sich besser dosieren läßt. Für 100 ml Pflanzenöl brauchen Sie nur ½–1 Meßl. Antiranz. Von einer höheren Dosierung raten wir ab, sie erhöht die Haltbarkeit des Öls nicht. Antiranz wird im Kühlschrank aufbewahrt.

Anstelle von Antiranz eignet sich auch das Vitamin-E-Acetat, das Sie sicher auch schon bei der Herstellung Ihrer Cremes verwenden oder verwendet haben. Auf 500 ml Öl brauchen Sie davon nur circa ½ Meßl. Geben Sie diese Substanzen am besten gleich nach dem Kauf des Öls dazu, dann kann es auf keinen Fall zu schnell ranzig werden. Wie wir in unseren Hobbythekbüchern über Kosmetik bereits beschrieben haben, sind diese Mittel uneingeschränkt sogar für Lebensmittel zugelassen. Jojobaöl, das nicht ranzig wird, weil es ein flüssiges Wachs ist, braucht keinen Zusatz.

Damit die Ölmischung sich ähnlich wie die Essenz gleichmäßig im Wasser verteilt und auf der Wasseroberfläche keine Fettaugen bildet, brauchen Sie hier ebenfalls einen Emulgator. Wir empfehlen unsere Fluidlecithine, die manchmal leider etwas teuer sind. Deshalb haben wir intensiv Ausschau nach einem anderen Lecithin gehalten. Wir haben es in unserem sogenannten Fluidlecithin BE gefunden. Das B deutet auf die Verwendung im Badeöl hin, das E auf den Gewinnungsprozeß, denn das Lecithin ist durch ein Enzym ganz gezielt verändert worden. Dabei hat man genau das gemacht, was häufig in unserem Verdauungsapparat passiert. Auch diese Modifikation entspricht noch den Bestimmungen des Lebensmittelgesetzes.

Fluidlecithin BE wird in der Lebensmittelindustrie vor allem zur Stabilisierung von Emulsionen und Lösungen eingesetzt. Da die in Lebensmitteln verwendeten Substanzen im Gegensatz zu reinen Kosmetikrohstoffen viel strengeren Auflagen unterliegen, haben wir uns gerne für dieses Produkt entschieden.

Fluidlecithin BE bildet auch unter schwierigsten Bedingungen Emulsionen, zum Beispiel wenn man es in einem Badeöl beim Duschen auf die Haut bringt. Dann bildet es mit dem Duschwasser spontan eine pflegende Creme. Fluidlecithin BE ist unser preiswertester Lecithinemulgator. Es hat allerdings einen nicht jeder Nase angenehmen Eigengeruch, ebenso wie die Lecithine an sich. Aber da die Substanz hier in Badeölen eingesetzt werden soll, die von Heil- und Parfumölen nur so strotzen, fällt der Geruch sicher nicht ins Gewicht.

Das Grundrezept:

Nehmen Sie 80 ml Pflanzenöl; da der größte Teil des Öls im Abfluß der Badewanne verschwindet, empfehlen wir, eines der preiswerteren Öle wie Sonnenblumen-, Soja-, Distel- oder Maiskeimöl auszuwählen. Zu diesem fetten Öl kommen nun die ätherischen Öle hinzu, und zwar 10–15 ml ätherisches Öl oder Parfumöl. Zusätzlich noch 10 ml Fluidlecithin, wie gesagt, am besten geeignet ist das Fluidlecithin BE, aber auch Fluidlecithin CM oder Fluidlecithin Super können Sie verwenden.

Die Zutaten werden einfach miteinander verrührt, und fertig ist das Badeöl der Spitzenklasse, das Ihre Haut besonders geschmeidig erhält. Sie können übrigens die gleichen ätherischen Öle verwenden, die wir für die Badeessenzen vorgeschlagen haben.

Für Badeöle brauchen Sie kein Konservierungsmittel, denn Öl ohne Wasser hält sich lange. Außerdem wirken viele ätherische Öle in hoher Konzentration keimhemmend.

Hier einige Rezeptbeispiele, die Sie natürlich beliebig variieren können. 2,5 ml der ätherischen Öle entsprechen immer einem Meßlöffel der Hobbythek oder einem halben normalen Teelöffel.

Erkältungsbadeöl

80 ml	Pflanzenöl
2,5 ml	Pfefferminzöl
2,5 ml	Eukalyptusöl
2,5 ml	Latschenkieferöl
2,5 ml	Thymianöl
2,5 ml	Rosmarinöl
10 ml (= 2 TL)	Fluidlecithin BE

Die Gesamtmenge reicht für 4–6 Vollbäder. Mit diesem Öl sollten Sie möglichst heiß baden, etwa bei 38–40 °C, und sich anschließend sofort ins Bett legen.

Rheumabadeöl

80 ml	Pflanzenöl
2,5 ml	Wacholderbeeröl
2,5 ml	Eukalyptusöl
2,5 ml	Rosmarinöl
2,5 ml	Salbeiöl
10 ml	Fluidlecithin BE

Dieses Bad wirkt durchblutungsfördernd und lindernd bei Gelenk- und Muskelschmerzen. Salbeiöl bei Schwangerschaft nicht anwenden! Bei akuter Gelenkentzündung sollten Sie Ihren Arzt konsultieren, denn dann kann eine Wärmebehandlung falsch sein.

Beruhigungsbadeöl

80 ml	Pflanzenöl
5 ml (1 TL)	Lavendelöl
5 ml	Melissenöl
evtl. 1–2 ml	Baldrianöl
2,5 ml	Anis- oder Fenchelöl
10 ml	Fluidlecithin BE

Dieses Bad wirkt entspannend und beruhigend. Bleiben Sie mindestens 15–20 Minuten in der Wanne und versuchen Sie ruhig bewußt, den Alltagsstreß abzulegen. Es wird Ihnen leicht gelingen!

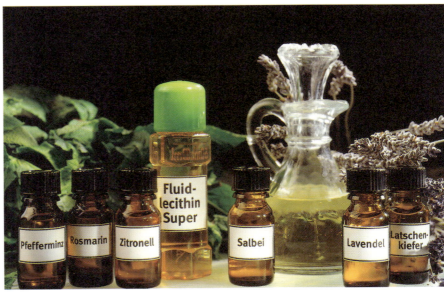

Abb. 17: Zutaten für Badeöle und -essenzen. Für Badeöle empfehlen wir Fluidlecithin BE.

Badeöl gegen Erschöpfung

80 ml	Pflanzenöl
1 Msp.	Campher
5 ml	Rosmarinöl
2,5 ml	Latschenkieferöl
2,5 ml	Eukalyptusöl
2,5 ml	Geranium- oder
	Zedernholzöl
10 ml	Fluidlecithin BE

Geranium- und Zedernholzöl sind hier reine Duftkomponenten. Die Aromatherapie schreibt allerdings auch ihnen eine aufbauende Wirkung zu.

Viele Parfumöle eignen sich hervorragend als Duftkomponente für Ihr persönliches Badeöl. Das Rezept ist immer das gleiche: Nehmen Sie 80 ml Pflanzenöl und geben Sie einen Meßlöffel des oder der gewünschten Duftöle dazu. Der Duft wird lange an Ihrem Körper haften, weil er durch das Bad in Verbindung mit dem Öl teilweise in die Oberschichten der Haut eindringt und dadurch nicht so schnell verfliegt.

Das Badeöl als Körpermilch

Wenn Sie nach dem Bad auf die nasse Haut noch etwas Badeöl geben und gleichmäßig auf dem Körper verteilen, bildet sich durch die Reibung eine Emulsion aus Wasser und Öl. Diese Mischung wird zur Hautcreme. Sie kann mit der möglichst kalten Dusche leicht abgespült werden, notwendig ist das aber nicht. Ihr Körper ist nach dieser Behandlung eingecremt, ohne daß Sie Ihre Hautmilch umständlich verteilen müßten, und vor allen Dingen haben Sie so eine Creme ohne jegliche Konservierungsstoffe. Wenn Sie ganz reine

Naturkosmetik verwenden möchten, können Sie als Emulgator auch das Fluidlecithin Super verwenden (vgl. *Seite 37*).

Saunaaufgüsse

Auch in der Sauna können Sie die heilende Wirkung ätherischer Öle nutzen. Geben Sie dafür eine unserer Badeessenzen in das Aufgußwasser, und gießen Sie diese Mischung in geringen Mengen auf den Saunaofen. Probieren Sie solange, bis Sie die richtige Dosierung gefunden haben; sie wird sicher bei ein paar Eßlöffeln Öl-Wasser-Mischung liegen.

Vorsicht: Niemals alkoholhaltige Aufgüsse verwenden. Es besteht sonst Explosionsgefahr!

Übrigens, als Saunaaufguß empfiehlt sich auch das Heilpflanzenöl der Hobbythek, das wir auf *Seite 36* beschrieben haben. Sie brauchen nur noch 10% Lösungsvermittler zuzugeben. Nehmen Sie also:

9 TL	ätherisches Heilpflanzenöl der Hobbythek
1 TL	LV41 oder Fluidlecithin Super

Alles gut miteinander vermischen und wie beschrieben ins Aufgußwasser geben. Es geht im Prinzip auch ohne Emulgator, dann müssen Sie die Mischung vor dem Aufguß aber stets kräftig durchrühren, sonst setzen sich die Öltröpfchen an der Oberfläche ab, und das ätherische Öl kommt direkt mit den Verdampfungsflächen der Saunaheizung in Berührung, was bewirken könnte, daß es überhitzt wird und seine Wirkung verliert, oder daß es verkohlt,

was dann mit unangenehmem Geruch verbunden sein kann. Durch die möglichst feine Verteilung im Wasser wird dieses verhindert. Das ätherische Öl verdunstet, bevor es zu heiß wird.

Massageöle

Da nennenswerte Anteile der ätherischen Öle die Hornhautschranke überwinden können, eignen sie sich besonders gut für Massageöle. Sie gelangen beim Massieren wie beim Inhalieren in Körper und Kreislauf und wirken dort im Sinne der Aromatherapie. Diese Massageöle sind sehr einfach herzustellen. Sie benötigen zunächst ein hautfreundliches fettes Öl, zum Beispiel Distel-, Soja-, Mais- oder Weizenkeimöl. Das sind die preiswerteren Öle. Wenn Sie die in der Kosmetik häufig verwendeten Öle bevorzugen, können Sie selbstverständlich auch Mandel-, Avocado-, Macadamianuß- oder Jojobaöl nehmen.

In einem guten Massageöl sollte das fettlösliche Vitamin E auf keinen Fall fehlen. Es hat nachgewiesenermaßen einen äußerst positiven Einfluß auf die Oberhaut (siehe dazu auch unser Hobbythekbuch „Die 5-Minuten-Kosmetik"). Wir empfehlen deshalb, das chemisch relativ stabile Vitamin-E-Acetat zuzugeben, und zwar einen Anteil von ca. 2–2,5%. Hinzu kommt dann noch ein Emulgator, damit man das Öl nachher leicht wieder von der Haut entfernen kann. Wir empfehlen unser Fluidlecithin Super, das ja wertvolle hautpflegende Eigenschaften besitzt. Das Entscheidende sind nun natürlich die ätherischen Öle. Sie verleihen dem Massageöl ja letztlich erst die aroma-

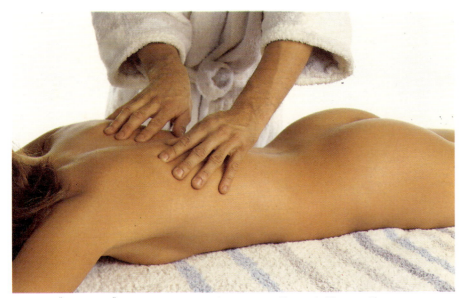

Abb. 18: Ätherische Öle eignen sich besonders gut zum Einsatz in Massageölen.

Sie können aber auch die Rezepte für die Badeöle benutzen, zum Beispiel das, welches wir gleichfalls zur Behandlung von Rheuma angegeben haben (vgl. *Seite 41*). Die Mischung der ätherischen Öle setzt sich dann folgendermaßen zusammen:

12 Tropfen	Wacholderbeeröl
12 Tropfen	Eukalyptusöl
12 Tropfen	Rosmarinöl
12 Tropfen	Salbeiöl

Auf ähnliche Weise können Sie auch alle anderen Rezepte dieser Kategorie umsetzen. Es kommt nicht auf 5 Tropfen an. Wichtig ist nur die ungefähre anteilmäßige Zusammensetzung.

Abschlußbetrachtung zur medizinischen Wirkung von ätherischen Ölen

Es gilt inzwischen als eindeutig wissenschaftlich bewiesen, daß ätherische Öle durchaus medizinische Wirkungen aufweisen. Allerdings sind die einzelnen Öle chemisch sehr unterschiedlich zusammengesetzt, so daß es äußerst schwierig ist, die Wirkung der Bestandteile im einzelnen nachzuweisen, wie das üblicherweise bei Medikamenten gefordert wird. Die wichtigsten Wirkstoffgruppen haben wir in *Tabelle 2* einmal zusammengestellt.

Darunter findet sich zunächst die große Gruppe der Terpene, aber auch bestimmte Phenyle, Alkohole, Esther, Oxide, Aldehyde, Ketone, Ether usw.

In der äußerlichen Anwendung können ätherische Öle durchblutungsanregend sein. Der Fachmann spricht von *hyper-*

therapeutische Wirkung. Sie sollten allerdings vorsichtig mit der Dosierung sein, damit sich keine Nebenwirkungen bemerkbar machen.

Das Grundrezept:

100 ml	Pflanzenöl
2,5 ml (1 Meßl.)	Vit.-E-Acetat
5 ml (1 TL)	Fluidlecithin Super
2,5 ml	ätherisches Öl

Die Wahl der ätherischen Öle hängt natürlich von der Wirkung ab, die Sie erzielen wollen. Schauen Sie da sowohl in unser alphabetisches Verzeichnis der ätherischen Öle als auch in die Indikationen, die wir unter Badeessenzen und Badeölen angegeben haben. Sie können die ätherischen Öle einzeln verwenden oder in der Zusammensetzung und den Anteilen, wie wir sie in den oben genannten Rezepten angegeben haben. Um die Gesamtmenge ätherisches Öl besser dosieren zu können, sollten Sie am besten Einzeltropfen abzählen. Ein Meßlöffel entspricht etwa 45–50 Tropfen der diversen ätherischen Öle. Hier als Beispiel zwei Rezepte für Massageöle bei Rheumabeschwerden. Auf *Seite 39* haben wir eine Rheumabadeessenz mit Salbei beschrieben. Dieses Rezept wandeln wir folgendermaßen um:

10 Tropfen	Wacholderbeeröl
10 Tropfen	Rosmarinöl
10 Tropfen	Salbeiöl
15 Tropfen	Fichtennadelöl

Die Wirkung ätherischer Öle

I. Äußerliche Anwendung	II. Innerliche Anwendung

1. durchblutungsfördernd
2. entzündungshemmend
3. antiseptisch-desinfizierend
 	
4. wundheilend
5. desodorierend
6. insektizid bzw. insektenabweisend
	1. auswurffördernd
	2. appetitanregend,
	  choleretisch[a]),
	  cholekinetisch[b]),
	  blähungslindernd
	3. krampflösend
	4. entzündungshemmend
	5. antiseptisch-desinfizierend
	6. harntreibend
	7. beruhigend
	8. Herz und Kreislauf anregend

	9. milchflußfördernd 10. emmenagog[c]) 11. gegen Würmer

[a]) die Gallenabsonderung in der Leber anregend
[b]) die Entleerung der Gallenblase anregend
[c]) von Emmenagogum: den Eintritt der Monatsregel förderndes Mittel

Tabelle 3

Übersicht über Wirkungen ätherischer Öle bei *äußerlicher* Anwendung

Ätherisches Öl	durchblutungs-fördernd	entzündungs-hemmend	antiseptisch/desinfizierend	wundheilend	insektizid bzw. insekten-abweisend
Eukalyptusöl	++				++
Fenchelöl			+++		
Kamillenöl		+++	+++	++	
Nelkenöl			++		++
Pfefferminzöl			+++	++	
Rosmarinöl	++				
Thymianöl			+++		
Wacholderbeeröl	++				
Zimtöl			++		++

++ = Bekannt aus der Naturheilkunde + pharmakologische Prüfungen oder klinische Prüfungen oder biologische Prüfungen
+++ = Bekannt aus der Naturheilkunde + pharmakologische + klinische Prüfungen

Tabelle 4

emisierender Wirkung. Diese Öle führen nicht nur zu einer besseren örtlichen Durchblutung, was leicht durch die auftretende Hautrötung zu erkennen ist, sondern Sie wirken auch auf innere Organe, indem der äußere Hautreiz körpereigene Wirkstoffe freisetzt, welche ihrerseits Einfluß auf die Stoffwechselfunktionen nehmen. Der lokale Reiz kann also eine Beeinflussung innerer Organe erwirken, die sich zum Beispiel in einer schmerzlindernden Wirkung bemerkbar macht. Bei Muskel- und Nervenleiden kommt es zum Beispiel neben einem angenehmen Wärmegefühl oft zu einer Schmerzlinderung und Entzündungshemmung, was die Fachleute als *antiphlogistische* Wirkung bezeichnen. So ist es kein Wunder, daß viele herkömmliche Medikamente ätherische Öle beinhalten. Die Verschreibungen erstrecken sich dabei von rheumatischen Erkrankungen der Gelenke über Nervenentzündungen, Ischiasbeschwerden, der Behandlung

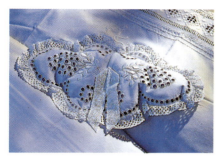

Abb. 19: Für ein Kräuterkissen eignet sich Lavendel besonders gut.

des Schulter-Arm-Syndroms bis zu unblutigen Sportverletzungen wie Verstauchungen, Prellungen, Quetschungen, Zerrungen, Blutergüssen usw. Diese Mittel beinhalten im wesentlichen ätherische Öle bzw. Einzelkomponenten aus ätherischen Ölen wie Kampfer, Eukalyptus, Rosmarin, Terpen aus Orangen, Wacholderbeeröl usw.
Die wohl wichtigste zu beobachtende Einzelwirkung der ätherischen Öle ist sicherlich die wachstumshemmende bzw. schädigende Wirkung auf Mikroorganismen, die Krankheiten auslösen können. Es ist eindeutig nachgewiesen, daß viele ätherische Öle *desinfizierende* und *antiseptische* Wirkungen aufweisen. Über den genauen Wirkungsmechanismus ist allerdings noch relativ wenig bekannt. Es scheint aber so zu sein, daß die fettliebende Eigenschaft der ätherischen Öle bewirkt, daß diese die Durchdringbarkeit von Zellmembranen der Mikroorganismen beeinflussen und sie dadurch abtöten oder zumindest in der Vermehrung beeinträchtigen.
Die *keimtötende* Wirkung von ätherischen Ölen ist unterschiedlich stark ausgeprägt. Am stärksten desinfizie-

rend wirkt wohl Thymianöl. Es folgen Fenchel-, Nelken-, Orangen- und Zitronenöl sowie Lavendel-, Pfefferminz-, Anisöl usw. Tests haben gezeigt, daß eine wäßrige Emulsion des Pfefferminzöls noch in einer Verdünnung von 1:1000 das Wachstum von grammpositiven Keimen und einfachen Bakterien hemmt. Bei einer 1%igen Emulsion wurde nachgewiesen, daß bei wenigen Minuten Einwirkzeit ein bakterientötender Effekt bei Kolibakterien und Streptokokken eintritt. Staphylokokken und Hefen waren dagegen selbst bei unverdünntem Öl innerhalb einer Stunde nicht abzutöten. Dafür weist dieses ätherische Öl allerdings eine bakteriostatische Wirkung auf. Beim Pfefferminzöl ist es vor allen Dingen das Menthol, das für diese Wirkungen verantwortlich ist.

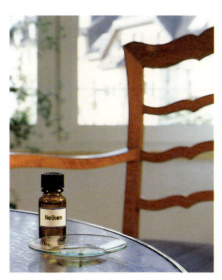

Abb. 20: Einige Tropfen Nelkenöl bewahren Sie vor lästigen Stechmücken.

Ätherische Öle können auch Mikropilze in ihrem Wachstum hemmen beziehungsweise sie abtöten. Wissenschaftler sprechen hier von *fungizider* Wirkung. Bekannt ist, daß Fenchel-, Nelken-, Zimt- und Thymianöl gegenüber Schimmelpilzen und krankheitserregenden Mikropilzen wirksam sind. Ein Pilz, den wir fast alle in unserem Verdauungstrakt beheimaten, ist der sogenannte Candida-Pilz *(Candida albicans)*. Bei den meisten Menschen macht er sich kaum bemerkbar, bei einigen erzeugt er jedoch häufig starke Blähungen. Hier wirkt zum Beispiel Fencheltee oft Wunder, vor allem bei kleinen Kindern. Neuere Untersuchungen liegen auch über die pilzabtötende Wirkung des Kamillenöls und der Kamilleninhaltsstoffe Chamazulen und Alphabisabolol vor. Bei diesen Unter-

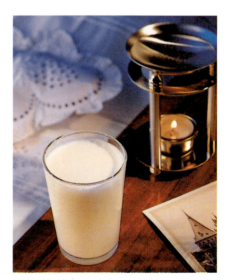

Abb. 21: Ein wunderbarer Schlummertrunk: Milch mit Honig und Anisöl.

Übersicht über Wirkungen ätherischer Öle bei *innerlicher* Anwendung

Ätherisches Öl	auswurf-fördernd	appetit-anregend und/oder cholere-tisch¹), choleki-netisch²), blähungs-lindernd	krampf-lösend	entzün-dungs-hemmend	anti-septisch-desinfi-zierend	harn-treibend	beruhi-gend	herz- und kreislauf-anregend
Anisöl	++	+++						
Baldrianwurzelöl							+++	
Eukalyptusöl	++				++			
Fenchelöl	+++	+++	++					
Fichtennadelöl	+++							
Kamillenöl		+	+++	+++				
Latschenkiefernöl	+++							
Melissenöl							++	
Orangenschalenöl	+	++	++					
Pfefferminzöl		+++	++					+
Rosmarinöl								++
Salbeiöl	+				++			
Thymianöl	+++				++			
Wacholderöl						+++		
Zimtrindenöl	+	++			++			

+ = Bekannt aus der Naturheilkunde
++ = Bekannt aus der Naturheilkunde + pharmakologische Prüfungen <u>oder</u> klinische Prüfungen <u>oder</u> biologische Prüfungen (z.B. Mikrobiologie)
+++ = Bekannt aus der Naturheilkunde + pharmakologische Prüfungen + klinische Prüfungen

¹) die Gallenabsonderung in der Leber anregend
²) die Entleerung der Gallenblase anregend

Tabelle 5

suchungen stellte sich außerdem heraus, daß selbst Hautpilze durch diese Stoffe in ihrem Wachstum gehemmt werden können. Es wurde nachgewiesen, daß sowohl das Chamazulen als auch das Alphabisabolol schon in einer Konzentration von 200 Mikrogramm pro Milliliter diese Effekte erzielen. Auch eine Wundheilung wird durch Pfefferminzöl oder Öle, in denen Menthol enthalten ist, begünstigt. Allerdings ist eine Applikation hier bekanntermaßen nicht immer ganz schmerzfrei. Ätherische Öle haben darüber hinaus eine *desodorierende,* also eine den schlechten Geruch bekämpfende Wirkung. Am bekanntesten ist die Wirkung von Kamillenölen. In der Unfallchirurgie werden Kamillenextrakte als Zusatz zur Spülbehandlung von großflächigen Wunden benutzt. Auch bei offenen Beinen sind Teilbäder mit Kamillenaufgüssen oder mit zugesetztem Kamillenöl durchaus angebracht. Zur Desodorierung von übelriechenden Wunden werden ferner Thymian- und terpenarme Zitrusöle verwandt.
Bekannt ist auch die *insektizide* beziehungsweise insektenabweisende Wirkung einiger ätherischer Öle. Diese Wir-

kung mag darauf zurückzuführen sein, daß manche Pflanzen sich mit Hilfe dieser Duftstoffe gegen Insekten wehren. Zu den Ölen, die zumindest eine insektenabweisende Wirkung haben, gehören das Zitronellöl, das Eukalyptusöl, das Nelkenöl und das Lavendelöl. Das heißt aber nicht, daß man mit diesen Ölen Insekten effektiv vernichten könnte. Was die innere Anwendung anbelangt, wurde bereits darauf hingewiesen, daß die ätherischen Öle außerordentlich gut durch die Haut dringen können. Eine äußere Anwendung kann somit durchaus innere Wirkungen verursachen, wie das bei Bädern, Massageölen und Salben bereits angesprochen wurde. Abgesehen von Mengen, die wir als Gewürze zu uns nehmen, sollte man mit innerer Einnahme vorsichtig sein. Die durch Einatmen durch die Lunge aufgenommenen ätherischen Öle können allerdings zumindest bei kleineren Wehwehchen effektive Wirkung aufweisen. Sie wirken in jedem Fall auswurffördernd (expektorierend). Das ist darauf zurückzuführen, daß sie in der Lage sind, Bronchialschleim anzulösen und gleichzeitig das Abhusten zu erleichtern. Nachgewiesen sind diese Wirkungen bei folgenden ätherischen Ölen und deren Einzelkomponenten: Anis-, Eukalyptus-, Fenchel-, Fichtennadel-, Latschenkiefer-, Terpentin- und Thymianöl sowie bei Campher und Menthol. Auch Kamillenöl, Orangenblüten- bzw. Orangenschalenöl, Salbei- und Zimtöl werden in diesem Zusammenhang genannt.

Wie schon erwähnt, können ätherische Öle auch die Verdauungssaftproduktion der Verdauungsdrüsen anregen. Zur Behebung von Störungen der Magensaftfreisetzung und der Magenmo-

torik eignen sich folgende ätherische Öle: Anis-, Fenchel-, Orangenschalen-, Zimt-, Kümmel-, Lavendel- und sogar Pfefferminzöl.

Auch auf den Darm haben die ätherischen Öle positive Wirkungen, und zwar sowohl durch ihre antiseptische als auch durch die zum Teil schmerzlindernde Wirkung. In diesem Zusammenhang sind folgende ätherische Öle zu nennen: Fenchel-, Anis-, Basilikum-, Kamillen-, Koriander-, Kümmel- und Pfefferminzöl. Diese Öle besitzen zum Teil auch krampflösende Wirkung. Der Fachmann spricht von Spasmolyse. Die spasmolytische Wirkung ätherischer Öle ist in vielen pharmakologischen Prüfungen nachgewiesen worden. Auch hier sind wieder Kamillen-, Kümmel-, Fenchel-, Orangen- und Pfefferminzöl zu nennen, aber auch Melissen- und Zimtöl usw. Auch zur herz- und kreislaufanregenden Wirkung gibt es mittlerweile kaum mehr Widerspruch von den Fachleuten. In dem Zusammenhang ist der Campher zu nennen, allerdings wird er innerlich heute wegen vieler Nebenwirkungen nicht mehr gerne eingesetzt. Rosmarinöl wird wegen seines Gehalts an Borneol, Cineol und Campher ebenfalls zur Kreislaufanregung angewendet. Die Anwendung erfolgt entweder über den Weg der Inhalation über Badezusätze oder in Form von Rosmarinwein. Eine leicht kreislaufanregende Wirkung besitzen schließlich noch Lavendel- und Pfefferminzöl, insbesondere wenn konzentriertes reines Öl inhaliert wird. Umgekehrt soll Lavendelöl aber auch beruhigende Wirkung haben. Besonders eindeutig ist diese Wirkung allerdings beim Baldrian nachgewiesen. Bei Melissen-, Hopfen- und Johannis-

krautöl ist dies nicht ganz so belegt, aber hier kann man durchaus die Erfahrungen der Naturheilkunde mit einbeziehen, die diese Wirkungen durchaus bestätigen.

Allergietest

Leider können auch ätherische Öle und Parfumöle Nebenwirkungen verursachen. Deshalb empfehlen wir Ihnen einen einfachen Allergietest, der bei unserem Konzept besonders problemlos angewandt werden kann, weil wir Ihnen ja weitgehend Einzelsubstanzen verfügbar machen:

Tragen Sie eine der Substanzen, die Sie anwenden wollen, vor dem Schlafengehen verdünnt auf die Haut auf. Bei ätherischen Ölen sollten Sie dazu einen Tropfen dieses Öls mit 10 Tropfen eines Pflanzenöls, von dem Sie garantiert wissen, daß Sie darauf nicht allergisch reagieren, mischen. Reiben Sie diese Essenz möglichst an den empfindlichsten Stellen des Innenarms oder an anderen, tagsüber gegebenenfalls verdeckten Körperstellen in die Haut ein. Sie können natürlich auch mehrere Stoffe an verschiedenen Stellen gleichzeitig testen, dann müssen Sie sie aber entsprechend kennzeichnen (vgl. Abbildung 22). Ärzte decken bei einem Allergietest die entsprechenden Stellen mit Pflaster ab. Das können Sie natürlich auch tun, allerdings reagieren manche Menschen auch allergisch auf die Klebesubstanz dieser Pflaster.

Lassen Sie die Testsubstanz 12–24 Stunden auf der Haut und kontrollieren Sie zwischendurch immer wieder einmal die Reaktion. Ist die Haut stärker

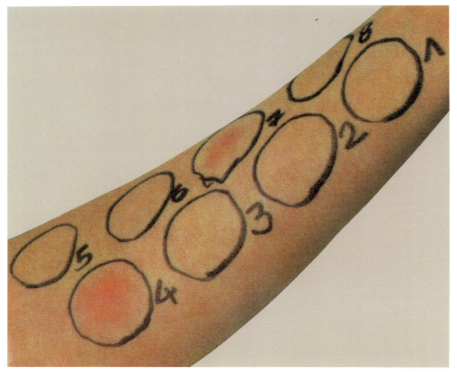

Abb. 22: Wenn Sie beim Allergietest mehrere Substanzen testen wollen, sollten Sie die Stellen numerieren und sich die Substanzen mit derselben Nummer notieren.

gerötet, dann sollten Sie den betreffenden Stoff besser nicht anwenden. Es gibt ja bei unseren Rezepten fast immer Ausweichmöglichkeiten.

Wenn Sie ganz sichergehen wollen, dann sollten Sie den Test nach 8 Tagen noch einmal wiederholen. Es kann nämlich sein, daß beim ersten Mal der Körper nur sensibilisiert wurde, und die Allergie erst beim zweiten Auftragen sichtbar in Erscheinung tritt.

Übrigens: Kontaktallergien können auch durch Zimmerpflanzen oder durch pflanzliche Nahrungsmittel und natürlich auch durch Heiltees ausgelöst werden. Substanzen, die besonders allergen wirken können, sind Arnika, erstaunlicherweise auch Kamille, Schafgarbe, Ringelblume, Wermut, Benediktinerkraut, Beifuß und einige andere.

Bei ätherischen Ölen muß dies nicht unbedingt genauso wirken, sollten Sie aber wissen, daß Sie gegen eine dieser Pflanzen allergisch sind, dann sollten Sie auch mit den ätherischen Ölen vorsichtig sein. Zumindest empfiehlt es sich, in jedem Fall einen Allergietest durchzuführen.

Vorgedanken

Es war Weihnachten 1985; mein Sohn suchte nach einem besonders individuellen Geschenk für mich. Von vielen Gesprächen wußte er, daß ich schon Jahre mit der Absicht schwanger ging, einmal ein Buch über das Riechen zu schreiben. Wir beide waren uns einig, daß diese Dimension menschlicher Erlebnisfähigkeit in unserem Hightech-Zeitalter völlig vernachlässigt wird, weil es so ganz und gar nicht in die modernen Massenkommunikationsmittel wie Rundfunk und Fernsehen hineinpaßt und auch in nächster Zukunft in diesen Medien sicher keine Chance haben wird, denn das „Geruchsfernsehen" wird noch lange auf sich warten lassen.

Immerhin habe ich mir einmal erlaubt, in einer Sendung zum 1. April einen „Riech-o-maten" vorzustellen, mit „Riech-o-phon" im Studio und einem „Realduftspender" für die Zuschauer am Bildschirm. Es handelte sich dabei um ein Gerät, das angeblich durch Signale aus dem Studio gesteuert wurde. In diesem Gerät befanden sich drei Basisduftflüssigkeiten, die je nach dem Duft, welche das „Riech-o-phon" im Studio aufnahm, in unterschiedlichen Anteilen freigesetzt werden sollten. Das System wäre vergleichbar mit der Übertragung von Farbinformationen bei einem Farbfernseher, wobei die Farben in der Kamera zunächst einmal in die drei Grundfarben Rot, Grün und Blau zerlegt werden, um sie dann auf der Mattscheibe mit Hilfe von drei Elektronenstrahlen wieder freizusetzen.

Das Verblüffendste an der Sache war, daß einige Zuschauer die elektronische Schaltung des „Riech-o-maten" zum Nachbau anforderten, so sehr glaubten sie an die Realisierbarkeit.

Leider ist die Geruchswelt nicht so einfach strukturiert. Die Nase läßt sich nicht mit drei Grunddüften zufriedenstellen, da ist das Auge anspruchsloser. Aber immerhin, die Nachfragen zeigten, daß doch ein erhebliches Bedürfnis nach olfaktorischen Erlebnissen – also nach Sinneseindrücken, die über die Nase gewonnen werden – besteht.

Aber zurück zum Ausgangspunkt: Auf der Suche nach seinem Weihnachtsgeschenk für mich fand mein Sohn schließlich den inzwischen so bekannt gewordenen Roman „Das Parfum" von Patrick Süskind. Dieser Autor hat es wirklich meisterhaft geschafft, die Erlebniswelt der Düfte so darzustellen, daß man beim Lesen das Gefühl hat, die Abenteuer seines gnomenartigen Helden Jean Baptiste Grenouille selber mit der Nase nachvollziehen zu können.

Süskind setzte seinen Romanhelden in das 18. Jahrhundert und machte ihn zu einer der genialsten, aber gleichzeitig abscheulichsten Gestalten dieser Epoche, in der immerhin Leute wie Marquis de Sade, Napoleon und viele andere „Finstermänner" lebten, die an Selbstüberheblichkeit, Menschenverachtung, Immoralität und Gottlosigkeit kaum zu überbieten waren. Süskind ist es zu verdanken, daß wir heute zumindest einen geringen Eindruck davon haben, was für ein unvorstellbarer Gestank zu dieser Zeit in den Städten herrschte. *„Die Straßen",* so schreibt er, *„stanken nach Mist, die Hinterhöfe nach Urin. Es stanken die Treppenhäuser nach fauligem Holz und nach Rattendreck, die Küche nach verdorbenem Kohl und*

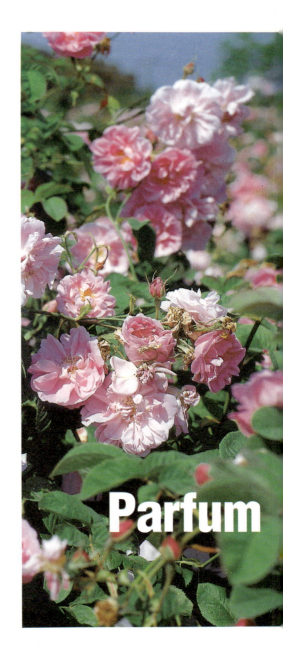

Parfum

Hammelfett, die ungelüfteten Stuben stanken nach muffigem Staub und die Schlafzimmer nach fettigen Laken, nach feuchten Federbetten und nach dem stechendsüßen Duft der Nacht-töpfe. Aus den Kaminen stank der Schwefel, aus den Gerbereien die ätzenden Laugen, aus den Schlachthöfen das geronnene Blut. Die Menschen stanken nach Schweiß und nach unge-waschenen Kleidern, aus dem Mund stanken sie nach verrotteten Zähnen, aus den Mägen nach Zwiebelsaft und an den Körpern, wenn sie nicht mehr ganz jung waren, nach altem Käse und saurer Milch und nach Geschwulst-krankheiten. Es stanken die Flüsse, die Plätze, es stanken die Kirchen, es stank unter Brücken und Palästen. Der Bauer stank wie der Priester, der Hand-werksgeselle, die Meistersfrau, es stank der gesamte Adel und der König auch."*

Damals herrschte der Sonnenkönig, Ludwig XIV., und später Ludwig XVI., der während der Französischen Revolution mit seiner Ehefrau, der öster-reichischen Prinzessin Marie-Antoinet-te, unter der Guillotine endete. Dieser Königin bescheinigte Süskind, daß sie *"wie eine alte Ziege sommers wie winters rieche"*. Ich meine, wenn man diese Zeilen gelesen hat, kann man sich ein gutes Geruchsbild von den damaligen Zeiten machen.

Ein besonders geschickter dramaturgischer Schachzug Süskinds war, daß er seinem Helden Geruchlosigkeit andichtete, das heißt, er hatte überhaupt keinen Eigengeruch. Dieser Umstand machte ihn in der Erzählung nach zum besten Parfumeur der damaligen Zeit. Er war hoch geachtet, eben genial.

Grenouille selbst erschien seine Geruchlosigkeit jedoch als solch ein extremes Manko, daß er sein ganzes Leben fast ausschließlich der Erfor-schung der Düfte widmete. Er suchte vor allen Dingen nach dem, was ihm, wie er glaubte, völlig abging, nämlich dem Duft der Sympathie und Zunei-gung. Er war fest davon überzeugt, daß es einen Duft geben müßte, der seinen Träger unwiderstehlich machte, und er glaubte ihn in der Unschuld und Jungfräulichkeit junger Mädchen ge-funden zu haben.

An dieser Stelle beginnt der Krimi-nalroman: Um diesen Duft sozusa-gen in Parfumfläschchen einzufan-gen, schreckte Grenouille nicht davor zurück, viele junge Mädchen sadi-stisch zu ermorden. Auf seinem Weg durch das Frankreich des 18. Jahrhun-derts trieb diese Neugier und der For-scherdrang Süskinds Held in das da-malige Paradies der Düfte, die Stadt Grasse in der französischen Provence, die auch heute noch als die Weltmetro-pole des Parfums angesehen wird.

Ursprünglich war dieser Ort eine Stadt der Gerber für feinste Lederwaren, ins-besondere für Ziegen- und Lammleder. Lederhandschuhe und Ledertaschen waren im 17. und 18. Jahrhundert unter den Adeligen und den Patriziern groß in Mode, und so erblühte Grasse zu einem bedeutenden Fabrikations- und Handelszentrum. Allerdings für

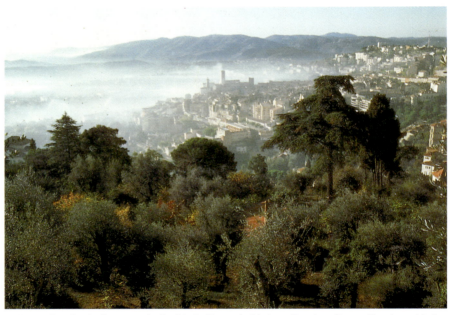

Abb. 23: Die Stadt Grasse, wie Süskinds Romanheld Jean Baptiste Grenouille sie wohl das erste Mal erblickte (vgl. *Seite 52*).

den Preis, daß die Stadt zunächst in unvorstellbaren Gestank eintauchte, denn die Lamm- und Ziegenhäute wurden in einer Brühe aus Urin, Tiergalle, Eichenrinden, Lauge und sonstigen unappetitlichen Chemikalien gegerbt.

Die Menschen von damals schienen dies zu tolerieren, ebenso wie das in der angehenden Industrialisierung in vielen anderen europäischen Städten der Fall war, die nicht zuletzt durch eine Menschenverachtung sondergleichen in einer unvorstellbaren Umweltverschmutzung versanken. Umweltschutz ist erst eine Erfindung der heutigen Zeit.

Die wundersame Umwandlung vom stinkenden Gerberort in eine Stadt, über der heutzutage ein zarter Duft von Parfum und ätherischen Ölen wie eine Glocke liegt, verdankt Grasse der Tatsache, daß den seinerzeit so feinen Lederwaren der penetrante Geruch von Urin und Chemikalien nicht so ohne weiteres auszutreiben war. Deshalb ging man nach und nach dazu über, diesen mit Wohlgerüchen zu überdecken. Spezialisten fanden sich ein, die aus den in dieser Gegend zahlreich vorkommenden aromatischen Pflanzen ätherische Öle gewannen, mit denen die Lederwaren parfumiert wurden. Nach und nach löste offenbar der neue Duft der Handschuhe bei den Trägern den Wunsch aus, diese Essenzen auch zum Überdecken anderer unliebsamer Gerüche zu verwenden, die entstanden, weil jegliche Form von Hygiene noch völlig unbekannt war. Dies war die Geburtsstunde der Grasser Parfumerie, und die Parfumeure verdrängten nach und nach die Gerber.

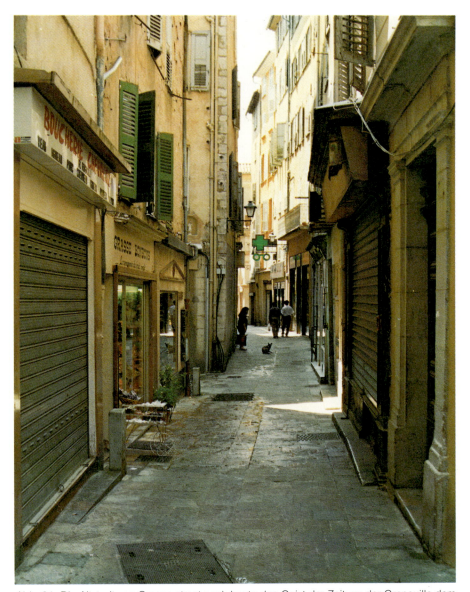

Abb. 24: Die Altstadt von Grasse atmet noch heute den Geist der Zeit, zu der Grenouille dem Roman nach diese Gassen durchstreifte.

51

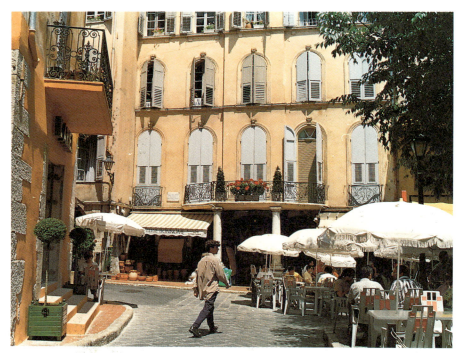

Abb. 25: Die hochherrschaftlichen Häuser von Grasse weisen noch heute auf den damaligen Wohlstand dieser geschichtsträchtigen Parfumstadt hin.

Heute noch finden sich selbst in der Altstadt zahlreiche Parfumfabriken. Grasse entwickelte sich zur reichsten Stadt der Provence, und viele hochherrschaftliche Häuser weisen immer noch auf den damaligen Wohlstand hin.

Süskind beschreibt außerordentlich poetisch den Augenblick, als Jean Baptiste Grenouille, aus Montpellier, Marseille und Cannes kommend, zum ersten Mal Grasse sah: „Er stand auf der Kuppe und vor ihm breitete sich ein mehrere Meilen umfassendes Becken aus, eine Art riesiger landschaftlicher Schüssel, deren Umgrenzung rings aus sanft ansteigenden Hügeln und schroffen Bergketten bestand, und deren weite Mulde mit frisch bestellten Feldern, Gärten und Olivenhainen überzogen war ... Er war gekommen, weil er wußte, daß es dort einige Techniken der Duftgewinnung besser zu lernen gab als anderswo. Und diese wollte er sich aneignen, denn er brauchte sie für seine Zwecke."

Grenouille orientierte sich wie immer nach seiner Nase, denn das war das Organ, was bei ihm besser entwickelt war als bei irgendeinem anderen Menschen. Er roch es schon von weitem, daß dort einige dieser jungen Geschöpfe lebten, deren Eigenduft ihn schon seit seiner Geburt verfolgte. Nichts konnte ihm dies verbergen, auch nicht die dicksten Mauern oder die kleinsten Vorgärten, die mit ihren würzigen Kräutern die typische Atmosphäre verbreiten, die der französischen Provence zu eigen ist.

Aber diese Supernase, vom Dichter entsprechend ausgestattet, konnte Gut und Böse oder Nützliches vom Schädlichen nicht unterscheiden. In dieser Hinsicht gleicht er vielen modernen Wissenschaftlern, die Methoden geschaffen haben, die Welt aus den Angeln zu heben, aber die Verantwortung für dieses zerstörerische Potential weit von sich weisen oder es zum Teil skrupellosen Politikern zur Verfügung stellen.

Der Erzählung nach fand Grenouille diesen totalen Duft der Sympathie und Liebe und der Leidenschaft. Ihn, den häßlichen Gnom, machte er unwiderstehlich. Aber er profitierte nicht davon, im Gegenteil, es kostete ihn sogar das Leben, weil die Menschen ihn durch den ihm anhaftenden Duft so begehrten, daß sie ihn in einer Massenhysterie und einem Anfall von Wollust zerrissen. Dieses zugegebenermaßen deftige Sittengemälde aus Fiktion und Wirklichkeit habe ich dem Kapitel Parfum vorangesetzt, weil ich Ihnen, liebe Leser, die Erlebnisdimension des Riechens bewußt und schmackhaft machen und Ihre ganze Konzentration auf diese Wahrnehmung lenken wollte. Ich hoffe, daß es mir gelungen ist.

Im folgenden möchte ich mich der Frage widmen, warum wir bestimmte

Duftkompositionen als angenehm empfinden, andere dagegen als unangenehmen Gestank.

Duft oder Gestank?

Des einen Freud, des anderen Leid

Wie bei fast allem, was wir mit unseren Sinnen wahrnehmen, spielen auch beim Riechen außerordentlich vielschichtige Einflüsse eine Rolle bei der Auswertung. Dazu gehören Erinnerungen aus der Kindheit sowie Erinnerungen an ganz bestimmte Situationen, aber auch Veranlagungen: Ob wir romantisch oder eher nüchtern sind, ob wir unserer Nase und ihrer Riechfähigkeit überhaupt Bedeutung beimessen usw. Frauen scheinen zum Beispiel eher für parfumierte Düfte empfänglich zu sein als Männer, vielleicht gestehen sich die Frauen das auch nur eher ein. Ob es stimmt, daß weibliche Wesen gelegentlich Parfum anlegen, um uns Männern sympathischer zu erscheinen oder uns gar einzufangen, möchte ich hier dahingestellt sein lassen. Ein Mißverständnis gilt es jedenfalls auszuräumen: Auch wenn Jean Baptiste Grenouille glaubte, den Duft der unwiderstehlichen Sympathie gefunden zu haben, und auch wenn es im Tierreich tatsächlich viele Beispiele dafür gibt, daß die Geschlechtspartner durch Düfte zu willenlosen Erfüllungsgehilfen des Vermehrungsbedürfnisses werden, für den Menschen scheint es solche Lockstoffe Gott sei Dank nicht zu geben, zumindest nicht im Bereich der Sexualität

und der Liebe. Bisher sind jedenfalls offenbar alle kommerziellen Versuche, ein Parfum zu komponieren, das auch nur andeutungsweise Effekte erzielt, wie sie bei verschiedenen Wildtieren, bei einigen Insekten sowie insbesondere bei Schmetterlingen beobachtet wurden, fehlgeschlagen.

Vom Seidenspinner zum Beispiel, einem Schmetterling, dessen Raupe uns die natürliche Seide liefert, weiß man, daß er außergewöhnliche Fähigkeiten hat, Gerüche, die für ihn Lockstoffe bedeuten, zu unterscheiden. Mittlerweile ist bekannt, daß auch andere Falter diese Fähigkeit besitzen. Heute ist das Nachtpfauenauge mit seinen überdimensionalen Geruchsantennen einer der Stars der Verhaltensphysiologen.

Professor Kafka vom Max-Planck-Institut für Verhaltensforschung in Seewiesen bei München untersucht die Wirkung von synthetischen Duftstoffen auf dieses nachtaktive Tier, das sich ausschließlich über die Geruchsmoleküle in seiner Umgebung orientiert. Die großen fächerähnlichen Fühler könnte man quasi als die nach außen gestülpte Nase des Nachtpfauenauges sowie vieler anderer Schmetterlinge bezeichnen. Das Weibchen hat etwas kleinere „Antennen", dafür ist es allerdings in der Lage, einen außerordentlich intensiven Lockstoff – das Pheromon – in einer Drüse zu produzieren. Die Pheromone verbreiten sich in der Luft und ziehen das Nachtfaltermännchen wie magisch an. Es findet seine Partnerin

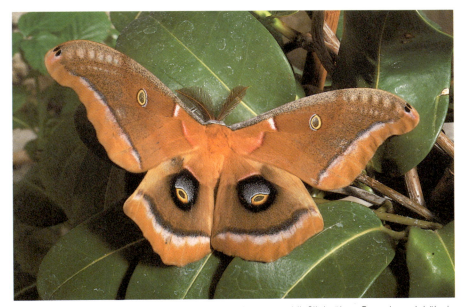

Abb. 26: Das Nachtpfauenauge orientiert sich fast ausschließlich über Geruchsmoleküle in seiner Umgebung.

mit untrüglicher Sicherheit auch aus kilometerweiter Entfernung, fast, als ob es auf einer Art Radarstrahl fliegen würde. Selbst wenige Moleküle reichen aus, um eine heftige „Liebesgeschichte" auszulösen. Alle anderen Sinne ordnen sich in diesem Fall dem natürlichen Auftrag unter, sich zu paaren und Nachwuchs zu zeugen.

Beim Nachtpfauenauge befinden sich die Sinneszellen direkt auf den Fühlern, deshalb sind sie leicht für Elektroden erreichbar, die die aufgenommene Information in Form von elektrischen Impulsen umsetzen. Es ist wirklich verblüffend, welch winzige Konzentrationen dieser Duftmoleküle schon deutlich meßbare Spuren hinterlassen. Viele synthetische Substanzen, die im Kühlschrank von Professor Kafka lagern, werden auf ihre Wirkung auf den Falter hin untersucht. Dadurch entsteht ein Geruchsmuster, anhand dessen erforscht werden kann, ob die Reaktion auf Gerüche erbgenetisch vorgegeben ist. Manchmal wird nicht nur der Geschlechtssinn des Tieres angesprochen, sondern beispielsweise der Nahrungstrieb. Normalerweise ist dies ein sehr komplizierter Vorgang, denn ein Duftstoff ist aus vielen Einzelkomponenten aufgebaut und das Geruchsmuster ist entsprechend schwierig zu analysieren.

Professor Kafka sagt dazu: „So ist es verständlich, warum wir bei unseren Untersuchungen über die subjektiven Geruchswahrnehmungen beim Menschen kaum weiterkommen, wir können aber annehmen, daß einige der bei Insekten gefundenen Ergebnisse auf den Menschen übertragen werden können."
Diese Aussage hat uns natürlich neugierig gemacht, und wir wollten mehr

wissen. Professor Kafka erklärte uns daraufhin, daß zwar eine geringe Wahrscheinlichkeit bestünde, den Menschen mit Duftstoffen dazu zu bringen, seinen Vermehrungsauftrag ähnlich willenlos zu erfüllen wie die Falter, daß aber die besseren Möglichkeiten darin bestünden, Duftstoffe in vielerlei anderer Weise einzusetzen, beispielsweise um Mücken von der Haut fernzuhalten, ja, er glaube sogar, daß man damit ein Kinoprogramm interessanter machen könne.

Professor Kafka führte weiterhin aus: „Ich kann mir gut vorstellen, daß man demnächst Duftstoffe benutzt, um schlechte Gerüche in unserer Umwelt zu überdecken. Aufgrund unserer Forschungen werden natürlich immer mehr Leute aus dem Marketing und der Werbebranche zu neuen Ideen angeleitet, wie man Duftstoffe zur Manipulation von menschlichem Verhalten einsetzen kann."

Anmerkung der Autoren: Es stimmt uns hoffnungsvoll, daß es noch nicht gelungen ist, unseren menschlichen Geschlechtstrieb durch Duftstoffe zu manipulieren. Keine Auszüge aus männlichem oder weiblichem Achselschweiß oder anderen Ausdünstungen von Körperfalten in der Nähe primärer oder sekundärer Geschlechtsorgane wirken entsprechend aktivierend auf den Menschen, und auch keine Extrakte aus Geschlechtsdrüsen von Tieren, die wegen ihrer Potenz oder Duftsteuerbarkeit bekannt sind. Zwar findet man auch im Urin des Menschen, insbesondere dem des Mannes, und ebenso im männlichen Achselschweiß Substanzen, die eine gewisse chemische Ähnlichkeit mit den Sexuallockstoffen des Ebers und des Moschustie-

res besitzen, aber das sind so geringe Spuren, daß eine eindeutige Aktivierung weiblicher Phantasie bisher nicht nachgewiesen werden konnte.

Das gilt übrigens auch für erheblich größere Mengen von Duftstoffen, die animalischen Ursprungs sind. Zu diesen gehören das Ambra, eine vom Pottwal stammende klumpenähnliche schwarzbraune Masse, ebenso wie ein penetrant riechendes Sekret aus den in der Nähe des Afters liegenden Drüsen der in Afrika und Asien lebenden Zibet-Katze, oder das Bibergeil, ein Sekret, das vom kanadischen Biber stammt. Dieses Sekret wird aus einem Drüsensack gewonnen, welcher nach Tötung der Tiere herausgeschnitten und im Rauch getrocknet wird. Selbst dem berühmtesten all dieser vermeintlich den Sexualtrieb stimulierenden Substanzen, dem salbenartigen Sekret aus einem Drüsenbeutel des Moschustieres, konnte ein solcher Effekt nicht nachgewiesen werden. Aber gelegentlich kann, wie man weiß, der Glaube ja Berge versetzen.

Ein ernstzunehmender Wissenschaftler formulierte zu diesem Thema folgende Aussage: Selbst wenn die Gesamtheit der Befunde, die auf eine teilweise frappierende chemische Ähnlichkeit der tierischen Substanzen mit Spuren von Stoffen, die aus dem Urin oder dem Achselschweiß des Menschen gewonnen werden, hinweist, es ist unzulässig, unmittelbare Parallelen zu ziehen oder gar durch Verkauf entsprechend zusammengesetzter Duftwässerchen praktische Konsequenzen zu ziehen, denn dies dürfte an der Vielschichtigkeit der menschlichen Psyche wohl weitgehend vorbeigehen.

Auch ein berühmtes Experiment, bei

dem Wissenschaftler zum Beispiel im Theater oder im Wartezimmer eines Zahnarztes Sitze mit einem Moschussteroid behandelten, und bei dem die Frauen sich bevorzugt auf die damit bestrichenen Stühle setzten, muß sehr zurückhaltend aufgenommen werden. Der Autor, der dieses Experiment schriftlich darlegt, weist auch auf die Tatsache hin, daß Sellerie erhebliche Mengen eines ähnlichen Steroids, wie man die Gruppe dieser geruchsaktiven Substanzen nennt, enthält. Ob irgendein Zusammenhang zum Ruf des Selleries als Aphrodisiakum besteht, ist unbekannt.

In einem ähnlichen Ruf steht auch die Trüffel, und interessanterweise wurden auch hier verwandte chemische Verbindungen des Moschussteroids gefunden, aber – so jedenfalls der Autor – diese wissenschaftlichen Beiträge beweisen gar nichts. Sicher ist nur, daß Schweine diese Delikatesse durch ihre Geruchsstoffe tief im Boden aufspüren können.

Daß unsere Gefühle und Stimmungen hingegen von Düften durchaus beeinflußt werden, das belegt vor allem die Tatsache, daß wir umgehend versuchen, unangenehmen Gerüchen aus dem Wege zu gehen, während ein blühender Orangenhain sowie duftende Rosen-, Flieder-, Maiglöckchen- oder Jasminblüten uns magisch anziehen. Diese Erkenntnis haben inzwischen auch die Arbeitsplatzpsychologen und Werbestrategen gewonnen. Die Folge ist, daß uns diverse Angriffe auf unsere Nase in nächster Zeit nicht erspart bleiben werden. Soziologen, die in repräsentativen Umfragen Arbeitnehmer nach ihrer größten Belästigung am Arbeitsplatz gefragt haben,

bekamen am häufigsten die Antwort, daß es die Raumluft sei. In einer Zeit, in der Atemwegserkrankungen ständig zunehmen und anscheinend dicke Luft am Arbeitsplatz herrscht, sollen wir nun ähnlich wie im 18. und 19. Jahrhundert mit Düften becirct werden. So setzt man zum Beispiel die Erkenntnisse der Aromatherapie in Klimaanlagen um, und zwar indem man bestimmte ätherische Öle, die gegen Depressionen, Ängste und Ermüdungserscheinungen beziehungsweise gegen mangelnde Motivation wirken sollen, einsetzt. Ob die Rechnung aufgeht, scheint noch zweifelhaft, aber immerhin werden Versuche durchgeführt.

Offenbar erfolgreicher verlaufen die Versuche, Menschen in Kaufhäusern mit Hilfe von Düften kaufwilliger zu stimmen. Mit speziellen Mixturen wird da versucht, die Kunden ebenso einzufangen wie mit der Musikberieselung, die mittlerweile gang und gäbe ist. Schon bilden sich neue Berufe, zum Beispiel der des Duftologen, der einen unmittelbaren Angriff auf unser Unbewußtes startet, denn die Nase entzieht sich ja von allen Sinnen am stärksten der Steuerung durch den Verstand. Da kann man nur hoffen, daß wir als Verbraucher auf solche Duftstoffe auch im übertragenen Sinne „allergisch" reagieren.

Nachdem die optischen und akustischen Angriffe auf unsere Sinne ausgereizt sind, setzen die Werbestrategen nun auf die Nase. Groß im Trend sind Naturdüfte, die in Shampoos und Waschmittel eingebracht werden und uns verlorengegangene Erlebniswelten zurückbringen sollen. Ständig werden neue Geruchskompositionen angeboten.

Versuche haben bewiesen, daß es einen direkten Zusammenhang zwischen Stimmungslage und Leistungsfähigkeit gibt. Bei Versuchen in Arbeitsräumen sollen von Maiglöckchen, Minze und anderen naturidentischen Gerüchen umgebene Versuchspersonen ihre Prüfungsaufgaben um 20% besser gelöst haben als diejenigen, die die Versuche in Räumen durchführten, in denen einfach nur die Fenster weit geöffnet waren.

Andere Versuche zeigten, daß sich die unangenehme, oft belastende Atmosphäre in Altersheimen durch die Wohlgerüche von Sommerblumen vertreiben ließ. Gegen Schweißgeruch in Fitneßräumen geht man am besten mit der falschen Frische einer chemischen Meeresbrise vor, und in den Kunstwelten von Saunaanlagen oder Erlebnisschwimmbädern werden unvermeidbare Chemikaliengerüche von Chlor und anderen Desinfektionsmitteln von chemisch produzierten Duftmolekülen in Zaum gehalten.

Gleiches gilt für eine durch organische Lösungsmittel belastete Raumluft, zum Beispiel in Möbelgeschäften. Hier werden einfach noch weitere Chemikalien hinzugefügt, um den unangenehmen Geruch für den Kunden zu überdecken. Die Kunst der Raumbeduftung besteht außerdem darin, die eingebrachten Substanzen genau an der Wahrnehmbarkeitsgrenze zu halten. Wir können sie nicht riechen, aber sie sind vorhanden. Dies ist eine heimliche Attacke auf das Warnsystem Nase und auf unsere Psyche, die immer mehr um sich greift. Die Anwendungen addieren sich für den einzelnen Menschen unkontrollierbar. Es ist kein Wunder, daß der Körper dagegen rebelliert. Eine hochgradige

Umweltempfindlichkeit kann die Folge sein. Mediziner haben sogar schon ein neues Krankheitsbild entdeckt, die sogenannte *Multiple Chemical Sensitivity (MCS)*. Es gibt in den USA Gruppen, die gegen diese Luftverschmutzung rebellieren und parfumfreie Zonen fordern.

Professor Kobal, Pharmakologe und Physiologe von der Universität Erlangen, hat auf die Gefahren hingewiesen, die der Mißbrauch gewisser Forschungsergebnisse mit sich bringen kann:

„Ich würde sagen, die Veränderung der Duftstoffsituation ist eher gefährlich, wenn es darum geht, Duftstoffe, die eine Warnfunktion auf den Menschen haben, zu maskieren, zum Beispiel industrielle Emissionen oder anderweitige, die normalerweise dazu führen, dieser Riechquelle aus dem Wege zu gehen, weil sie Gefahr bietet. Wir kennen Duftstoffe, die andere maskieren können, die die Intensität der warnenden Duftstoffe vermindern. Da ist eine potentielle Gefahr vorhanden, daß man auf diese Weise gewissermaßen die Gefährlichkeit des Duftstoffes noch erhöht. Ich könnte mir vorstellen, wenn es gelingen würde, Schwefelwasserstoff, das ja ein sehr giftiges Gas ist, in bestimmten Konzentrationen so zu maskieren, daß man es überhaupt nicht mehr riechen könnte, dann wäre dies eine echte Gefahr für die Menschen, die dieser Substanz ausgesetzt sind."

Die Bemerkung eines Raumbeduftungsstrategen machte uns noch zusätzlich mißtrauisch. Dieser Mann ist fest davon überzeugt, daß Duftstoffe nicht nur einen erheblichen Beitrag zur Verkaufsförderung leisten können, sondern er will außerdem den Arbeitskräften in Müllsortieranlagen ermöglichen, den Gestank besser zu ertragen, weil die unangenehmen Gerüche mit Duftstoffen abgedämpft werden.

Im Supermarkt, wo die meisten Produkte heutzutage abgepackt sind, riecht es einfach nicht mehr nach appetitanregenden Ausdünstungen der Waren. Dort will er „ein neues Einkaufserlebnis" schaffen. An einem Fleischstand, an dem geräucherter Schinken in Folie angeboten wird, riecht es logischerweise nicht mehr nach geräuchertem Schinken, dort will er diesen Geruch mit Hilfe von Duftstoffen hinzaubern. Bei in Folien verpackten Erdbeeren will er von außen auf der Verpackung appetitliches Erdbeeraroma anbringen, oder durch auf der Straße versprühten Schokoladengeruch die vorbeigehenden Passanten in ein Schokoladengeschäft hineinlocken.

Er behauptet auch, einen Duftstoff komponieren zu können, der dazu beiträgt, daß Raucher und Nichtraucher sowohl in der eigenen Wohnung als auch in Gaststätten besser miteinander auskommen, weil der Rauchgeruch nicht so wahrgenommen wird. Das ist zwar ein löbliches Unterfangen, aber ob es gesundheitlich für den Nichtraucher akzeptabel ist, bleibt die Frage.

Der Mann gibt zu, daß solches Vorgehen eine Manipulation sei, aber – seiner Meinung nach – nicht im negativen Sinne. Nun, so war es immer mit den Experten. Sie meinten immer, alles zum Wohle der Menschheit zu tun. Ich jedenfalls fühle mich unwillkürlich an das Mittelalter erinnert, wo ja auch der Gestank mit angenehmen Düften übertüncht werden sollte.

Im Prinzip ist dies, wie schon erwähnt, ein Direktangriff auf unser Unterbewußtsein. Die Experten wollen uns weismachen, daß die Vielfalt der natürlichen Geruchseindrücke durch einfache Kompositionen ersetzt werden könnten. Dagegen müssen wir uns aber wehren, schon allein um unser Gedächtnis zu retten, denn nichts ist tiefer in uns verankert, als die Gerüche, die wir in unserer Jugend wahrgenommen haben.

Wer kennt nicht das Gefühl, wenn man plötzlich einen Duft in die Nase bekommt, der alte Erinnerungen wachruft? Man riecht etwas, und es fällt einem so vieles wieder ein. Man fühlt sich sozusagen um Jahre zurückversetzt.

Ich meine, daß jede Art von Zwangsbeduftung abzulehnen sei. Selbst in öffentlichen Toilettenräumen hat so etwas nichts zu suchen. Anstelle einer solchen Übertünchung sollten wir lieber Hygiene und Sauberkeit setzen.

Hygiene mit Orangenöl

Apropos Hygiene: Es gibt ein ätherisches Öl, das wir als wahren Tausendsassa bezeichnen – das Orangenöl. Es fällt in großen Mengen in den Ländern an, in denen Orangensaftkonzentrat hergestellt wird, und ist deshalb preiswert zu erhalten. Die Orangenschalen, die bei der Saftproduktion übrigbleiben, lassen sich gut als Tierfutter verwenden, weil sie viele Nährstoffe beinhalten. Allerdings muß diesen Schalen vorher das ätherische Orangenöl entzogen werden, da es die Mägen der Tiere angreifen würde.

Obwohl Orangenöl eine natürliche

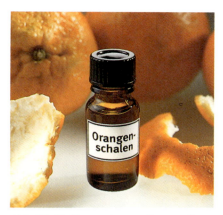

Abb. 27: Ein Tausendsassa: Orangenöl.

Substanz ist und im Kreislauf der Natur normalerweise vollständig abgebaut wird, erzeugt dieser tonnenweise Anfall erhebliche Umweltprobleme an Ort und Stelle. Deshalb versuchen Länder wie Brasilien oder Spanien, dieses Öl auf dem Weltmarkt zu verkaufen.

Wir von der Hobbythek haben inzwischen hervorragende Anwendungsmöglichkeiten dafür gefunden: Das Orangenöl kann nämlich sehr gut chemische Lösungsmittel wie zum Beispiel Chlorkohlenwasserstoffe, Benzin oder synthetische Terpentine ersetzen. Der große Vorteil ist, daß es ebenso wie diese Lösungsmittel bakterizide und desinfizierende Eigenschaften besitzt, dabei aber wesentlich angenehmer riecht. Außerdem kann man es wunderbar als giftfreies Reinigungsmittel im Haushalt einsetzen, ganz besonders zur Reinigung im Toiletten- und Badbereich. Es heißt **Oranex HT.**

Wir vermuten, daß die Natur den Schalen der Zitrusfrüchte die bakteriziden und desinfizierenden Eigenschaften mitgegeben hat, damit diese sich besser gegen den Angriff von Bakterien und Mikropilzen sowie anderen Mikroorganismen zur Wehr setzen können. Aber auch Insekten vermeiden es in der Regel, an der Schale zu knabbern, weil das Öl aufgrund der darin enthaltenen Terpene als ein leichtes Insektengift wirkt.

Es gibt zwei Möglichkeiten, das Öl aus der Schale zu gewinnen. Die einfachste ist, es kalt auszupressen. Dann werden zwar auch die wäßrigen Bestandteile mit herausgezogen, aber da das Öl nicht wasserlöslich ist, setzt es sich oben ab und kann ohne Schwierigkeiten abgeschöpft werden.

Das kaltgepreßte Öl wird, weil es sehr angenehm duftet, häufig in der Parfumindustrie, aber auch als Aromastoff in Bonbons, Speiseeis, Desserts usw. eingesetzt. Das kaltgepreßte Öl ist gelblich transparent.

Die zweite Methode ist die Gewinnung durch Destillation. Hier werden die Farbstoffe abgehalten, so daß dieses Öl wasserklar ist.

Schon früher gab es Bestrebungen, Orangenöl zur Desinfektion und zur Reinigung zu nutzen, aber im Haushalt war es bisher unbekannt. Erst seitdem die Hobbythek sich des Öls angenommen hat, scheint ihm eine große Karriere als Universalreinigungsmittel gesichert zu sein. Wir wissen aus vielen Zuschriften, daß fast jeder, der es einmal ausprobiert hat, es nicht mehr missen möchte. Wenn Sie mehr darüber wissen wollen, dann schauen Sie doch in unser Hobbythekbuch „Wäsche waschen – sanft und sauber" hinein. Da finden Sie eine ausführliche Beschreibung mit vielen Anwendungsbeispielen.

Geheimnisse der Parfumerie

Obwohl wir unsere Nase als Sinnesorgan in der Regel so stark vernachlässigen, oder vielleicht gerade deshalb, scheinen sich die Menschen außerordentlich für die Riechsubstanz mit Namen „Parfum" zu interessieren. Dafür sprechen nicht nur die hohen Umsätze in der Parfumbranche, sondern auch die vielen Berichte und Anzeigen in den Illustrierten. In einer Zeitschrift fand ich einen besonders kreativen Einfall: Sie enthielt einen entsprechenden Beitrag mit einem Rubbelstreifen, an dem man, nachdem man die Oberschicht abgeschabt hatte, riechen konnte, sozusagen ein olfaktorisches Erlebnis.

Auch Bücher, die sich dem Thema „Parfum" widmen, haben Hochkonjunktur. Man kann sie in drei Kategorien einordnen. Erstens: die rein wissenschaftlichen Bücher, die der Laie kaum verstehen kann. Zweitens: Bücher, die von bestimmten Riechstoff- bzw. Parfumkonzernen gesponsert werden, und die sich teilweise durch hohe Qualität auszeichnen, wie zum Beispiel das H & R Parfumbuch in zwei Bänden, das auch dem Laien höchst interessante Informationen liefert.

Reißenden Absatz finden drittens zur Zeit Bücher über die Aromatherapie. Allerdings meinen einige Autoren, sich für übersinnliche Aufgaben zu profilieren, indem sie der Esoterik das Wort reden, wie das immer schnell der Fall ist, wenn die Gesellschaft in Krisenstimmung verfällt. Zum Teil treten sie glatt als Heilspender auf. Die „Gläubigen" werden dann gemolken, wo es

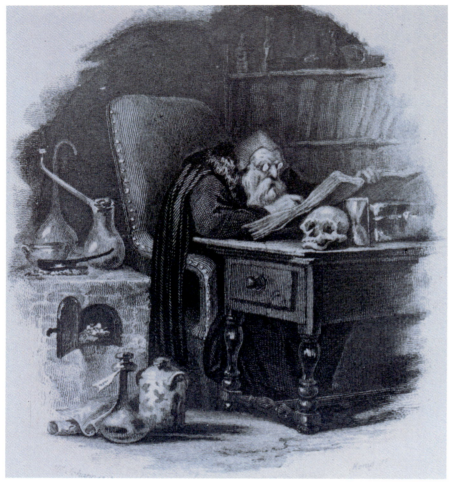

Abb. 28: Schon seit frühesten Zeiten bemühten sich die Parfumeure, ihre Rezepte geheimzuhalten. Daran hat sich auch heute nichts geändert.

nur möglich ist. Mir liegt zum Beispiel ein Katalog eines dubiosen Versandhändlers vor, der sogenannte Devotionalien, das heißt okkulte Räucherstoffe und Parfums verkauft.

Wer an Astrologie glaubt, wird hier besonders anbeißen. Da gibt es nämlich ein Saturn-Parfum, ein Jupiter-Parfum, ein Mars-, Sonnen-, Venus-, Merkur- und Mondparfum, für Preise von DM 20,–

bis 25,– für ganze 10 ml. Allerdings soll jedes Parfum einen Edelsteinsplitter enthalten, der dem namensgebenden Planeten entspricht. Auf Wunsch wird sogar – nach Errechnung des Horoskops – ein ganz persönliches Parfum zusammengemischt. Nach Einsenden des Geburtsdatums, der Geburtszeit und des Geburtsortes zuzüglich der unerheblichen Summe von DM 40,– erhält man ebenfalls 10 ml Parfum.

Da gibt es weiterhin Parfums und Salböle nach angeblich alten ägyptischen, auf Papyrus verewigten Rezepten oder aus mittelalterlichen Kräuter- und Zauberbüchern der Araber oder der magischen Pflanzenkunde der Karibik entnommen. Ein anderes Parfum, das *Virginia* heißt, soll vor negativen Schwingungen schützen und die Aura reinigen. Ein anderes mit dem Namen *Harmonie* hilft, negative Gedanken und Energien abzuwehren.

Wir hoffen zwar auch, liebe Leser, daß wir mit unserem Buch Ihre Sinne erreichen, aber wir distanzieren uns bewußt von solch mystischem Brimborium, wir halten das für reine Beutelschneiderei. Überhaupt scheint die Lukrativität eine der wesentlichen Triebfedern der Industrie zu sein, immer wieder neue Duftnoten mit phantasievollen Namen auf den Markt zu bringen. Bei kaum einer anderen Ware sind die Menschen bereit, so viel Geld für so wenig Inhalt auszugeben.

Damit Sie einmal einen Anhaltspunkt für die Handelsspannen bekommen, verraten wir Ihnen hier, was die Basissubstanzen für die meisten auf dem Markt befindlichen Parfums im Einkaufspreis etwa kosten: Wenn man berücksichtigt, daß fast alle Parfums bestenfalls 20% tatsächliche Parfumöle enthalten – der

Rest ist einfacher billiger Weingeist, der fachmännisch auch Ethylalkohol genannt wird –, dann kommt man ungefähr auf einen Literpreis von DM 150,– bis 300,–. In Flakons abgefüllt und mit den Versprechungen und Weissagungen der Marketingstrategen versehen, kann dieses Parfum pro Liter durchaus Verkaufspreise von DM 5000,– bis 10 000,– erreichen.

Gerechterweise muß man dazu sagen, daß die Differenz noch nicht der reine Gewinn ist, denn auch der schöne Schein der Fläschchen und Flakons kostet einiges in der Herstellung. Ebenso langen die Parfumerien mit hohen Handelsspannen zu, und den Hauptkostenanteil verschlingen die offenbar unentbehrlichen Werbekampagnen. Um eine Marke weltweit zu etablieren, werden durchaus 50 bis 100 Millionen Mark, wenn nicht mehr, eingeplant, nur damit dem Verbraucher eingehämmert wird, er hätte etwas ganz Individuelles erworben, oder – das ist dann die subtilste Methode – man spannt bekannte Schauspieler oder Schauspielerinnen, Mannequins oder Dressmen, Sportlerinnen oder Sportler, Prinzessinnen und Prinzen oder erfolgreiche Modeschöpfer vor den Karren, die dem Verbraucher dann die Chance geben, sich mit ihnen zu identifizieren.

Ich möchte diese Vorgehensweise nicht fundamental kritisieren, aber auch hier ist doch die Frage zu stellen, ob man das nicht wesentlich preiswerter haben könnte. Das würde aber der Geschäftspolitik der Konzerne diametral entgegenstehen. Denn wenn man die reinen Sachwerte, die hinter solchen Konzernen stehen, berücksichtigt, dann macht das an der Börse nur wenige Prozent aus. Das meiste steckt sozusagen wie eine Scheinaura eingepflanzt in unseren Köpfen als Bewertung der Summe aller Marken. Ihr wichtigstes Geschäftsprinzip ist eben, Illusionen aufzubauen, und weil der Mensch nun einmal so ist, wie er ist, und sich gerne etwas einreden läßt, kann man mit noch so viel Aufklärung diesen Konzernen das Geschäft nicht verderben. Es ist eben oft gerade der teure Preis, mit dem man seinen Mitmenschen imponieren möchte, die Funktion des Statussymbols, die der Industrie des schönen Scheins nie versiegende Gewinne beschert.

Wie sehr das äußere Erscheinungsbild, das heißt die Verpackung, die Form des Flakons usw., den Bekanntheitsgrad der Parfummarken bestimmt, das können Sie in der mittleren Spalte der *Tabelle 6* ablesen. Sie entstammt einer Studie, die 1987 in München durchgeführt wurde. 400 Frauen im Alter zwischen 20 und 30 Jahren wurden zu zehn im Handel erhältlichen Düften befragt. Das Ergebnis ist erstaunlich. Zunächst einmal spiegelt sich darin der Werbeaufwand wider, mit dem die Konzerne ihre Marken auf den Markt gebracht haben. Verblüffend ist nämlich, daß die meisten Versuchspersonen nicht in der Lage waren, ein Parfum vom Duft her zu identifizieren.

Nun könnte man daraus natürlich auch den Schluß ziehen, daß es in erster Linie auf den Flakon ankommt, und den könnte man doch jederzeit mit einem preiswerteren Parfum, das einem ebenso gefällt, nachfüllen. Man hätte dann den gleichen Prestigewert. Auch dieser Möglichkeit tragen manche Parfumkonzerne Rechnung, indem sie das Nachfüllen unmöglich machen. Allerdings gibt es ja mittlerweile auf dem Markt eine Unzahl von Kopien der berühmten Parfums. Firmen, die diese herstellen,

Bekanntheitsgrad einiger Parfums

Name des Parfums	Angegebene Bekanntheit bei Zeigen der Verpackung in %	Korrekte Identifizierung nur anhand des Riechstreifens in %
Opium	72	7,5
Chloé	65	7,5
Poison	60	10
Anaïs Anaïs	58	5
Chanel N° 5	57	0
White Linen	50	2,5
Shalimar	46	2,5
L'Air du Temps	41	2,5
Miss Dior	38	0
Alliage	29	2,5

Tabelle 6

sind sozusagen Trittbrettfahrer, die auf der millionenschweren Werbewoge der Ursprungsfirmen reiten wollen und damit offenbar auch ihre Geschäfte machen. Aber, ehrlich gesagt, unfair ist das schon, und außerdem auch ein wenig heuchlerisch von demjenigen, der so etwas anwendet, möglicherweise noch durch Nachfüllen des Originalflakons. Damit betrügt man eigentlich ein wenig seine Mitmenschen. Es sei denn, es wäre tatsächlich nur der Duft, der einem an diesem Parfum so gefällt.

Weil wir von der Hobbythek ganz korrekt bleiben wollen, wollen wir Ihnen mit dem Baukastensystem, das wir in diesem Buch vorstellen, die Möglichkeit geben, nicht nur einfach solche Spitzenparfums zu kopieren – das wäre einfallslos –, sondern wir möchten Sie anregen, selbst als Kompositeur aufzutreten und sich tatsächlich ihr ureigenes, persönliches Parfum zu kreieren. Das ist wesentlich kreativer und macht Ihnen bestimmt mehr Spaß, als einfach nur in den Laden zu gehen und ein schon vorformuliertes Parfum zu kaufen. Sie werden merken, daß es dann auch erheblich preiswerter wird. Wenn dabei tatsächlich Ähnlichkeiten mit existierenden Parfums auftreten, dann ist das völlig zufällig. Die existierenden Typen, die wir in den einzelnen Kategorien erwähnen, sollen Ihnen tatsächlich nur eine Orientierung geben.

Parfum und nackte Haut

Das Problem der Allergien und Hautirritationen haben wir bereits angesprochen. Leider geht dieses Problem auch an den Essenzen, welche den Wohlgerüchen dienen, nicht vorbei, denn

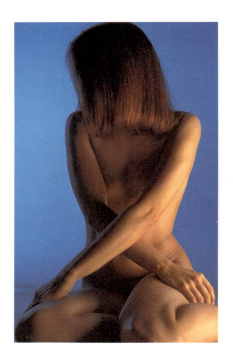

die ätherischen Öle dringen in die Haut ein, weil sie lipophil sind, sich also mit Fetten verbinden, und können sich dadurch zumindest im Fettgewebe einlagern. Aus diesem Grunde sollte die Zusammensetzung eines Parfums schon sehr bedacht gewählt werden.

Als erste wichtige Vorsichtsmaßnahme gilt, daß niemals reines Parfumöl an die Haut gelangen sollte. Wir haben mit unserem Parfumbaukasten den gleichen Weg gewählt wie die Parfumindustrie, um diesem Umstand Rechnung zu tragen, indem wir die Parfumöle stets mit Alkohol verdünnen. Diese Maßnahme dient also keineswegs nur der Gewinnoptimierung der Industrie,

sondern sie hat einen dermatologischen Hintergrund.

Natürlich ist die Ausbeute eines Parfums um so größer, je höher die Konzentration ist. Allerdings hängt das auch ein wenig von der Duftkomposition ab. Im Gegensatz zum reinen Parfum dürfen *Eaux de Parfum* 85–92% Alkohol mit einem geringen Zusatz von Wasser enthalten. Dementsprechend liegt der Anteil der Parfumöle bei den Eaux de Parfum bei 8 bis 15%. *Ein Eau de Toilette* kommt auf Konzentrationen von 4–8%, *Eau de Cologne* gar nur auf 3–5%. Es gibt sogar noch eine Kategorie mit noch geringerem Inhalt, das sogenannte *Splash Cologne,* mit nur 1–3% Parfumöl-Konzentration.

In unserem Rezeptteil erklären wir Ihnen genau, wie Sie im Handumdrehen ein reines Parfum in ein Eau de Parfum, ein Eau de Toilette usw. verwandeln können, indem Sie es nur mit unserem Kosmetischen Basiswasser verdünnen (vgl. *Seite 144 f.*).

Neben der Konzentration gibt es noch andere dermatologisch bedeutsame Faktoren. Schon bei den ätherischen Ölen haben wir darauf hingewiesen, daß allergische Reaktionen auftreten können. Was der eine hervorragend verträgt, erzeugt beim anderen Pickel, Pusteln, Rötungen und manchmal sogar, weil die ätherischen Öle die Hautschranke überwinden, Reaktionen des gesamten Organismus. Das kann sich dann in Nesselfieber, Asthma, Husten oder Nasenlaufen sowie Augenjucken und Bindehautrötung bemerkbar machen. Leider gibt es kaum einen Duftstoff, auf den niemand allergisch reagieren kann.

Häufig hängt die Reaktion vom Anteil der jeweiligen Duftessenz in der Gesamtkomposition des Parfums ab. Dabei ist es keineswegs gesagt, daß natürliche ätherische Öle weniger allergen wirken als synthetisch hergestellte. Im Gegenteil: Weil sich mit Hilfe der Chemie die sogenannten naturidentischen Stoffe reiner herstellen lassen, sind sie manchmal den Ölen, die aus pflanzlichen oder tierischen Rohmaterialien gewonnen wurden, überlegen. Dies mag auch daran liegen, daß selbst natürliche ätherische Öle nicht einfach durch Auspressen der Säfte gewonnen werden, sondern daß sie auf vielfältigste physikalisch-chemische Weise extrahiert werden.

Am unproblematischsten ist in dieser Hinsicht die Methode der Destillation (vgl. *Seite 65*), es folgt die Mazeration (vgl. *Seite 67*), wobei es hier sehr darauf ankommt, welches Fett für die Gewinnung der Duftstoffe benutzt wird. Handelt es sich zum Beispiel um Wollfett von Schafen, dann kann durchaus allein dadurch ein allergenes Potential vorliegen.

Mit erheblichen Problemen behaftet war zumindest lange Zeit die Extraktion, weil hier die ätherischen Öle mit Hilfe von Lösungsmitteln aus den Pflanzen und Blüten herausgetrieben wurden. Es ist nicht sehr lange her, daß man noch Benzol als Lösungsmittel verwendete. Heute weiß man vom Benzol, daß es ein äußerst heimtückisches Gift ist, das erst Jahre später wirkt und das Krebs auslösen kann. Das soll nicht heißen, daß früher zwangsläufig große Mengen Benzol im Parfum enthalten gewesen waren, aber es war nicht auszuschließen, und entsprechende Meßmethoden wurden erst vor kurzem entwickelt.

Noch vor 10–20 Jahren haben die Parfumeure teilweise auf solchermaßen gewonnene ätherische Öle zurückgegriffen, weil die Benzolextraktion einen anderen Duft erzeugte als eine Extraktion beispielsweise mit dem wesentlich gesundheitsfreundlicheren Hexan. Mittlerweile gibt es eine umfangreiche Palette von Lösungsmitteln auf der Basis von unverdächtigen Kohlenwasserstoffen, und in letzter Zeit versucht man sogar, den Pflanzen ihre Duftgeheimnisse mit Kohlendioxid zu entreißen. Das wohl wichtigste Lösungsmittel ist allerdings unverdächtig: der Alkohol.

Die internationale Duftstoffindustrie hat diese Probleme schon früher erkannt und eine, wie sie sagt, wissenschaftliche Vereinigung gegründet, die sich mit allen Aspekten der Unschädlichkeitsbeurteilung und Regelung von Riechstoffen befaßt. Es ist die *International Fragance Association*, kurz als IFRA bezeichnet. Der Sitz der IFRA befindet sich in Genf, wo die rechtlichen und wissenschaftlichen Aktivitäten durch wissenschaftliche Berater und den Generalsekretär koordiniert werden. Mitglieder der IFRA sind die nationalen Verbände der Riechstoffhersteller. Somit können einzelne Firmen als Mitglieder ihrer nationalen Verbände an den Aktivitäten der IFRA teilnehmen, und das nutzen sie heftig. Jedes Land, das ordentliches Mitglied ist, hat eine Stimme in der Generalversammlung und einen Vertreter im Verwaltungsrat.

Im Rahmen der IFRA gibt es ein *Technisches Sachverständigen Komitee (TAC)*, das die technischen und wissenschaftlichen Erfahrungen der Riechstoffindustrie zusammenfaßt. Deshalb haben jene Schlußfolgerungen sicherlich mehr Bedeutung als solche, die einzelne Experten treffen.

Das TAC gibt Empfehlungen über die Verwendung von Stoffen aufgrund aller vorhandenen Unterlagen, einschließlich jener der *RIFM*, des *Forschungsinstituts für Duftmaterialen*, und anderer veröffentlichter und unveröffentlichter Unterlagen, wie Testergebnisse, die von Auftraggebern dieser Testversuche zur Verfügung gestellt werden. Es trägt also im Rahmen einer umfassenden Statistik alle Ergebnisse zusammen und sorgt für deren Veröffentlichung.

Dieses Forschungsinstitut wurde schon 1966 in den USA gegründet mit dem Ziel, Unterlagen über die Unschädlichkeit von Riechstoffen auszuarbeiten. Bei den Ergebnissen sollte man durchaus berücksichtigen, daß ein Interessenverband dahinter steht, allerdings muß hinzugefügt werden, daß die Arbeiten relativ unabhängig von einem internationalen Expertenkomitee beauftragt und kontrolliert werden. Dieses Komitee besteht aus Toxikologen, Pharmakologen und Dermatologen, die in der Regel an Universitäten arbeiten. Das TAC gibt allerdings keine verbindlichen Richtlinien über unschädliche Verwendungen oder unschädliche Anwendungskonzentrationen heraus. Es beschränkt sich auf die Zusammenstellung und sorgfältige Beurteilung von Unterlagen und Ergebnissen von Testversuchen und die Veröffentlichung dieser Ergebnisse und Erfahrungen. Das heißt, für die Riechstoffindustrie sind die Schlußfolgerungen zwar nicht bindend, es hat sich aber herausgestellt, daß seriöse Firmen sich in der Regel an die Empfehlungen halten.

Die Aktivitäten des RIFM und der IFRA werden durch ein gemeinsam beratendes Komitee in Einklang gebracht. Damit – so jedenfalls das selbsterklärte Ziel – soll der Schutz des Endverbrauchers gewährleistet werden, verbunden mit der Zusicherung, daß die Riechstoffindustrie unschädliche Produkte herstellt. Hier sollte man vielleicht hinzufügen: nach bestem Wissen und Gewissen, denn die Vielzahl dieser Substanzen macht es schwer, eine vollständige Übersicht zu erlangen. Sicherlich verbessert sich das mit der Zeit, denn es kommen inzwischen immer mehr Substanzen zusammen, über die die IFRA ausführliche Beschreibungen mit Wirkungen, Nebenwirkungen usw. erstellt hat. Diese Liste stand übrigens auch uns Autoren und Rezeptentwicklern für die Hobbythek-Basisnoten zur Verfügung und wurde intensiv genutzt.

Entscheidend ist, daß der IFRA-Kodex die Risiken, die von bestimmten Parfums ausgehen, erheblich reduziert hat.

Die IFRA hat darüber hinaus versucht, noch ein weiteres Problem in den Griff zu bekommen, nämlich die extreme Geheimniskrämerei der einzelnen Parfumkonzerne und Parfumeure. Mehr oder weniger wurde sie dazu quasi gezwungen, denn in einigen Ländern verlangen die Behörden eine Offenlegung der Riechstofformeln. Leider ist dies in Deutschland noch nicht der Fall. Das hat natürlich zur Folge, daß Ärzte manchmal Schwierigkeiten haben, die Ursachen für Allergieerkrankungen zu finden, womit sich die Parfumindustrie ins eigene Fleisch schneidet, denn in der Regel wird der Arzt dann dem Patienten empfehlen, überhaupt kein Parfum zu verwenden.

Selbst wir hatten unter dieser Geheimniskrämerei zu leiden:

Wir wollten Ihnen eigentlich die Inhaltsstoffe unserer Parfumbasen genau angeben, inklusive der Konzentrationen usw., aber die Parfumeure hatten Angst, daß dieser Baukasten dann sofort kopiert werden könnte und damit ihre Arbeit keine entsprechende Berücksichtigung finden würde. Wir haben dies zur Kenntnis genommen, allerdings werden wir die wichtigsten Inhaltsstoffe trotzdem soweit wie möglich bekanntgeben, zumindestens die, die in relativ hohem Anteil enthalten sind, die anderen spielen dann dermatologisch auch kaum mehr eine Rolle.

Die große Geheimniskrämerei stellt jedenfalls ein Dilemma dar. Deshalb wurde in Deutschland die sogenannte IS-19-Liste erstellt, die einige Riechstoffe enthält, die sehr häufig verwendet werden und in vielen Parfums enthalten sind. Die Herausgeber legen allerdings Wert darauf, daß die Stoffe der Liste aus praktischen Gründen ausgewählt wurden und daß die Liste sich durchaus in bestimmten Abständen ändern könne.

Die Liste war niemals als Negativ-Liste gedacht. Es handelt sich um ein Parfumgemisch, das den Ärzten für Allergietests zur Verfügung gestellt wird. Zeigt der Patient eine allergische Reaktion, so weiß man, daß er zumindest eine der enthaltenen Substanzen nicht verträgt und wahrscheinlich auf viele andere handelsübliche Parfums bzw. parfumierte Körperpflegemittel ebenfalls allergisch reagieren wird. Das Parfumgemisch besteht aus Zimtalkohol, Zimtaldehyd, Eugenol, Isoeugenol, Hydroxycitronellal, Alphaamylzimtaldehyd, Eichenmoos und Geraniol. Im Prinzip kommen solche Stoffe in den Parfums, in parfumierter Kosmetik und Hygieneartikeln sowie in parfumierten

Spülmitteln vor. Eine Kalamität würde dann eintreten, wenn alle Riechstoffhersteller diese Stoffe nicht mehr verwenden würden, dann müßte eine völlig neue Duftmischung mit acht anderen zusätzlichen Riechstoffen zusammengestellt werden.

Die Stoffe in der IS-19-Liste wurden gewählt, weil sie seit vielen Jahren in großen Mengen verwendet werden. Die sensibilisierenden Eigenschaften dieser Stoffe sind eingehend untersucht worden, und die Riechstoffindustrie ist in der Lage, unschädliche Anwendungsbedingungen zu empfehlen. Zum Beispiel hat das RIFM in umfangreichen Anwendungsuntersuchungen das oben angesprochene Hydroxycitronellal, welches in Seifen, Lotionen und Cremes enthalten ist, einige Monate von den Versuchspersonen, die dagegen sensibilisiert waren, verwenden lassen und so festgestellt, daß eine bestimmte Anwendungskonzentration sogar von empfindlichen Menschen toleriert wird.

Wie gesagt, die IFRA hat Richtlinien zur beschränkten Verwendung von Riechstoffen herausgegeben, derzeit sind zirka 90 Substanzen auf der Liste aufgeführt. Neben vielen chemischen Substanzen gehören auch eine große Zahl von natürlichen Substanzen dazu. Da ist zum Beispiel unter dem Stichwort *Allantwurzelöl* zu lesen, daß diese Substanz nicht als Riechstoff verwendet werden soll. Zum *Angelikawurzelöl* empfiehlt das wissenschaftliche Komitee Einschränkungen für Anwendungen auf Hautflächen, die der Sonne ausgesetzt sein könnten, und zwar insofern, daß es auf maximal 3,9% in der Komposition zu beschränken ist. Gleiches gilt für gepreßtes *Bergamotteöl*, hier wird eine Konzentration von maximal 0,4% dem Endverbraucherprodukt zugestanden. Das entspricht einer Konzentration von 2% in einem Parfum, d. h. 2% Bergamotteöl können Sie trotz dieser Lichtsensibilisierung Ihrem Parfum zufügen.

Das gleiche gilt übrigens für das gepreßte *Bitterorangenöl* wie auch für viele andere, die diese Lichtsensibilisierung erzeugen. Beim *Cassiaöl* wird empfohlen, die Verwendung als Riechstoff auf höchstens 1% in einer Komposition zu beschränken, diesmal allerdings wegen des allergenen Potentials. Das gilt auch für den *Zimtalkohol,* bei dem die Anwendungskonzentration bei maximal 0,8% liegen sollte. Das ceylonesische *Zimtrindenöl* liegt etwas besser mit einer Empfehlung von höchstens 1%. Beim *Citral* gibt es nur insofern eine Einschränkung, als empfohlen wird, es unbedingt in Verbindung mit Sensibilisierung verhütenden Stoffen zu verwenden. In dem Zusammenhang wird z. B. das D-Limonen genannt oder andere gemischte Zitusterpene oder das Alphapenen.

Das *Farnesol,* das häufig in Desodorierungsmitteln eingesetzt wird, unterliegt insofern einer Beschränkung, als eine ganz bestimmte Qualität vorgeschrieben ist. Es muß ein besonders reines Produkt sein.

Kaltgepreßte Zitrusöle wie *Grapefruitöl, Zitronenöl, Orangenöl* und *Mandarinenöl* und *Bergamotteöl* bekommen ebenfalls eine Einschränkung für alle Produkte, die auf der Haut der Sonne ausgesetzt sind, mit Ausnahme von solchen, die in der Anwendung von der Haut abgewaschen werden, auferlegt. Zitrusöle sollen auf keinen Fall in Konzentrationen von über 0,4% im Endpro-

dukt verwendet werden. Das allerdings ist schon eine relativ große Menge. Bei dem eben schon angesprochenen Hydroxycitronellal empfiehlt die Richtlinie, es nicht in Anwendungskonzentrationen von über 5% zu verwenden.

Besonders kritisch wird der Duft *Ambrettemoschus* betrachtet. Diese Substanz soll nicht in Riechstoffkompositionen von Kosmetikprodukten, Toilettenartikeln usw. verwendet werden, die unter normalen Anwendungsbedingungen mit der Haut in Berührung kommen. Diese Anmerkung läuft praktisch auf einen Ausschluß der Substanz hinaus, insbesondere, weil in einigen Studien nicht nur eine Kontaktallergie beobachtet wurde, sondern man stellte sogar neurotoxische Effekte, d.h. eine Giftwirkung auf das Nervensystem, fest. Hinzu kommt, daß die Substanz sehr gut die menschliche Haut durchdringen kann, aber nur schwer wieder ausgeschieden wird. Gleiches gilt im Prinzip für den Stoff Nitrobenzol, bei dem das Komitee empfiehlt, ihn als Riechstoff überhaupt nicht zu verwenden, weil akute giftige Wirkungen nachgewiesen wurden.

Erwähnt werden auch die *Eichenmoosextrakte.* Hier wird empfohlen, Substanzen, die aus den Moosarten *Evernia* und *Usnea* stammen, auf keinen Fall mit mehr als 0,6% im Endverbraucherprodukt zu verwenden. In der Riechstoffkomposition können sie bei 20%igem Parfum immerhin aber noch bis zu 3% eingesetzt werden, ohne daß eine negative Wirkung voraussehbar ist.

Eine Substanz, die früher sehr häufig in Parfums eingesetzt wurde, ist der *Pernbalsam.* Hier wird nun empfohlen, diese Substanz nur noch sehr be-

schränkt, und zwar maximal zu 0,4% in Endverbraucherprodukten einzusetzen. Eine erhebliche Beschränkung der Anwendung wurde auch dem Safrol auferlegt, und auch das amerikanische und asiatische Styraxwachs soll nicht als Riechstoff eingesetzt werden. Bei den *Baummoosextrakten* gilt das, was wir schon bei Eichenmoosextrakt gesagt haben. Strikt abgelehnt wird auch das *Verbenaöl.* Das *Benzol* wird im Zusammenhang mit Verunreinigungen in Riechstoffmaterialien erwähnt, und hier empfiehlt das Komitee, die Konzentration von Benzol so niedrig wie möglich zu halten, sie sollte 10 ppm im Öl niemals übersteigen.

(Anmerkung der Hobbythek: Diese Konzentration erscheint uns immer noch zu hoch, gefordert werden sollte unserer Meinung nach eine absolute Benzolfreiheit zumindest im Rahmen der derzeitigen Meßgrenzen.)

Ich denke, dieser Verfahrenskodex der IFRA ist für Ärzte sehr interessant. Sie können ihn in Deutschland bei der Vereinigung deutscher Riechstoffhersteller e.V., Meckenheimer Allee 87 in 53115 Bonn bestellen.

Gewinnung der Duftstoffe

Bereits vor Urzeiten haben die Menschen begonnen, sich damit zu beschäftigen, wie man die angenehmen Düfte der Natur einfangen und verwerten könnte. Die ergiebigste Quelle waren immer schon die Blüten, Früchte und Wurzeln der Pflanzen, wobei manche sogar mehrere Duftsubstanzen abgeben, wie etwa der Orangenbaum, von dem die Blüten das Orangenblüten- bzw. Neroliöl liefern, die Blätter das Petitgrainöl und die Fruchtschalen das Orangenöl.

Mittlerweile hat die Wissenschaft erkannt, daß das, was wir als Duftstoff wahrnehmen, vor allen Dingen die leicht flüchtigen – ätherischen – Öle sind. In der Natur spielen sie eine wichtige Rolle als Informationsquelle für In-

sekten sowie als Schutz mancher Pflanzen (vgl. *Seite 46 f.*).

Die älteste Methode, Duft- und Geschmacksstoffe aus Pflanzen zu gewinnen, ist das Aufkochen oder Überbrühen der entsprechenden Bestandteile, wie das noch heute beim Tee oder beim Kräutersud der Fall ist. Jeder, der sich schon einmal einen Pfefferminztee aufgebrüht hat, weiß,

daß dieser Geruch sich sehr schnell im Raum verbreitet. Verantwortlich dafür ist die Tatsache, daß durch die Wärme die ätherischen Öle ausgetrieben werden und schneller verdunsten. Dies hat sicherlich schon früh die Menschen veranlaßt zu versuchen, den im Dunst enthaltenen Duft aufzufangen. Damit sind wir bei der ersten Methode, Duftstoffe zu gewinnen, der Destillation.

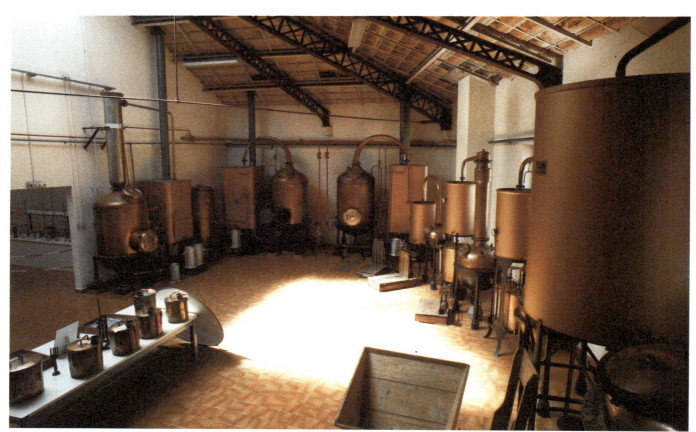

Abb. 30: Antike Gerätschaften zur Gewinnung von Duftstoffen.

Die Destillation

Man unterscheidet zwischen der Wasserdestillation und der Wasserdampfdestillation.

Bei der Wasserdestillation werden die Geruchsstoffe enthaltenden Pflanzenteile in große, mit Wasser gefüllte Behälter gegeben. Das Wasser wird zum Sieden gebracht, anschließend wird der Dampf mit den ausgelösten Duftstoffen in einer Kühlschlange abgekühlt, so daß sich der Dampf wieder zu Wasser zurückbildet, inklusive der dann meist obenauf schwimmenden ätherischen Öle. Die Kühlschlange besteht in der Regel aus Glas- oder Metallröhren, die von kaltem Wasser umflossen werden. Dieses Verfahren wird heute nur noch selten angewandt,

denn es ist energieaufwendig, und besonders hitzeempfindliche Öle, wie die aus Rosen- und Orangenblüten gewonnenen, leiden darunter.

Heute wird in der Regel die Wasserdampfdestillation durchgeführt. Dabei leitet man überhitzten Dampf durch das auf einem Rost liegende Destillationsgut. Durch die starke Hitze werden auch Stoffe mit hohem Siedepunkt gewonnen. Auch hier wird der Dampf wieder kondensiert, und da die ätherischen Öle sich im Wasser nicht lösen, trennen sie sich davon und setzen sich, wenn sie leichter als Wasser sind, an der Oberfläche ab, die schwereren sinken nach unten.

Schon im ausgehenden Mittelalter verwandte man für diese Methode spezielle Flaschen, sogenannte Florentiner

Flaschen, bei denen man durch einen speziellen Auslauf das ätherische Öl ohne Probleme abschöpfen konnte (vgl. *Abbildung 32*).

Kochendes Wasser oder überhitzter Dampf setzen immer voraus, daß eine Temperatur von circa 100 °C erreicht werden muß, was so manchen hitzeempfindlichen ätherischen Ölen erheblich schaden kann. Deshalb wird heutzutage häufig eine sogenannte Vakuum-Destillieranlage eingesetzt, bei der der Siedepunkt des Wassers vom Druck abhängig ist, der auf dem Wasser lastet. Bei niedrigem Druck sinkt der Siedepunkt zum Teil unter 50 °C, eine Erfahrung, die Bergsteiger im Hochgebirge bestimmt schon einmal gemacht haben, wenn sie ein Ei kochen wollten. Weil die Luft in

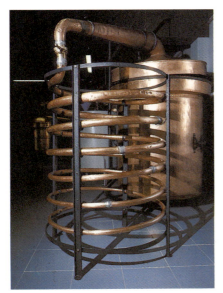

Abb. 31: Kühlschlange einer Destillieranlage.

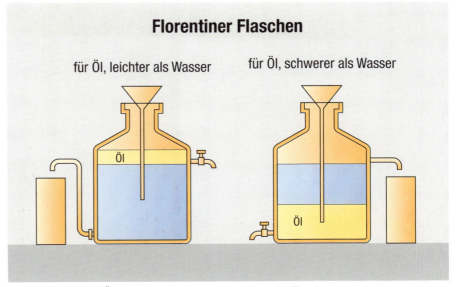

Abb. 32: Leichteres Öl wird oben, schwereres unten aus der Flasche entnommen.

3000–4000 m Höhe wesentlich dünner ist, kocht das Wasser schon bei 85 bis 90 °C, und es dauert unverhältnismäßig länger, bis das Eiweiß des gekochten Eies gerinnt.

Aber zurück zur Vakuum-Destillation. Hierbei wird dieser Effekt bewußt ausgenutzt. Man stellt das Vakuum so ein, daß zwar die ätherischen Öle, deren Siedepunkt auch vom Druck abhängig ist, herausgelöst werden, das Wasser aber nur noch wesentlich weniger heiß sein muß. Ansonsten ist das Prinzip das gleiche wie bei der Wasserdampfdestillation. Es gibt allerdings das technologische Problem, daß die abgeschöpften Substanzen aus dem Vakuum entnommen werden müssen.

Die Extraktion

Bei der Extraktion wird das Pflanzengut auf die Roste eines Extraktionsbehälters gelegt. Dann verschließt man diesen und läßt warmes Lösungsmittel einlaufen. Früher wurden dazu äußerst giftige Lösungsmittel eingesetzt, wie beispielsweise Benzol. Heute verwendet man meistens Hexan oder andere ungiftige Kohlenwasserstoffgemische, neuerdings auch Kohlendioxid.

In dem warmen Lösungsmittelbad lösen sich dann die ätherischen Öle aus der Pflanzenmasse und gehen in die Flüssigkeit über. Sie setzen sich hier allerdings nicht wie beim Wasser oben ab, sondern sie lösen sich vollständig darin auf. Das Lösungsmittel mit den gelösten ätherischen Ölen wird mehrfach verwendet, das heißt, der Vorgang wird mit immer wieder neuen Pflanzenfüllungen so oft wiederholt, bis das Lösungsmittel vollkommen mit ätheri-

schen Ölen gesättigt ist. Bei vielen Blüten bedeutet das beispielsweise bis zu acht Füllungen der jeweiligen Extraktionsbehälter.

Anschließend muß das mit den Pflanzeninhaltsstoffen durchdrungene Lösungsmittel entfernt werden. Das wird durch eine gezielte Destillation erreicht, bei der die Temperatur wesentlich niedriger ist als bei der Wasserdestillation. Man spricht hier von der Rektifikation der Lösungsmittel.

Nun kann der lösungsmittelfreie Extrakt entzogen werden. Diesen nennt man „Concrète". Es handelt sich dabei in der Regel, weil neben den ätherischen Ölen auch Pflanzenwachse darin gelöst sind, um eine wachsartige Substanz. Aus dieser Substanz werden

dann durch eine weitere Destillation mit Alkohol die ätherischen Öle gewonnen. Dieses Extraktionsverfahren wurde schon Anfang des letzten Jahrhunderts entwickelt, aber im großen Stil erst kurz vor der Jahrhundertwende eingesetzt. An der Entwicklung waren vor allem die großen Firmen aus Grasse beteiligt.

An die Lösungsmittel werden, wie gesagt, vielfältige Anforderungen gestellt: Sie müssen von höchster Reinheit sein und ohne Rückstände verdunsten, sie dürfen die Duftstoffe chemisch nicht verändern, und der Siedepunkt muß so niedrig liegen, daß die Duftstoffe nicht zerstört werden. Schließlich soll das Lösungsmittel möglichst nur einen ganz bestimmten Stoff aus dem Pflanzengut herauslösen.

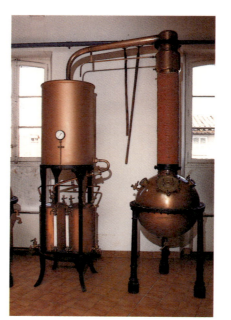
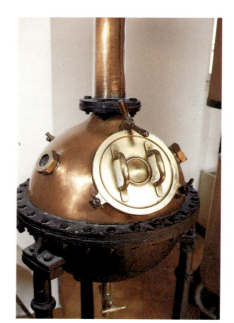

Abb. 33: Antike Extraktions- und Destillieranlage.

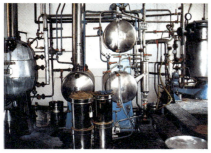 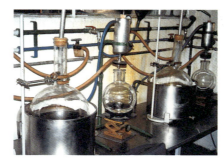 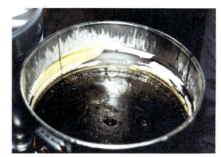

Abb. 34: Modernere Gerätschaften zur Gewinnung von Duftstoffen. Der hier gewonnene Extrakt ist Baummoos-Concrète.

Außerdem dürfen die Lösungsmittel natürlich nicht giftig sein; beim Benzol zum Beispiel können bereits geringste Mengen Krebs auslösen. Das bevorzugte Lösungsmittel heute ist Petrolether bzw. Hexan. Neuerdings spielt aber auch, wie schon erwähnt, Kohlendioxid eine Rolle, unter anderem wegen seines sehr niedrigen Siedepunktes. Mit Kohlendioxid gelang erstmals die Extraktion aus Maiglöckchen- und Fliederblüten.

Die Enfleurage

Neben der Destillation und der Extraktion ist auch die Enfleurage ein schon seit Jahrhunderten bekanntes Verfahren, Blütendüfte zu gewinnen. Bei dieser Methode werden tierische Fette eingesetzt, um die ätherischen Öle einzufangen. Mittlerweile gibt es nur noch ganz wenige Pflanzendüfte, die auf diese Weise gewonnen werden, dazu gehört unter anderem in Ausnahmefällen der Jasmin, zumindest wird das in Grasse noch praktiziert.
Bei der Enfleurage wird eine Glasscheibe in einen Holzrahmen (das

Chassis) eingefaßt und dann auf beiden Seiten mit Schweineschmalz bestrichen. Auf dieses Fett werden die Blütenblätter ganz leicht aufgedrückt (vgl. *Abbildung 35*). Die einzelnen Rahmen können übereinander geschichtet werden. Innerhalb einiger Tage saugt dann das Fett die Duftanteile sozusagen aus den Blüten heraus.
Das Fett wird mehrmals neu mit Blüten bestückt, bis es – ähnlich wie bei der Extraktion – gesättigt ist. Dieses Fett-Duft-Gemisch nennt man „Pomade". Aus der Pomade werden die Duftstoffe mit Alkohol herausgelöst. Man erhält dann das sogenannte „Absolue".
Man kann sich vorstellen, daß dieses sehr viel Handarbeit benötigende Verfahren in der heutigen Zeit nicht mehr rationell ist. Deshalb wird es mittlerweile kaum noch durchgeführt. Allerdings unterscheiden sich die Blütenöle, die auf diese Weise gewonnen werden, von den durch Extraktion mit Lösungsmitteln produzierten Qualitäten ganz erheblich. Das gilt besonders für das Rosenöl. Man versucht dies heute durch synthetische Zusätze wettzumachen.

Die Mazeration

Hierbei handelt es sich um eine Methode, bei der die Duftstoffe der Pflanzen in erwärmtem Fett, in der sogenannten „Enfleurage à chaud", herausgelöst werden. Dieses Verfahren ist allerdings heute kaum mehr gebräuchlich, weil es sehr aufwendig ist und außerdem durch die Extraktion mit Lösungsmitteln ersetzt werden konnte.
Apropos Mazeration: Im Prinzip ist jeder Tee- oder Kaffeeaufguß eine Mazeration, nur daß hier nicht Fett oder Öl erwärmt wird, sondern Wasser.

Ätherische Öle aus der Retorte

Der Bedarf an Duftstoffen ist mittlerweile so groß und die Chemiker waren so kreativ, daß der Natur heute in der Herstellung von synthetischen Duftbausteinen eine große Konkurrenz erwachsen ist. Zum Teil ist das auch ein großes Glück, zum Beispiel, wenn es um den Ersatz von tierischen Duftstoffen wie Zibet, Moschus, Ambra und Bibergeil geht.

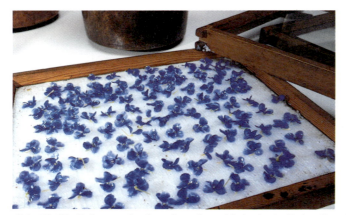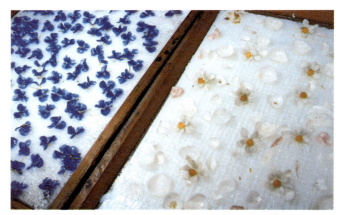

Abb. 35: Die Enfleurage ist die aufwendigste Methode der Duftstoffgewinnung. Hier wird Veilchen- und Jasminblüten das ätherische Öl entzogen.

Die Entwicklung der synthetischen Herstellung von Duftstoffen basiert auf der Tatsache, daß man heute die für den Duft verantwortlichen Molekülarten genau analysieren kann, zumindest was die mengenmäßig stärksten Vertreter anbelangt. Dazu benötigt man sogenannte Gaschromatographen, das sind Analysatoren, die die beim Verdunsten der ätherischen Öle freiwerdenden Moleküle trennen und einzeln analysieren. Für dieses Verfahren werden Parfums unter Mitwirkung von Edelgasen erhitzt, so daß die einzelnen Inhaltsstoffe verdampfen und der Reihe nach durch Destillation analysiert werden können. Diese Methode ist mittlerweile so perfekt, daß selbst winzige Spuren gemessen und auf einem Computerbildschirm als Einzelpixel wiedergegeben werden können.

Seit einigen Jahren wird in der Parfumerie auch die Massenspektroskopie eingesetzt, die es ermöglicht, in die Atomstruktur bis ins einzelne einzudringen. Und zwar werden hier wiederum die einzelnen Atome und Moleküle in den gasförmigen Zustand versetzt und ionisiert, und diese Ionen werden dann durch magnetische und elektrische Felder abgelenkt. Dabei hängt die Stärke der Ablenkung von der Masse ab, und damit wurde es möglich, die Einzelstruktur von Molekülen bis ins einzelne aufzudecken. In seltenen Fällen wird die modernste aller Analysearten eingesetzt, die sogenannte Kernspinnresonanzmethode, auch NMR genannt.

Für Parfumeure sind diese Hightech-Methoden heute eine Selbstverständlichkeit. Natürlich ist es damit auch möglich geworden, selbst die geheimnisvollsten Parfums in ihrer Zusammensetzung zu analysieren. In Grasse weiß man jedenfalls bis ins letzte über die Geheimnisse der Konkurrenz Bescheid. Nicht umsonst gibt es überall auf der Welt mittlerweile Firmen, die – legal oder illegal – die bekannten Parfumnoten kopieren, was den Parfumkonzernen Milliarden an Verlusten bereitet.

Auf der anderen Seite haben diese Methoden aber auch dazu beigetragen, der Natur ihre Geheimnisse zu entreißen, so daß man heute praktisch fast jeden Duftstoff naturidentisch synthetisch herstellen kann. Aber auch schon vor dieser Entwicklung gab es bereits einige Meilensteine in der Entwicklung der synthetischen Riechstoffe. So gelang schon 1834 die Isolierung des Zimtaldehyds aus Zimtöl und 1837 die des Benzaldehyds aus Bittermandelöl. Zu dieser Entdeckung trug unter anderem Justus von Liebig einiges bei. 1856 gelang dann die erste Synthese des Zimtaldehyds. Dem folgte 1863 die Synthese von Benzaldehyd und 1874 die Synthese von Vanillin durch die beiden deutschen Wissenschaftler Haarmann und Tiemann.

Sie sorgten übrigens dafür, daß das kleine Städtchen Holzminden neben Grasse zu einem der Weltzentren der Parfumerie wurde. Es gibt noch heute einen großen Konzern, der Haarmann und Reimer heißt und auf die Arbei-

ten dieses Wissenschaftlers zurückgeht.

Vielleicht sollte man noch erwähnen, daß auch ohne Gas- und Massenspektroskopie die Synthese des Muscons, das heißt des Hauptduftbestandteils des Moschusöls, durch die Deutschen Webler und Ziegler gelang.

Die wichtigsten natürlichen aromatischen Verbindungen sind die Terpene. Zunächst gelang es, nachdem man sie aus den ätherischen Ölen herausgelöst hatte, diese chemisch umzuformen, später gelang dann die Totalsynthese, übrigens interessanterweise im Zusammenhang mit Forschungen über die künstliche Herstellung der Vitamine A und E. Ein wichtiger Basisbaustein ist das Alphapinen, das mittlerweile durch Veränderungen von Myrcen bis hin zu Linalool, Geraniol und Nerol umgesetzt wird. Daraus kann man dann auch das Citronellol, das Citral und sogenannte Junone herstellen.

Synthetische oder halbsynthetische beziehungsweise naturidentische Substanzen in der Parfumerie sind grundsätzlich nichts Verwerfliches. Im Gegenteil: Es gibt allergiegefährdete Menschen, die wegen der Reinheit dieser Substanzen solche Stoffe sogar besser vertragen.

Duftstoffe und ätherische Öle in der Parfumerie

Im Prinzip verwenden Parfumeure alle Substanzen, die ein Aroma abgeben. Dabei müssen die einzelnen Stoffe nicht unbedingt gut riechen. Einige verströmen für ungeübte Nasen sogar einen ausgesprochen unangenehmen Geruch, aber in der Komposition sind sie dann unerläßlich.

Die einzelnen aromatischen Verbindungen bauen vor allen Dingen auf Kohlenwasserstoffen auf, zu denen insbesondere die sogenannten Aromaten zählen. Die wichtigsten Einzelsubstanzen stellen wir Ihnen im folgenden in alphabetischer Reihenfolge vor:

Die Aldehyde

Der Begriff Aldehyd wird für den unbefangenen Leser zunächst einmal außerordentlich stark nach Chemie und Gift klingen. Das liegt wahrscheinlich daran, daß ein Aldehyd in der Umweltdiskussion schon seit einiger Zeit Aufsehen erregt, der Formaldehyd.

Nun haben die in der Parfumerie verwendeten Aldehyde zwar ganz andere Eigenschaften als diese bakterientötende und zellschädigende Substanz, aber eine solche Namensähnlichkeit kann natürlich schnell dazu führen, daß man als Laie verunsichert und mißtrauisch reagiert. In diesem Zusammenhang möchte ich Ihnen, um Sie sozusagen von der falschen Fährte wegzulocken, einen Vergleich anbieten: Würden Sie einen Ernst Schmidt mit einem Ernst Schmitt völlig gleichsetzen, nur weil ihr Name gleich klingt?

Ähnlich ist es mit dem Formaldehyd und anderen Aldehyden. Am Beispiel der Aldehyde läßt sich gut darstellen, wie vielfältig Prozesse ablaufen, die die Natur gestaltet. Zunächst einige allgemeine Erklärungen:

All die Substanzen, die wir im folgenden anführen, gehören zu den Kohlenwasserstoffen. Der Kohlenstoff ist überhaupt für die Vielfalt des Lebens auf unserem Globus verantwortlich, weil er mit sich selbst, aber auch mit vielen anderen Elementen Verbindungen eingehen kann, insbesondere mit Wasserstoff und Sauerstoff.

Nehmen wir einmal das Gas Methan. Es hat eine besonders einfache Molekülstruktur, denn es besteht, wie in *Abbildung 36* dargestellt, aus einem Kohlenstoff- und vier Wasserstoffatomen, die um das Kohlenstoffatom herum angeordnet sind.

Ethan hat, wie Sie ebenfalls *Abbildung 36* entnehmen können, zwei C-Atome und entsprechend sechs H-Atome. Propan besteht aus drei C-Atomen und acht H-Atomen. Butan hat schon vier Kohlenstoffatome und zehn Wasserstoffatome. Diese Reihe können wir fast beliebig fortsetzen, dann kommen wir zunächst zum Penthan, Hexan, Heptan, Octan usw. Es ist durchaus möglich, daß sich bis zu fünfzig Kohlenstoffatome wie an der Perlenschnur aneinanderordnen. Dabei gehen die Stoffe mit zunehmender Kettenlänge langsam vom gasförmigen Zustand in den flüssigen über – man spricht dann von Paraffinölen – bis hin zum festen Zustand, den Festparaffinen.

Daneben gibt es aber auch eine Fülle von anderen Bindungsmöglichkeiten des Kohlenstoffs, die zu ungesättigten Kohlenwasserstoffen führen. Zum Beispiel, indem sich die Kohlenstoffatome mit Doppelbindungen zusammenfügen. Der einfachste Vertreter dieser Art ist das Ethylen. Andere Verbindungen weisen eine Ringstruktur auf, wie das Benzol, die die Ausgangsverbindung aller Aromaten darstellt. Das Benzol enthält sechs Kohlenstoffatome und

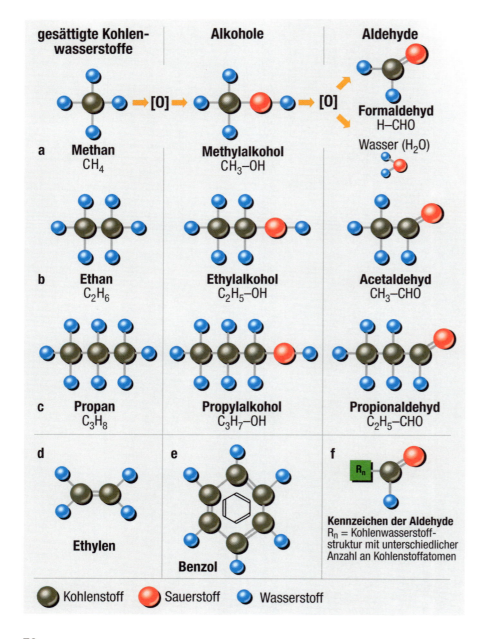

gesättigte Kohlen-wasserstoffe	Alkohole	Aldehyde

a Methan
CH_4 →[O]→

Methylalkohol
CH_3-OH →[O]→

Formaldehyd
H–CHO

Wasser (H_2O)

b Ethan
C_2H_6

Ethylalkohol
C_2H_5-OH

Acetaldehyd
CH_3-CHO

c Propan
C_3H_8

Propylalkohol
C_3H_7-OH

Propionaldehyd
C_2H_5-CHO

d Ethylen

e Benzol

f R_n

Kennzeichen der Aldehyde
R_n = Kohlenwasserstoff-struktur mit unterschiedlicher Anzahl an Kohlenstoffatomen

● Kohlenstoff   ● Sauerstoff   ● Wasserstoff

sechs Wasserstoffatome, die wie in der Abbildung ersichtlich, sich zu einem Ring zusammengeschlossen haben.

Wenn Sie genau hinschauen, dann erkennen Sie hier, daß formal sowohl Einzel- als auch Doppelbindungen vorliegen. Dies könnten wir nun auch beliebig mit anderen zusätzlichen Atomen weiterführen, und zwar mit Sauerstoff, Stickstoff, Schwefel usw., und dann würden wir unweigerlich irgendwann sogar auf die Moleküle des Lebens treffen, denn auch das Leben nutzt den „Verwandlungskünstler" Kohlenstoff, um sich in seiner Vielfalt präsentieren zu können.

Methan, Ethan, Propan, Butan usw. bis zu den Paraffinen kennen Sie vielleicht als gute Brennstoffe. Das Kennzeichen der Verbindungsklasse dieser gesättigten Kohlenwasserstoffe bzw. Alkane ist zum einen, daß sie reine Kohlenwasserstoffe sind, also nur aus Kohlenstoff- und Wasserstoffatomen bestehen, und ausschließlich Einfachbindungen zwischen den C-Atomen bilden. Erdgas enthält zum Beispiel zu hohen Prozentsätzen Methan. Propan und Butan sind die am häufigsten verwendeten Flüssiggase zum Beispiel bei Campingkochern usw. Nun bedeutet Verbrennen nichts anderes, als daß sich eine Verbindung mit dem Sauerstoff der Luft in relativ schneller Reaktion bildet. Der Fachmann spricht von schneller Oxidation. Es gibt aber auch andere Formen von Reaktionen mit Sauerstoff, zum

Abb. 36: Wenn ein Kohlenstoffmolekül ein Sauerstoffatom bindet, entsteht ein Alkohol. Reagiert dieser mit dem Luftsauerstoff und gibt zwei Wasserstoffatome ab, ist ein Aldehyd entstanden.

Beispiel die langsame Oxidation, wie wir sie vom Ranzigwerden der Butter zum Beispiel kennen. Machen wir ein Gedankenexperiment, das wir in *Abbildung 36* dargestellt haben: Wenn Methan sich ein Sauerstoffatom „einfängt", dann entsteht ein Alkohol, und zwar in diesem Fall der giftige Methylalkohol, auch Methanol genannt. Beim genauen Hinsehen ist zu erkennen, daß sich ein Sauerstoffatom zwischen ein C- und ein H-Atom geschoben hat, das nennt man dann Oxidation. Dabei wird ein wenig Wärme frei. Wenn der chemische Umwandlungsprozeß weitergeführt wird, und diesem Molekül zwei Wasserstoffatome entzogen werden, zum Beispiel indem sie mit dem Luftsauerstoff reagieren, entsteht Formaldehyd und als weiteres Reaktionsprodukt Wasser.

Ähnliche Prozesse können mit dem Ausgangsmolekül Ethan ablaufen, dann bildet sich Ethylalkohol und Acetaldehyd. Bei Propan entstehen Propylalkohol und anschließend Propionaldehyd. Dieser Entzug von Wasserstoffatomen, der jeweils zum Aldehyd führt, wird übrigens als Dehydration bezeichnet. In Nachschlagewerken findet man deshalb für *Aldehyd* auch die Bezeichnung *Alkoholdehydrogenatus, dehydrierter Alkohol*. Und das ist nun tatsächlich das entscheidende Kennzeichen der Aldehyde. In der chemischen Formel stellt sich das so dar, wenn man die linksstehenden Kohlenwasserstoffatome als Rn bezeichnet, und nur das letzte Kohlenstoffatom herausnimmt, dann hängen an diesem ein Wasserstoff- und ein Sauerstoffatom. Letzteres über eine Doppelbindung (vgl. *Abbildung 36*). Diese CHO-Einheit eines Moleküls wird als Aldehydgruppe

bezeichnet und ist damit ein Kennzeichen der Aldehyde, gleichgültig wieviel Kohlenstoffatome in der Kette vorhanden sind.

Interessanterweise lösen alle Aldehyde bei uns Geruchseindrücke aus. In der Parfümerie werden in der Regel Aldehyde mit relativ langen Kohlenstoffketten eingesetzt, zum Beispiel mit neun, zehn, elf und zwölf Kohlenstoffatomen. Die Länge der Kette ist jeweils aus dem Namen zu ersehen.

Der **Aldehyd C 9** zeichnet sich durch einen sehr starken wachsartigen Duft mit blumigen Akzenten aus. Er ist natürlicher Bestandteil einiger Zitrusöle sowie des Rosen-, Zimt- und Iriswurzelöls.

Der **Aldehyd C 10** entwickelt einen starken, etwas süßen, zitrusschalenartigen Geruch mit einem leicht ranzigfettigen Einschlag. Er ist natürlicher Bestandteil vieler Zitrusöle.

Der **Aldehyd C 11** riecht intensiv wachsartig mit metallischen und grünen Untertönen. Dabei kommt eine Note von leichtem Rosen- und Blätterduft heraus.

Der **Aldehyd C 12** riecht frischwürzig blumig mit leichter Wachsnote. Er ist natürlicher Bestandteil des Fichtennadelöls.

Der **Aldehyd C 13** entwickelt einen trockenen, leicht fruchtigen Duft, mit blumig wachsigen Akzenten, der ein wenig auch an Ambra und Weihrauch erinnert.

Zu nennen sind schließlich noch der **Aldehyd C 14**, dessen Geruch an Pfirsich erinnert, und der **Aldehyd C 18**, der ein wenig nach Kokos riecht. Diese Aldehyde sind relativ einfach durch chemische Verfahren zu gewinnen, und zwar in der Regel durch Dehydrie-

rung, also dem Entzug von zwei Wasserstoffatomen aus den jeweiligen Alkoholen.

In dieser reinen Form sind sie allergologisch betrachtet relativ unproblematisch. Für den Zimtaldehyd gibt es die IFRA-Vorgabe, daß man ihn am besten in Kombination mit anderen Substanzen, wie Eugenol oder α-Limonen, einsetzen sollte, um seine Hautverträglichkeit zu verbessern.

Zu natürlichen Aldehyden zählen **Citral** und **Citronellal** sowie der **Capronaldehyd**, welcher allerdings in der Parfumerie weniger verwendet wird, weil er den durchdringenden Geruch von Ziegen aufweist. In der Käseproduktion kann man damit leicht aus Kuhmilch einen angeblichen Ziegenkäse produzieren.

In ähnlicher Weise kann man sich übrigens auch die Bildung von **Ketonen** vorstellen. Auch sie entstehen durch Dehydrierung von Alkoholen. Zu den Ketonen zählt das **Fenchon**, das **Flavon**, das **Carvon**, aber auch der **Campher** und das **Thujon**. In Tabelle 2 können Sie noch einmal vergleichen, welche Einzelsubstanzen der ätherischen Öle zu welchen chemischen Gruppen gezählt werden. Wir haben hier die Gruppe der Aldehyde stellvertretend für alle anderen etwas näher betrachtet.

Ambra

Diese Substanz wird auch als Amber oder Ambre bezeichnet. Es handelt sich dabei um einen Duftstoff, der ursprünglich aus dem Magen des Pottwals stammt, und zwar aus unverdauten Bestandteilen von Meerestieren.

Gelegentlich wird diese Substanz auch von den Walen ausgespuckt und schwimmt dann auf der Meeresoberfläche, wodurch sie überhaupt erst den typischen Geruch bekommt. Früher wurde das Ambra meist von Fischern eingesammelt, so daß es gegen seine Verwendung in der Parfumerie nichts einzuwenden gab. Heute wird es aber häufig aus den beim Walfang erbeuteten Tieren herausgeschnitten, und man läßt es dann etwa ein Jahr im Meerwasser reifen oder lagert es mindestens drei Jahre in getrocknetem Zustand.

Wir verzichten daher bewußt auf diesen Duftstoff. Das können wir auch ganz gut verkraften, weil nämlich das synthetische Ambra sowohl vom Duft als auch von der Hautverträglichkeit her dem natürlichen in nichts nachsteht. Übrigens: Wer früher als Fischer einen großen Klumpen Ambra gefunden hat, der war ein gemachter Mann. Vom Einkommen her konnte das durchaus mehrere Jahre Fischfang ersetzen. Der wichtigste Inhaltsstoff des Ambras ist das Ambrain, das je nach Qualität zu 30–75% im Rohstoff enthalten ist.

Ambra hat einen sehr angenehmen warmen, aber nicht zu intensiven Geruch. Er wird als animalisch bezeichnet, als erdig, ein wenig nach Sandelholz und Tabak riechend und außerdem ist auch noch eine gute Brise Meeres- und Algenduft enthalten.

Wie gesagt, das synthetische Ambra steht dem natürlichen in nichts nach, und deshalb verwenden wir es als sogenannten Fixateur, wie es von jeher in der Parfumerie eingesetzt wird, und zwar in unserer Basis Amber Oriental und in der Basis Animalisch.

Anisöl (vgl. *Seite 23*)

Anisöl bringt in der Parfumerie eine süßlich lebendige Komponente in Duftmischungen ein. Man kennt den typischen Geruch von der Weihnachtsbäckerei. Er ist kräftig und ein wenig krautig. Anisöl wird durch Wasserdampfdestillation aus zerkleinerten Samen sowohl vom typischen Anis mit seinen kleinen Körnern als auch aus dem Sternanis mit den charakteristischen sternförmigen Kapseln gewonnen.

Baummoos Absolue

Diese Substanz wird, wie auch das Eichenmoos, durch Extraktion gewonnen. Sie wird mit Hexan herausgelöst. Das entstehende Concrète, eine feste Substanz, hat einen frischen herbmoosigen Charakter, der ein wenig an Meeresalgen erinnert. Aus dem Concrète wird das Absolue durch Auswaschen mit Alkohol gewonnen. Das Baummoos findet häufiger Verwendung als das Eichenmoos, weil es preiswerter ist und einen ähnlichen Duft abgibt.

Eichenmoos und Baummoos bilden die Grundlage für Parfums in Richtung Fougère und Chypre, aber auch für Holzakkorde und lederartige Kompositionen. Darin wirkt es in der Regel als Fixateur. In der IFRA-Liste wird es erwähnt, und es wird empfohlen, daß im fertigen Endprodukt nicht mehr als 0,6% Baummoos und Eichenmoos enthalten sein sollten, sowohl einzeln wie auch gemeinsam. In der Zusammenstellung unserer Parfumbasen ist das natürlich berücksichtigt.

Bayöl

Das Bayöl wird durch Wasserdampfdestillation aus Blättern des Baybaums, der zu den Myrtengewächsen gehört, gewonnen. Der Baum wächst auf verschiedenen westindischen Inseln, vor allem in der Dominikanischen Republik sowie in Mittelamerika.

Bayöl weist einen stark würzigen, etwas süßlichen Duft mit Verwandtschaft zum Nelkenöl auf. Das liegt daran, daß das Eugenol als Substanz dominiert, aber auch das Myrcen sowie geringere Mengen Limonen und Citral beziehungsweise Neral.

Früher schätzte man übrigens das sogenannte Bayrum als Haarwasser, das in Westindien durch Destillation von Rum und Bayblättern hergestellt wurde. 40% des Öls sind Terpene beziehungsweise Kohlenwasserstoffe. Wenn man diese entzieht, also terpenfreie Bayöle herstellt, dann harmonieren diese Düfte vorzüglich mit den Lavendelölen.

Beifußöl

Dieses Öl wird aus der Beifußpflanze gewonnen, die auch bei uns wächst, die aromatischeren Sorten kommen allerdings aus Marokko, Algerien, Osteuropa und Frankreich. Beifuß ist als Gewürzkraut bekannt und gehört zur gleichen Gattung wie das Estragon. Es riecht krautig-würzig und hell, man könnte es als eine Mischung aus Eukalyptus, Rosmarin, Salbei und Estragon bezeichnen. Hauptbestandteil ist das Cinneol (Eukalyptol).

Beifußöl findet Einsatz in vielen Naturdüften und in herb-balsamischen Parfums.

Benzoe (vgl. *Seite 23*)

Bei dieser Substanz handelt es sich um ein Baumharz, das aus dem wildwachsenden Baum *Styrax tonkinensis* gewonnen wird. Man unterscheidet zwischen Siam-, Vietnam-, Laos-, Thailand- und Sumatra-Benzoeharzen. Da es nicht teuer ist, wird es gern als süßlich-balsamischer Fixateur eingesetzt. Allerdings bestehen auch hier Anwendungsbeschränkungen auf der IFRA-Liste, die streng eingehalten werden sollten.
Seinen Duft verdankt das Benzoe dem Benzylbenzoat und dem Benzylcinnamat. Außerdem sind noch kleinere Anteile Vanillin und Citrozimtalkohol enthalten.

Bergamotteöl (vgl. *Seite 23*)

Bergamotteöl wird durch Auspressen der Fruchtschalen der zitronenähnlichen Früchte des Bergamottebaums gewonnen, der in Italien, Südamerika, Westafrika, Spanien und Kalifornien wächst. Man nimmt dafür vorwiegend die grünen Früchte.
Bergamotteöl enthält Bergapten, ein Furocumarin, das die Haut besonders lichtempfindlich macht. Deshalb geht man in letzter Zeit dazu über, dem Bergamotteöl das Bergapten, das etwa einen Anteil von 5% im Öl ausmacht, zu entziehen. Jedenfalls gibt es furocumarinfreie oder -arme Bergamotteöle, die keineswegs weniger gut riechen. Entscheidend für den Geruch ist eine Kombination zwischen Limonen, Linalool, Citral und Linalylacetat.
Bei furocumarinfreiem Bergamotteöl brauchen die Einschränkungen der

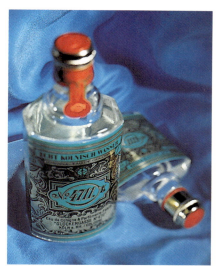

Abb. 37: Auch das „klassische" 4711 verdankt seinen frischen Duft unter anderem dem Bergamotteöl.

IFRA-Liste nicht berücksichtigt zu werden.
Bergamotteöl wird in der Parfümerie wegen seines klaren, frischen, grünen, fruchtig-süßen Duftes sehr häufig eingesetzt, wegen seiner Spritzigkeit vor allem auch in Eaux de Cologne und Eaux de Toilette.

Birkenteeröl

Birkenteeröl wird aus Birkenholz gewonnen, und zwar durch Destillation und anschließender Reinigung von Nebenbestandteilen. Deshalb wird es häufig auch als rektifiziertes Birkenöl bezeichnet.
Der eigenwillige Geruch wird nur in äußerst geringen Anteilen zugefügt,

besonders bei Herrendüften. Birkenteeröl riecht teerig, rauchig und erinnert an Wald. Außerdem enthält es eine leicht süßlich-ölige Lederkomponente.

Bittermandelöl

Schon in der Schule haben wir gelernt, daß Bittermandeln sehr giftig sind, weil sie einen gewissen Prozentsatz an Blausäure enthalten. Bereits 2–3 Bittermandeln pro Tag können durchaus Vergiftungserscheinungen auslösen. Aber: Das Bittermandelöl, das in der Parfümerie verwendet wird, ist selbstverständlich blausäurefrei, ebenso wie das in Marzipan eingesetzte Aroma. Da blausäurefreies Bittermandelöl fast zu 95% aus Benzaldehyd besteht, ist es auch sehr einfach synthetisch herzustellen. Es weist einen frischen Duft auf, den man von abgekochten Mandeln her kennt. Manchmal wird anstelle von Bittermandelöl Heliotropin verwendet, das noch eine zusätzliche vanilleähnliche Komponente enthält. Heliotropin sollte aber nach der IFRA-Liste mit Einschränkungen eingesetzt werden.

Buccoblätteröl

Dieses Öl, das durch Wasserdampfdestillation aus den Blättern eines in Südafrika wildwachsenden Krautes mit Namen Bucco-Barosma gewonnen wird, erinnert sehr stark an Schwarze Johannisbeere. Zusätzlich ist noch ein frischer pfefferminzartiger, campherartiger Anteil im Duft enthalten.
Das Öl kann sowohl als Lebensmittel-

aroma als auch – allerdings in kleinsten Dosierungen – bei der Parfumkomposition eingesetzt werden.

Castoreum Absolue

Das natürliche Castoreum wird auch als Bibergeil bezeichnet. Es handelt sich dabei um Substanzen, die aus den neben den Geschlechtsteilen des Bibers liegenden Drüsenbeuteln gewonnen werden. Zunächst wurden dafür Biber in freier Natur gejagt, und als es nicht mehr genügend gab, begann man, sie in Massentierhaltungen zu züchten.

Um das Bibergeil zu erhalten, entnimmt man dem toten Tier die Drüsen, die dann zur Haltbarmachung geräuchert werden. Die Duftstoffe werden mit Lösungsmitteln extrahiert.

Der Geruch hat etwas Rauchig-balsamisches an sich, wird aber auch als fruchtig und leicht nach Baldrian riechend beschrieben. Außerdem enthält er Düfte von Tabak und Leder, was sicherlich auf den Räucherprozeß zurückzuführen ist.

Das heutige natürliche Castoreum stammt überwiegend von kanadischen und russischen Bibern, die dafür gezüchtet werden.

Natürlich empfehlen wir von der Hobbythek nur das synthetische Castoreum, welches dem natürlichen Duft in nichts nachsteht.

Cassisöl

Dieses Öl verbreitet den typischen Johannisbeerduft, der heutzutage allerdings meist durch Buccoblätteröl erzeugt wird. Mehr zum Cassisöl finden Sie auf *Seite 98*.

Citronellöl (vgl. *Seite 26*)

Dieses ätherische Öl wird durch Wasserdampfdestillation aus dem Citronellgras gewonnen, das in ganz Südostasien verbreitet ist. Es entstammt also nicht der Zitrone, wie mancher bisher vielleicht glaubte. In seinem Duft erinnert es an die Zitronenmelisse, und es wird häufig auch an deren Stelle eingesetzt, weil es unverhältnismäßig preiswerter ist. Es riecht frisch und wird eigentlich nur in geringen Mengen eingesetzt.

Cumarin

Cumarin ist der Träger des aromatischen Geruchs zahlreicher Pflanzen, wie zum Beispiel Waldmeister, Hochgras, Tonkabohne usw. Es ist eine kreislaufwirksame Substanz und kann in höheren Dosen unter Umständen giftig wirken. Deshalb vorsichtig bei der Anwendung!

Cumarin darf als Lebensmittelaroma nicht mehr eingesetzt werden, weil der Verdacht besteht, daß es krebserregend wirken kann. Es stehen aber ungefährliche künstliche Aromen zur Verfügung.

Die IFRA-Liste rät von der Verwendung etlicher Cumarinformen wie Methoxy-, Methyl-, Dihydrocumarin und anderen ab. Deshalb ist es wichtig, in der Parfumerie das geeignete Cumarin zu verwenden. Es heißt 1,2 Benzopyran und wirkt weder sensibilisierend noch photoxisch auf der Haut. Cumarin ist eine kristalline Substanz, die in Alkohol gelöst werden kann.

Cuminöl

Ein durch Wasserdampfdestillation gewonnenes ätherisches Öl, und zwar aus den Samen einer Kümmelart, die in den Mittelmeerländern, im Nahen Osten, in Nordafrika und in Indien kultiviert wird. Es ergibt einen weichen, grünen, würzig-anisischen Duft, der dem Küchengewürz ähnlich ist, aber in der Komposition mit anderen dem Parfum einen durchaus erotischen Duftcharakter geben soll, selbst wenn es nur in kleinsten Mengen eingesetzt wird.

Davanaöl

Dieses ätherische Öl wird aus einer indischen Pflanze mit Namen *Artemisia pallens* gewonnen. In der Parfumerie wird es eingesetzt, weil es einen ausgesprochen fruchtigen Duft erzeugt, mit feiner Holznote. Es besitzt Inhaltsstoffe, die auch im Aroma der Himbeere und der Erdbeere enthalten sind, und in dieser Richtung kann man auch den Fruchtanteil des Duftes beschreiben.

Dihydrojasmon

Bei dieser Substanz handelt es sich um einen mittlerweile ausgesprochen wichtig gewordenen, synthetisch hergestellten Jasminduft, der wesentlich preiswerter ist als das echte Jasminöl. Es erzeugt einen ähnlichen Duft wie das echte Jasmin, allerdings mit frischen und fruchtigen Nuancen, die aber in der Gesamtkomposition durch Rezeptvariationen nicht ins Gewicht fallen.

Estragonöl (vgl. *Seite 26*)

Estragonöl wird durch Wasserdampfdestillation aus Blüten, Stengeln und Blättern des Estragons gewonnen. Seinen spezifischen Duft bezieht es vom Estragol sowie vom Terpineol und Phelandren. In der Parfumerie wird es als krautig, würzig, mit anisähnlichen Bestandteilen beschrieben. Dieses Öl bringt eine frische, würzige Kräuternote, die hauptsächlich in der Herz- und vor allem in der Fondnote eines Parfums zum Tragen kommt, weil die Duftnote besonders lang anhaltend wirkt (siehe hierzu auch *Seite 87*).

Eugenol

Eugenol ist der Hauptwirkstoff im Nelkenblütenöl, Pimentöl und Zimtöl. Der Geruch ist sehr hart würzig und stark medizinisch. Eugenol wird aus Nelkenblättern und -stengeln, in denen es bis zu 80% enthalten ist, durch Extraktion oder Destillation gewonnen. Es sollte nicht mit dem Isoeugenol verwechselt werden, welches in der IFRA-Liste auf maximale Anwendungskonzentrationen von 0,2% beschränkt wird.

Fliederextrakt

Aus dem Flieder läßt sich zwar ein Extrakt gewinnen, jedoch gibt dieser den betörenden Duft des echten Flieders nur unzureichend wieder. Um den echten Duft zu erreichen, muß man ihn unbedingt mit synthetischen Duftstoffen anreichern, insbesondere mit Alphaterpineol, Anisaldehyd und unter Umständen mit Heliotropin. Durch eine Kombination von Gaschromatrographie und Massenspektrometrie wurden im Fliederextrakt vor allen Dingen Alpha-Pinen, Oxymen, Methylbenzyl, Ether sowie verschiedene Alkohole nachgewiesen.

Der angereicherte Fliederextrakt ist eine excellente Komponente für blumige Parfumnoten.

Galbanumöl

Dieses Öl wird aus dem Harz eines Gummibaums mit Namen *Ferula galbaniflua* durch Extraktion oder Wasserdampfdestillation gewonnen. Das Harz ist der aus den angeschnittenen Wurzeln ausfließende und an der Luft angetrocknete Saft. Dieser Gummibaum wird im Iran, in der Türkei und in Syrien angebaut. Der Duft des Galbanumöls ist frisch-grün, etwas laubartig, mit waldigen fichtennadelartigen, balsamischen Untertönen. Es wird häufig als grüne Komponente in blumigen und orientalischen Noten eingesetzt. Da der Duft sehr markant ist, wird er auch besonders gern für Herrendüfte verwendet.

Geraniol

Das Geraniol ist eine Hauptkomponente im Rosen- und Geraniumöl. Es ist ein Alkohol, der in der Regel aus Almarosaöl und Citronellalöl gewonnen wird, aber auch synthetisch aus Pinen hergestellt werden kann. In der Parfumerie findet Geraniol vor allen Dingen Anwendung in blumigen Noten, die eine rosige Komponente haben sollen.

Geraniumöl (vgl. *Seite 28*)

Dieses Öl wird durch Wasserdampfdestillation aus den Blättern und grünen Teilen der *Pelargonium graveolens* oder anderen Pelargonienarten gewonnen, die während der Blütezeit geerntet werden. Der Geruch dieses Öls variiert je nach Herkunft. Kommt es von der Insel Réunion, dann hat es einen vollen laubartigen, rosigen Duft mit minzig-fruch-

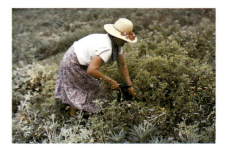

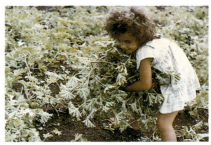

Abb. 38 a+b: Pelargonienernte auf der Insel Réunion.

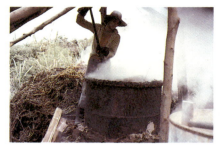
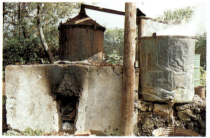
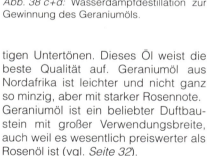

Abb. 38 c+d: Wasserdampfdestillation zur Gewinnung des Geraniumöls.

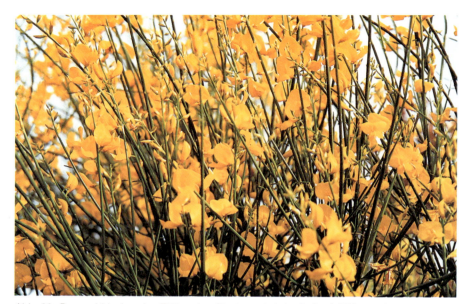

Abb. 39: Den wohlriechenden Blüten des Ginsters wird der Duft mit Hilfe von Lösungsmitteln entzogen.

tigen Untertönen. Dieses Öl weist die beste Qualität auf. Geraniumöl aus Nordafrika ist leichter und nicht ganz so minzig, aber mit starker Rosennote. Geraniumöl ist ein beliebter Duftbaustein mit großer Verwendungsbreite, auch weil es wesentlich preiswerter als Rosenöl ist (vgl. *Seite 32*).

Ginster (Genet Absolue)

Wer schon einmal im Sommer im Mittelmeerraum war, der dürfte den charakteristischen Duft, den die Ginsterblüten dort überall verbreiten, kennen. Dieser Duft wird durch Extraktion aus den Blüten mit Hilfe von Lösungsmitteln herausgetrieben. Zunächst ent-

steht das Concrète, und daraus wird dann durch Alkoholextraktion das Absolue gewonnen. Es ist ein süßer, blumig-heuartiger Duft von besonderer Originalität und wird gern in blumigen Düften eingesetzt.

Hyazinthe

Der Duft der Hyazinthe bildet eine wertvolle Basis für den Aufbau von Parfümölen. Das ätherische Öl wird durch klassische Extraktion oder durch Wasserdampfdestillation gewonnen. Es besitzt eine Fülle von Einzelkomponenten, insbesondere Benzylbenzoate, Kompensylalkohol, Zimtsäure und Esther. Das Öl weist einen intensiv grünen,

süßen, laubartigen und blumigen Duft auf. Es wird häufig in grün-blumigen Parfums eingesetzt.

Jasminöl Absolue (vgl. *Seite 28*)

Der Jasmin, ein aus Indien stammender Strauch, wird in Südfrankreich, Algerien, Marokko und Ägypten angebaut. Das aus den Blüten extrahierte Öl ist, wie gesagt, der König der Parfümöle. Bei der Extraktion gewinnt man zunächst das Concrète und dann das Absolue, das in Parfums eingesetzt wird. Da es eine ganz schlechte Ausbeute bringt, ist Jasminöl außerordentlich teuer, aber sein Duft ist einmalig. Es riecht stark honigartig, intensiv blu-

76

mig, mit einem leicht fruchtig-kräuterartigen Unterton. Zur Abrundung des Duftes werden gern Ylangöl und Rosenöl eingesetzt.

Kamillenöl, blau (vgl. *Seite 29*)

Das blaue Kamillenöl wird aus der Kamillenart *Matricaria chamomilla* gewonnen. Es ist sehr teuer und hat wichtige pharmakologische Wirkungen. Aufgrund dieser Wirkungen wird es auch gerne als Kosmetikrohstoff eingesetzt. Der Geruch des Kamillenöls ist gut erkennbar: krautig, etwas süß und honigartig. Das Öl ist lichtempfindlich und sollte nur in dunkle Flaschen abgefüllt werden, sonst verliert es schnell seine blaue Farbe und wird braun.

Ketonmoschus

Hierbei handelt es sich um einen synthetischen Moschusriechstoff. Beim natürlichen Moschus gibt es viele Varianten, entsprechend auch bei den synthetischen „Schwestern". Da ist einmal der Xylolmoschus zu nennen, dann der Ketonmoschus, der wohl der beste im Einsatz ist. Ambrette-Moschus hat phototoxische Bestandteile, das heißt er sensibilisiert die Haut, deshalb wird er in der IFRA-Liste aufgeführt. Er sollte in den Dosierungen mit nicht mehr als 4% eingebracht werden.

Korianderöl

Koriander kennt man normalerweise als Gewürz, und wenn Sie ein kleines Korn davon zerdrücken, dann wissen Sie, wie es riecht: sehr aromatisch, würzig und ein wenig in unserem Gedächtnis mit Weihnachten verbunden. Es wird durch Destillation aus den getrockneten Koriandersamen gewonnen und nur in winzigen Mengen einer Duftkomposition zugefügt, weil es sonst sehr prägend wirkt. Es wird unter anderem auch für Eau-de-Cologne-Noten empfohlen.

Labdanum

Auch dies ist ein Gummiharz, das aus einem Strauch gewonnen wird, der bis zu zwei Meter hoch wird: dem *Cistus ladaniferus*. Das Harz ist für alle Ambra- und Ledernoten wichtig, ebenso für Moosakkorde. Durch Wasserdampfdestillation gewinnt man aus Labdanum das ätherische Cistusöl, das einen warmen, würzigen, ambraartigen Duft mit trocken-holzigen Einschüben ergibt.

Lavandinöl

Dieses Öl wird durch Destillation aus den blühenden Spitzen einer Lavendelart mit Namen *Lavendula hybrida* gewonnen. Es hat einen krautigeren Duft als Lavendelöl und eine besonders frische Note. Preislich ist es günstiger als das Lavendelöl.

Lavendelöl

Dieses Öl wird aus der echten Lavendelpflanze, der *Lavendula officinalis*, gewonnen, eine Pflanze, die vor allen Dingen im Mittelmeerraum zu Hause ist, aber auch in nördlicheren Regionen gut gedeiht (siehe dazu die Beschreibung unter dem Kapitel *Aromatherapie*).
Das Öl wird äußerst vielfältig eingesetzt, allerdings meist in Herrendüften, vom typischen Lavendelwasser bis zu Fougère-Kompositionen.

Limonen

Limonen ist der Hauptbestandteil vieler Zitrusöle, manche beinhalten bis zu 90% Limonen. Es handelt sich dabei um ein Terpen, das einen ausgesprochen angenehmen Duft aufweist. Es wird durch Kaltpressen von Zitrusschalen und anschließender selektiver Destillation gewonnen. Der Duft ist zitrusartig, frisch und hell ohne zusätzliche

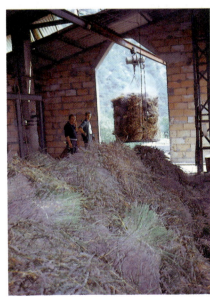

Abb. 40: Lavendelkraut zur Ölgewinnung.

77

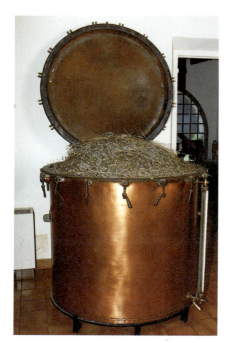

Abb. 41: In einem solchen Destillator wird heute noch Lavendelblüten das ätherische Öl entzogen.

Begleiterscheinungen. Limonen hat allerdings auch herbe Komponenten.

Maiglöckchen

Maiglöckchennoten müssen stets synthetische Duftstoffe enthalten, weil ein reines ätherisches Öl den gewünschten Duft nicht wiedergeben kann. Deshalb werden unter anderem besonders grün wirkende Jasmin- und Rosennoten zugegeben. Maiglöckchenduft hat neben den blumigen Anteilen auch sehr grüne, frische Elemente, die durch entsprechende Zusätze erreicht werden.

Mandarinenöl

Dieses ätherische Öl wird aus der Schale von Mandarinen gepreßt. Es gibt Parfums eine strahlend frische, leicht süßliche Note und ist eine wichtige Komponente in frischen Eaux de Cologne und in Phantasienoten. Italienisches Öl hat eine rote Farbe, brasilianisches ist grün. Laut IFRA-Empfehlung soll die Summe aller im fertigen Duftwasser enthaltenen Citrusbestandteile nicht höher als 0,6% liegen. Wir haben das bei allen Rezepten berücksichtigt.

Melissenöl

Dieses Öl ist sehr teuer und wird deshalb relativ wenig in der Parfumerie eingesetzt, allerdings läßt es sich hervorragend durch Citronellöl ersetzen. (Siehe hierzu auch *Seite 26*.)

Moschus

Moschus ist ein Produkt von einem seltenen, rehähnlichen Tier, das in den Ländern rund um den Himalaya lebt. Es stammt also keineswegs vom Moschusochsen, wie häufig angenommen wird. Es ist ein Sekret aus dem Drüsenbeutel des Moschustieres. Moschus ist ein Sexuallockstoff, der die weiblichen Tiere anzieht.
Die Drüsenbeutel werden toten Tieren abgeschnitten und getrocknet. Der Moschusduft reift durch längere Lagerung in Alkohol. Da dieser Duft sehr gut durch chemisch hergestellte Duftnoten ersetzt werden kann, empfiehlt die Hobbythek nur synthetische Moschusdüfte.

Der Moschusduft paßt in geringen Mengen zu jeder Duftkomposition. Er wirkt als Fixateur und ist erst in höherer Dosierung intensiver bemerkbar. Es kann aber auch in kleineren Mengen zum Abrunden jedes Parfums eingesetzt werden.

Narzissenöl

Dieses Öl wird aus der Wildnarzisse, die vor allen Dingen auf den Wiesen der Auvergne wächst, gewonnen. Die Pflanzen werden nicht einzeln von Hand gepflückt, sondern gemäht und dann als Extraktionsgut verarbeitet. Bei den Narzissen ist die Ausbeute an ätherischem Öl noch geringer als bei Rosen. Extraktionsmittel ist in der Regel das ungiftige Hexan. Die Narzissen werden gleichmäßig und locker verteilt, damit das Lösungsmittel sie gut durchdringen kann, und dann auf Rosten in dem Extraktionsbehälter übereinander gestapelt. Im warmen Lösungsmittelbad trennen sich dann die ätherischen Öle und Fette aus der Pflanzenmasse und gehen in die Flüssigkeit über. Dieser Vorgang wird so oft wiederholt, bis das Lösungsmittel vollkommen gesättigt ist. Danach wird das Lösungsmittel wieder entzogen. Zurück bleibt eine fettähnliche gelbe Masse, das Concrète, und daraus wird dann mit Hilfe von Alkohol das Absolue extrahiert. Das Konzentrat duftet wenig typisch, jedenfalls wird man kaum an Narzisse erinnert. Es gibt eher einen erdigen, würzigen Heuduft von sich. In alkoholischer Lösung kommt dann wieder der typische Narzissenduft zum Vorschein. Narzissenöl wird hauptsächlich in blumigen Phantasienoten verwendet.

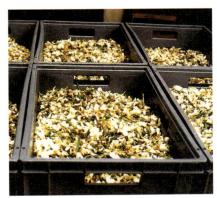

Abb. 42: Wildnarzissenblüten werden gemäht und als Extraktionsgut verarbeitet.

Nelkenblütenöl

Dieses ätherische Öl wird aus den Blütenknospen der Gewürznelke gewonnen. Der Hauptwirk- und Riechstoff ist mit 90% das Eugenol, das eher einen medizinischen Geruch verströmt (vgl. *Seite 31*).

Neroliöl (Orangenblütenöl)

Das ätherische Öl der Orangenblüten, insbesondere der Bitterorangen, wird durch Destillation gewonnen. Bitterorangen werden in Südfrankreich, Ägypten, Marokko, überhaupt rund um das Mittelmeer kultiviert. Der Duft dieses Öls ist äußerst süß und gleichzeitig ein wenig herb-würzig.

Das Orangenblütenöl ist die typische Komponente im Eau de Cologne. Im Gegensatz zu den ätherischen Ölen, die aus den Schalen der Zitrusfrüchte gepreßt werden und daher relativ preiswert sind, ist das Orangenblütenöl

sehr teuer. Orangenblüten-Absolue zählt zu den teuersten Ölen. Für die Parfumerie gibt es aber auch preiswertere naturidentische, die allerdings nicht für die Aromatherapie verwendet werden sollten.

Opoponax

Hierbei handelt es sich um ein klassisches Harz wie Benzoe, Weihrauch, Myrrhe usw., das schon seit dem Altertum als Räuchersubstanz verwendet wird. Es wird durch Anritzen des Commiphorabaums gewonnen, der in Äthiopien, Somalia und Ostafrika heimisch ist. Er ist mit der sogenannten Bisabololmyrrhe identisch.

Der Duft des Opoponax ist süßlich mit einer leicht animalischen Note. Aus dem gummiartigen Harz wird durch Alkoholextraktion das in der Parfumerie verwendete Resinoid herausgelöst.

Wie alle Harze ist es neben seinem Geruch gleichzeitig auch ein Fixateur, das heißt es verdunstet relativ langsam und hält den Duft fest. Die IFRA-Liste empfiehlt nur solche Opoponax-Düfte, die entweder durch Wasserdampfdestillation gewonnen oder mit geeigneten Lösungsmitteln extrahiert wurden.

Patchouliöl

Patchouli war in den 60er und 70er Jahren in Verbindung mit Sandelholz der bevorzugte Duft der gesamten Hippiegeneration. Das braune Öl wird durch Wasserdampfdestillation aus getrockneten – manchmal einem Vergärungsprozeß ausgesetzten – Blättern des *Pogostemun patchouli* gewonnen.

Der Duft ist stark holzig, erdig, ja sogar ein wenig modrig-sumpfig, je nach Qualität. Der Duft ist schwer mit der Sprache zu beschreiben. Es gibt Parfumeure, die ihn als krautig, scharf-grün und an Schnupftabak erinnernd charakterisieren. Hauptbestandteil ist der sogenannte Patchouli-Alkohol. Durch längere Lagerung verbessert sich der Duft. Um dies zu beschleunigen, wird das Patchouliöl häufig schon bei den Herstellern verschnitten.

Patchouli ist auch heute noch eine sehr wichtige Substanz für die gesamte Parfumerie. Es ergibt die Holznote, die insbesondere in Parfumtypen der Richtung Fougère (Farntypen) unentbehrlich ist.

Petitgrainöl

Dieses ätherische Öl wird durch Wasserdampfdestillation aus den Blättern und Zweigen eines speziellen, in Paraguay beheimateten Bitterorangenbaumes mit Namen *Citrus aurantium amara* gewonnen. Diese Pflanze kommt zum Teil noch als Wildpflanze vor, wird jedoch meist in Paraguay in riesigen Plantagen kultiviert. Gelegentlich wird Petitgrainöl auch aus dem südfranzösischen Bitterorangenbaum „Bigaradir" gewonnen.

Verantwortlich für den charakteristischen herbfrischen Duft des Petitgrainöls sind die Komponenten Cishexenacetat und Cineol sowie kleinere Mengen an Citronellal, Pyrrol und Furfural. Das Petitgrainöl entwickelt einen schwach süßen, waldigblumigen Duft, der ein wenig an Nerolibzw. Orangenblütenöl erinnert, mit – wie die Parfumeure sagen – bitter-würzigen Untertönen. Es ist eine wichtige Komponente in allen frischen Kompositionen, insbesondere auch in Eau-de-Cologne-Noten.

Bitterorangenöl soll laut IFRA-Liste wegen phototoxischer Bestandteile nicht höher dosiert sein als 1,4% im Endprodukt. Das ist eine Konzentration, die in dieser Höhe in unseren Rezepten nie vorkommt.

Pfefferminzöl

Neben dem reinen Pfefferminzöl gibt es auch das Krauseminzöl, das zum Beispiel im Spearmint-Kaugummi Verwendung findet und entsprechend duftet. Es gibt den Parfums mit stärker betonten Kräuternoten einen frischen Duft und wird stets nur in geringer Dosierung zugesetzt (vgl. *Seite 29*).

Rosenöl (vgl. *Seite 32*)

Wasserdampfdestilliertes Rosenöl wird hauptsächlich aus *Rosa damascena* gewonnen und als türkisches Rosenöl bezeichnet. Die *Rosa centifolia* aus Südfrankreich wird nur extrahiert als Rosenabsolue. Bei der Rose gilt die Ausnahme, daß das Absolue preiswerter ist als das ätherische Öl. Das reine ätherische Öl erstarrt bei Raumtemperatur.

Der Duft der Rosen, die in Frankreich, Italien, Marokko, Bulgarien und der Türkei kultiviert und von Hand gepflückt werden, steckt in den Blütenblättern. Nach Sonnenaufgang werden die frisch geöffneten Blüten geerntet und noch am Vormittag destilliert, um Duftstoffverluste zu vermeiden.

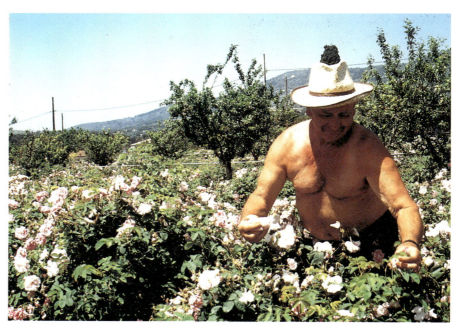

Abb. 43: Jeden Morgen nach Sonnenaufgang werden die frisch geöffneten Rosenblüten geerntet und wenige Stunden später destilliert. Hier M. Dalmas bei der Arbeit.

Leider werden die Bilder der Rosenernte aus der Gegend um Grasse bald der Vergangenheit angehören. Bei unseren Recherchen für dieses Buch führten wir ein aufschlußreiches Gespräch mit dem Ehepaar Dalmas. Die Familie Dalmas betreibt schon seit Generationen den Rosenanbau, wie andere Bauern den Anbau von Obst und Gemüse betreiben. Monsieur Dalmas erzählte uns, daß der Rosenanbau unwirtschaftlich geworden sei, seitdem Bauern aus anderen Anbaugebieten in der Türkei, Bulgarien und Marokko zu viel günstigeren Preisen liefern. Dabei ist er davon überzeugt, daß die Grasser Qualität immer noch die beste sei. Seiner Meinung nach macht der Rosenanbau einen guten Teil des Ansehens der Stadt Grasse aus, und es wäre tatsächlich schade, wenn die *Rosa centifolia* verschwinden würde, ebenso wie der Jasmin und vor allem die Tuberose, die es mittlerweile in der Region von Grasse schon fast nicht mehr gibt. Die Söhne der Familie Dalmas werden den Rosenanbau nicht mehr betreiben. Sie haben sich beide für einen technischen Beruf entschieden.

Der typische Duft der Rose wird durch die sogenannten Rosenalkohole hervorgerufen. Dazu zählen das Citronellol, das Geraniol und der Phenylethyl-

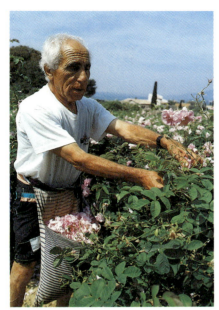

Abb. 44: Die Rosenblüten müssen per Hand geerntet werden.

alkohol. Weiter sind im Rosenöl einige Terpene, Aldehyde und Ester enthalten. Die *Rosa damascena* enthält etwa 40% Citronellol, während die *Rosa centifolia* circa 50% Phenylethylalkohol aufweist.

Wie gesagt, Rosenöl ist sehr teuer, weil die Ausbeute unverhältnismäßig gering ist. Eine Tonne Rosenblätter ergeben bestenfalls 200–500 g Rosenöl. Der Duft ist allerdings betörend. Die Parfumeure beschreiben ihn als süßlich mit Tee- und Honignote sowie einer weich-grünen Spitzennote.

Rosmarinöl

In der Parfumerie wird in der Regel das tunesische Rosmarin, das den feinsten Duft entwickelt, verarbeitet. Das spanische und französische Rosmarinöl riecht eher krautig.

Sandelholzöl

Den begehrtesten Duft liefert das ostindische Sandelholz. Es wird aus dem Holz des Baumes *Santalum album* gewonnen. Auch dieser Duft erinnert unweigerlich an die „Blumenkinder" der 60er und 70er Jahre, ähnlich wie das Patchouli.

Sandelholzöl hat eine sehr weiche, warme und feine Holznote, die in fast jedem Parfum die Herz- und Fondnote bereichert. Der Duft des ostindischen Sandelholzes ist besonders samtig und pudrig. Die Parfumindustrie verwendet häufig synthetische Öle, weil sie preiswerter sind als die natürlichen. Westindisches Sandelholzöl (Amyrisöl), das aus der Karibik kommt, ist zwar wesentlich preiswerter, mit dem ursprünglichen Duft aber nicht vergleichbar. Es wird auch aus einem ganz anderen Holz gewonnen.

Schafgarbenöl

Wie das Kamillenöl ist auch das Schafgarbenöl blau, deshalb kann man damit dem Parfum eine interessante blaue Farbe geben. Die Farbe ist bei beiden Ölen auf den Azulengehalt zurückzuführen. Schafgarbenöl ist leider relativ teuer. Es hat einen krautigen und frischen Duft.

Tagetesöl

Dieses gelbliche Öl verströmt einen typischen, aromatischen, krautigen Duft, den man sofort wiedererkennt, wenn man weiß, wie frische Tagetes riechen. Die Tagetes gehören zu den Astern-

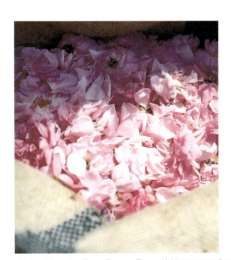

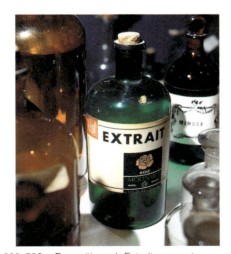

Abb. 45 a+b: Eine Tonne Rosenblätter ergeben 200–500 g Rosenöl, auch Extrait genannt.

gewächsen und haben einen sehr starken Blütengeruch. Man findet sie häufig in Gärten und Balkonkästen. Kultiviert werden sie in Italien, Spanien und Südafrika. Das Öl wird durch Wasserdestillation aus den blühenden Pflanzen gewonnen. Der Duft wird als stark aromatisch, fruchtig und kräuterartig beschrieben, an Früchte erinnernd. Das Öl wirkt überwiegend in der Herznote eines Parfums.

Tagetesöl hat phototoxische Bestandteile und soll laut IFRA-Empfehlung nicht höher als 0,25%ig im Endprodukt enthalten sein. Allerdings wird die Konzentration in jedem Parfum wesentlich geringer liegen, sonst wäre der Tagetesgeruch unerträglich intensiv.

Thymianöl

In der Parfumerie wird Thymianöl als aromatische Duftnote mit süßlichen Elementen eingesetzt. Es hat gleichzeitig noch den Vorteil, daß es schon in geringer Konzentration Bakterien und Mikropilze abtöten kann (vgl. *Seite 34*).

Tuberose

Die Tuberose ist neben der Rose und dem Jasmin seit Generationen die Duftpflanze der Grasser Parfumeure gewesen. Die ursprünglich aus Indien stammende Pflanze wurde schon recht früh in Südfrankreich angebaut. Heute „blüht" ihr dasselbe Schicksal wie der Rose. Sie wird weitgehend in Billiglohnländern kultiviert, weil das Pflücken der Blüten sehr zeitaufwendig ist. Außerdem ist auch der Gewinnungsprozeß

sehr umständlich. Die Tuberose gehört zu den wenigen Pflanzen, deren Duft noch durch die Enfleurage gewonnen wird, das heißt, der Duft wird zunächst in tierischem Fett eingefangen, das immer wieder mit neuen Blüten belegt wird, bis eine ausreichende Konzentration vorhanden ist. Daraus wird dann das Concrète gewonnen, und dann durch nochmaliges Extrahieren mit Alkohol das Absolue.

Der Duft wird als honigartig süß, blumig und von betäubender Intensität beschrieben. Er zählt zu den edelsten Blütendüften, die jedem Parfum eine ganz besondere Note verleihen.

Vanillin

Das Vanillin ist ein synthetischer Vanilleduft, der naturidentisch produziert werden kann. Das Vanillin war eine der ersten Substanzen, die synthetisch gewonnen wurden, und zwar bereits Anfang unseres Jahrhunderts. Vanillin wird aus Zellulose gewonnen, das ist exakt die gleiche Substanz, die auch in der natürlichen Vanilleschote enthalten ist.

Der Duft des Vanillin ist sehr intensiv süß, eben vanilletypisch, und vor allen Dingen lang anhaltend. Deshalb kann man es von der Kopfnote bis zum Fond verwenden. Es wird vor allen Dingen bei orientalischen und halborientalischen Duftnoten eingesetzt.

Veilchen

Es gibt Veilchenblüten- und Veilchenblätteröl. Gewonnen werden beide aus dem bekannten, duftenden Veilchen, der *Viola odorata*. Besonders die Italie-

ner haben sich bei der Gewinnung des Veilchenduftes ausgezeichnet. Das sogenannte Parmaveilchen ist weltberühmt für seinen weichen, süßen und fruchtigen Duft. Daneben gibt es aber auch Veilchen aus nördlicheren Gefilden, zum Beispiel das sogenannte Viktoriaveilchen, das allerdings einen eher dumpfen, erdigen Geruch hat.

Es ist sehr schwierig, dem Veilchen seinen typischen Duft zu entziehen. Das geschieht vorwiegend durch Extraktion. Das Veilchenöl hat einen anderen Duftton, als wir es vom Veilchen aus unseren Wäldern kennen. Es wird beschrieben mit stark grün-, laub- und kräuterartig, pfeffrig mit iris- und veilchenartigen Aspekten. Veilchenöl kann aber auch sehr gut synthetisch hergestellt werden. Es ist dann natürlich unverhältnismäßig preiswerter.

Das Öl wird vorwiegend zur Gestaltung der Kopfnote eingesetzt, in sehr geringen Dosierungen gibt es den Parfums einen veilchengrünen Effekt.

Vetiveröl

Dieses Öl verströmt einen holzigen, balsamischen Duft, der außerdem eine erdige und nach Wald riechende Komponente aufweist. Vetiveröl ist ein besonderer Bestandteil in jedem Parfum. Es wirkt in der Herz- und vor allen Dingen in der Fondnote. Gewonnen wird es aus einer Pflanze, die *Vetiveria zizanoides Stapf* heißt.

Vetiverylacetat

Hierbei handelt es sich um einen edlen, frischen, holzigen Duft, der an

Wurzeln, Erde und Wald erinnert. Die Substanz wird aus Vetiveröl gewonnen. Laut IFRA-Empfehlung sollen nur Qualitäten verwendet werden, die entsprechend ihrer Herstellungsmethode allergenfreie Produkte ergeben.

Weihrauch (Olibanum)

Dieses ätherische Öl wird aus dem Gummiharz des Olibanumbaums, des Weihrauchbaums, gewonnen. Das Harz stammt aus Nordafrika, Arabien und Westindien. Es verströmt den Geruch, den man in jeder katholischen

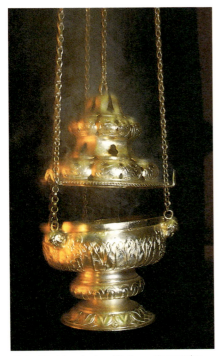

Abb. 46: Liturgischer Weihrauchspender.

Kirche deutlich wahrnimmt. In geringen Mengen ist es in orientalischen Parfums unentbehrlich.

Ylangöl

Ylangöl wird aus den Blüten eines Baumes mit Namen *Cananga odorata,* der auf den Kumoren, in Madagaskar, den Philippinen und in Indonesien kultiviert wird, gewonnen. Es gibt große Unterschiede in den einzelnen Qualitäten. Gute Ylangöle vereinigen in sich die Geruchsnoten süßer Johannisblüten, Florentiner Iriswurzeln, der Mimosen und blühender Nelken. In allen blumigen Kompositionen von Maiglöckchen, Jasmin, Rose bis Flieder ergeben kleinere Mengen an Ylangöl den natürlichen Effekt. Es gibt mehrere Geruchsnoten des Ylangöls: Eine wird als blumig beschrieben, hier bestimmen Benzylalkohol und Linalol das Aroma. Andere riechen eher medizinisch, in ihnen findet man Substanzen wie Para-Cresol und Methylsalicylat, und wieder andere riechen würzig balsamisch, fruchtig oder holzig. Also, wenn Sie ein Ylangöl auswählen, dann müssen Sie das an Ort und Stelle prüfen. Sie werden sich wundern, wie stark die Unterschiede sind. Die beste Qualität führt die Bezeichnung „Ylang-extra", es folgen Klasse I, II und III.
Die teuren, blumigeren und fruchtigeren, spielen vor allen Dingen für die Kopfnote eine Rolle, während die einfacheren, preiswerteren und herber riechenden als Fixateur, das heißt als Fondnote, eingesetzt werden können. Grundsätzlich ist Ylangöl ein sehr beliebter Zusatz zu blumigen Düften. Es rundet ab und läßt den Duft natürlicher wirken.

Zedernholzöl

Früher war der Libanon der wichtigste Lieferant von Zedernholz und Zedernholzölen. Schon in der Bibel wurden dieses Holz und sein spezifischer Duft, der sich bildete, wenn Zedernholz verbrannt wurde, erwähnt.
Heute gelten vor allem amerikanische Zedernholzöle als besonders edel. Sie riechen sehr warmholzig und angenehm süßlich.

Zibet

Zibet ist ein tierisches Sekret aus den Drüsen der Zibetkatze. Beide Geschlechter haben diese Drüsen. Das Sekret der männlichen Katze wird allerdings in der Parfumerie höher eingeschätzt. Dieser penetrant riechende Duftstoff ergibt in richtiger Dosierung ausgesprochen feine Kompositionen. Die Zibetkatzen werden – überwiegend in Äthiopien – in Käfigen gehalten, und etwa jeden Monat wird der Beutel, der das begehrte Sekret enthält, ausgeschabt. Dabei gewinnt man jeweils 20–30 g Zibetrohstoff.
Die Tiere müssen also für die Duftstoffgewinnung nicht getötet werden, aber die Art der Käfighaltung ist für uns ein Grund, diesen Duftstoff abzulehnen. Wir empfehlen dafür synthetische Ersatzstoffe, die die Qualität des Parfums nicht verschlechtern.

Zimtrindenöl

Hier unterscheidet man das teure Öl aus der Rinde, dem gleichen Bestandteil des Baumes, aus dem auch die

Zimtstangen als Küchengewürz hergestellt werden, und das preiswertere
Zimtblätteröl. Beide Öle duften intensiv
und können nur sehr gering dosiert
werden. Das ist auch gut so, denn die
IFRA-Liste führt es unter den Ölen mit
sensibilisierender Wirkung auf. Es soll
deshalb nie höher als 1% in der Duftkomposition eingesetzt werden. Soviel
Zimtöl wird in der Praxis nie eingesetzt,
es würde viel zu intensiv riechen. In unseren Rezepten für Parfums ist maximal 0,2% enthalten.

Zitronenöl

In der Parfümerie wird dieses Öl vor
allen Dingen in den Cologne-Düften
eingesetzt. Es gibt ihnen die frische
spritzige Note.
Laut IFRA-Empfehlung soll kaltgepreß-
tes Zitronenöl wegen seines zwar geringen, aber immerhin beachtenswer-
ten Bergaptengehalts (phototoxisch,
vgl. Bergamotteöl) nicht höher als 2%ig
im Endprodukt enthalten sein. In unseren Rezepten liegt der Gehalt immer
weit darunter.

Zypressenöl

Die Zypressen, aus denen dieses Öl
gewonnen wird, wachsen hauptsächlich im mediterranen Raum. Das ätherische Öl riecht holzig-frisch, süß-balsa-
misch, ein wenig auch nach dem Harz
Labdanum und sogar nach Ambra. Es
weist eine gewisse Verwandtschaft
zum Zedernholzöl auf.

Wie entsteht ein Parfum?

Die Qualität eines Parfums wird nicht
allein durch die Qualität seiner einzelnen Rohstoffe bestimmt, sondern sie
hängt vor allem vom Parfumeur ab, von
seiner „Nase", seiner Sensibilität und
natürlich auch von seiner Fähigkeit,
sich in die Duftvorlieben der Kunden
einzudenken. Dabei ist er selbstverständlich von Modeeinflüssen und
vom Zeitgeist abhängig, und er hat
eine größere Chance, wenn er in einem
anerkannten Konzern arbeitet. Aber
das ist wieder eine Frage der Werbung

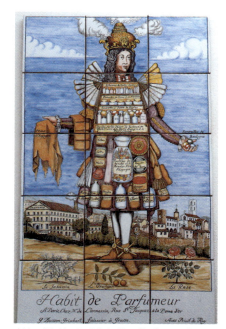

Abb. 47: Kachelbild: „Der Parfumeur".

und die haben wir sattsam behan-
delt.
Parfumeure sind wahre Künstler, die
virtuos mit 1200–1500 Riechstoffen
umgehen, wie etwa der Maler mit seiner Farbpalette oder der Komponist mit
den Noten. Manche Parfumeure arbeiten sozusagen als Einzelkämpfer, auf
eigene Faust, und bieten ihre jeweiligen Produkte den Konzernen an, andere sind Angestellte einer Parfum-
fabrik. Bei letzteren sollte man
allerdings richtigstellen, daß sie kein
beamtenähnliches Dasein mit Stech-
karte und fest vorgegebenen Arbeits-
zeiten führen können. Sie haben relativ
viel Freiheit, das brauchen sie auch,
um die richtigen Intuitionen zu bekommen.
Während die Parfumeure der Vergangenheit mehr oder weniger auf ihre
Erfahrung und ihre Riechstoffe angewiesen waren, haben moderne Parfumeure ein viel umfangreicheres Instru-
mentarium zur Verfügung. Wir deuteten
schon an, daß es heute sehr moderne
Verfahren zur chemischen Analyse von
Riechstoffen gibt, wie die Gaschroma-
tographie und die Massenspektrometrie. Außerdem gibt es heute wohl
kaum noch einen Parfumeur, der nicht
auch auf dem Computer wie auf einer
Klaviatur spielen könnte. Das heißt
nicht, daß man ein Parfum sozusagen
berechnen kann, aber der Computer
unterstützt das Gedächtnis und hilft bei
der Klassifikation der einzelnen Duftnoten. Außerdem kann man bei den einzelnen, im Computerspeicher nieder-
gelegten Substanzen direkt die
gesundheitsrelevanten Daten mit ein-
geben, z.B. die Beschränkungen, die
die IFRA-Liste vorgibt, oder spezielle
landestypische Einschränkungen. Die

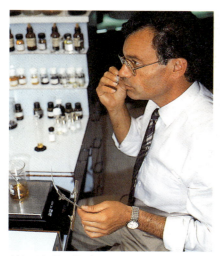

Abb. 48: Der Parfumeur, die „Nase", ist der wichtigste Mann in der Parfumindustrie.

für die Kreativität ohne Bedeutung sind. Als erstes lernt der Parfumeur, meist unter Obhut eines Senior-Parfumeurs, die verschiedenen Riechstoffe kennen.

Dazu gehört:

1.) Die Kenntnis der einzelnen Duftnoten und ihre Zugehörigkeit zu einer Familie (z.B. der Familie der Zitrusdüfte, zu der Zitronenöl, Orangenschalenöl, Bergamotte, Mandarinenöl, Limettenöl, Pampelmusenöl, Citral, Citronellal usw. gehören). Hieraus ergibt sich dann der Charakter einer Duftkomposition, beispielsweise Kölnisch Wasser, Orientduft, Chypre oder Fougère.

2.) Die Kenntnis der Stärke im Sinne der Intensität all dieser Duftnoten. Sie bestimmt die Mengendosierung innerhalb einer Duftkomposition.

3.) Die Kenntnis der Flüchtigkeit aller Duftnoten. Physikalisch gesehen handelt es sich hierbei um den sogenannten Dampfdruck. Je höher der Dampfdruck ist, um so schneller flieht eine Flüssigkeit. Das Charakteristische eines ätherischen Öls ist, daß es wesentlich schneller verdunstet als zum Beispiel Wasser. Der Dampfdruck ist abhängig von der Temperatur, er wächst mit steigender Temperatur. Bei 100 °C hat beispielsweise das Wasser einen Dampfdruck von ungefähr einer Atmosphäre, genau die, die die Luft bei einem bestimmten barometrischen Druck auf die Wasseroberfläche ausübt. Übersteigt der Dampfdruck den darauf lastenden atmosphärischen Druck, dann siedet die Flüssigkeit. Nun kann Wasser, wie man weiß, auch bei

Japaner zum Beispiel sind für die strengsten Vorschriften bezüglich der Verwendung von Riechstoffgrundsubstanzen bekannt, aber auch die USA und europäische Länder haben jeweils unterschiedliche Vorschriften. Das gilt zum Teil sogar für einzelne Konzerne, die noch zusätzliche Auflagen erteilen. Auf diese Weise kommen so viele Daten zusammen, daß ein einzelner Mensch sie kaum noch im Kopf haben kann, und da bietet der Computer natürlich eine große Hilfe.

Grundsätzlich ist der Beruf des Parfumeurs kein Ausbildungsberuf, eigentlich kann jeder Mensch Parfumeur werden, wenn er eine gute Nase und ein gutes Geruchsgedächtnis hat. Zum Verständnis der chemischen Zusammenhänge ist es allerdings sehr nützlich, über Grundkenntnisse der Chemie zu verfügen, wenngleich diese

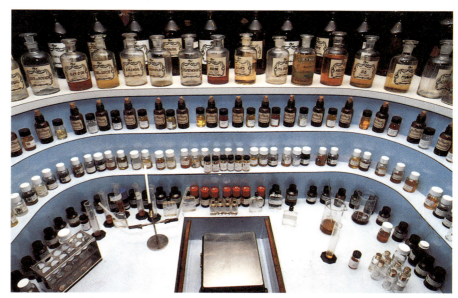

Abb. 49: Die „Duftorgel" des Parfumeurs mit ca. 1200 Riechstoffen.

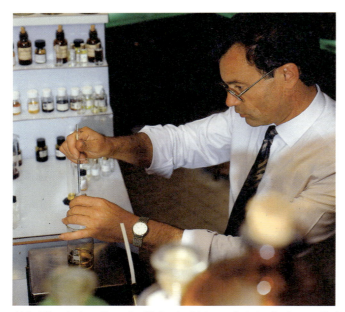 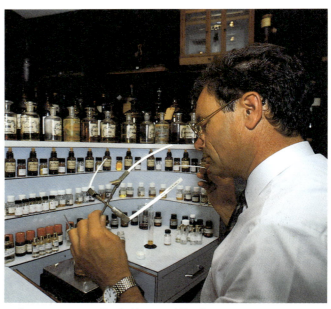

Abb. 50 a+b: In mühevoller Kleinarbeit komponiert der Parfumeur Duftwässer mit ausgewogener Kopf-, Herz- und Fondnote.

wesentlich niedrigeren Temperaturen als 100 Grad vom flüssigen in den gasförmigen Zustand übergehen, man spricht dann vom Verdunsten. Auch diese Verdunstung ist abhängig vom Dampfdruck, je höher der Dampfdruck ist, um so schneller verdunstet die Flüssigkeit.

Wenn Sie wollen, können Sie dies mal in einem Versuch nachvollziehen: Nehmen Sie zwei Papiertaschentücher und geben Sie auf das eine einige Tropfen Wasser, auf das andere einige Tropfen 90%igen Alkohol, zum Beispiel unser Kosmetisches Basiswasser. Sie werden merken, daß das Wasser wesentlich langsamer verdunstet als der Alkohol, das liegt eben am unterschiedlichen Dampfdruckpunkt.

Dasselbe gilt für die Riechstoffe. Ätherische Öle heißen deshalb ätherisch, weil sie schon bei niedrigen Temperaturen, das heißt bei Zimmertemperatur bis herunter in die Minusgrade, sozusagen spurlos verduften, nicht ohne in unserer Nase Geruchseindrücke zu hinterlassen.

Auch dazu können Sie ein Experiment durchführen: Geben Sie ein paar Tropfen ätherisches Öl auf ein Papiertaschentuch. Sie werden sehen, sofern es ein echtes ätherisches Öl ist, bleibt kein nennenswerter Fleck zurück.

Nun haben die einzelnen Riechstoffe ganz unterschiedliche Dampfdruckwerte, und diese Tatsache wird – wie wir noch erfahren werden – vom Parfumeur gezielt eingesetzt, indem er sich

die unterschiedliche Flüchtigkeit zunutze macht und die jeweiligen Substanzen als Kopfnote, Körper- oder Herznote oder Fondnote einsetzt.

4.) Der Parfumeur muß natürlich auch Bescheid wissen über die Stabilität der Duftnote in verschiedenen Medien, zum Beispiel in Alkohol, Seife, Shampoo, Creme, Waschpulver usw. Hierzu gehört auch die Farb- und Verfärbungsstabilität. Dieses Wissen ist heute in der Regel allerdings im Computer erfaßt und schnell abrufbar.

5.) Der Parfumeur muß sehr gut über die dermatologische Wirkung der Duftnote, die er kreiert hat, Bescheid wissen. Dieser Aspekt wird zunehmend wichtiger, denn die Kunden werden immer kritischer, gerade was gesundheitliche Aspekte anbelangt. Auch für diese Daten stehen dem Parfumeur Computerprogramme zur Verfügung.

Zu den Punkten 1–5 macht sich der Parfumeur während seiner 2–3jährigen Ausbildungszeit tabellarische Notizen, speichert sie in seinem Computer ab und bemüht sich, sich dies alles in seinem Geruchsgedächtnis einzuprägen. Nach einiger Zeit beginnt er, erst mit zwei, dann mit mehreren Riechstoffen erste Duftakkorde auszuprobieren. Parallel hierzu führt er die ihm von seinem Lehrmeister vorgegebenen Versuche aus und lernt so, sozusagen aus der Erfahrung, das Metier. Der Versuch der Nachahmung berühmter Parfums ist eine weitere ausgezeichnete Schulung für den Geruchssinn und die Methodik. Dies alles führt uns natürlich zu der Frage, was ist eigentlich eine Duftkomposition?

Nun, es handelt sich dabei, wie gesagt, um eine sehr komplizierte Mischung mehrerer natürlicher und synthetischer Riechstoffe, die bestimmten Gesetzmäßigkeiten unterworfen ist, die zumindest den Rahmen des Möglichen abstecken. Dazu gehört, daß jedes Parfum zunächst einmal eine Kopf- oder Spitzennote haben muß. Das ist der Duft, der einem direkt als erstes in die Nase steigt. Hierfür verantwortlich sind die Bestandteile des Parfums, welche in den ersten maximal 10 Minuten frei werden. Danach muß sozusagen eine zweite Linie die Duftträgerschaft übernehmen, und das ist dann die Körper- oder Herznote, die etwa bis zu zwei Stunden reicht. Auch diese Duftstoffe müssen im Gesamteindruck harmonisieren. Natürlich ist das idealtypisch gedacht, es spielen immer auch noch geringe Anteile der Kopf-

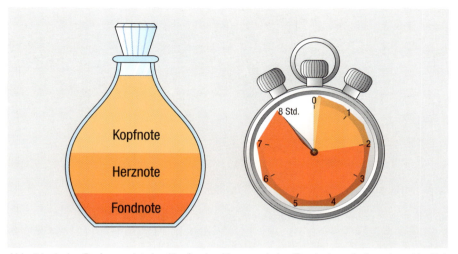

Abb. 51: Jedes Parfum weist eine Kopf-, eine Herz- und eine Fondnote auf, die unterschiedlich lange zum Tragen kommen.

oder Spitzennote mit hinein, aber wenn Sie mal ein Parfum auftragen, dann achten Sie einmal auf diese Veränderung im Duft: Zunächst verflüchtigen sich die leichten Noten, dann dominiert eine etwas mittelschwere Körper- oder Herznote, bis sich schließlich die Basis- oder Fondnote bemerkbar macht. Sie übernimmt die Duftwirkung nach ca. zwei Stunden.

Die Basis- oder Fondnote wird häufig auch dazu benutzt, die beiden anderen zu fixieren, man spricht dann von einem Fixateur. Dieser Fixateur sorgt dafür, daß – auch dann wenn die Kopf- und die Herznote schon ausgefallen sind – immer noch eine Spur ihres jeweiligen Duftes zurückbleibt.

Um diese Abläufe zu beobachten und zu überprüfen, taucht der Parfumeur einen Riechstreifen, den er mit Parfumname und Uhrzeit gekennzeichnet hat, in seine Komposition ein und riecht zu den genannten Zeiten an ihm, ohne ein zweites Mal einzutauchen. Zum Vergleich kann er natürlich jeweils einen zweiten Riechstreifen frisch eintauchen. Ein technisch gut gebautes Parfum erkennt man an seinem harmonischen Duftablauf. Es erhält seinen typischen Charakter vom Anfang bis zum Schluß und scheint eine nahezu lineare Verdunstung zu haben. Die Übergänge sind vom Parfumeur fließend gestaltet, es sollte keinen Bruch im Duftablauf geben, selbst wenn beispielsweise erfrischende Spitzennoten, wie Zitrusöl, längst verflogen sind.

Bei dem Verdunstungsablauf spielt auch der Alkohol in der Gesamtkomposition eine wichtige Rolle. Allein schon aus diesem Grund, nicht nur wegen der Hautverträglichkeit, sollte einem Parfum stets ein entsprechend hoher Anteil an Alkohol zugefügt werden.

Ein derartiges Duftwasser, bei dem all diese Vorgaben erfüllt sind – man spricht dann von der sogenannten Feinparfumerie –, besteht aus 50 und mehr Einzelkomponenten, wobei die natürlichen ätherischen Öle, wie wir bereits dargestellt haben, zusätzlich noch aus sehr vielen Einzelsubstanzen bestehen. Mir drängt sich hier der Vergleich mit der klassischen Malerei auf: Auch hier entsteht der Gesamteindruck aus dem Motiv und den unzähligen verschiedenen Farben und Farbabstufungen. Wenn Sie wollen, können Sie sich jetzt anstelle des Bilderrahmens den Flakon oder auch den durch Werbung geprägten Namen denken.

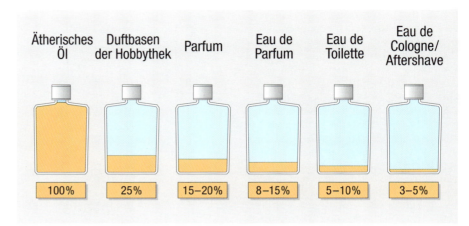

Abb. 52: Konzentration der Duftstoffe in den verschiedenen Duftwässern.

Klassifikation der Duftwässer

Auch wenn wir schon kurz darauf eingegangen sind, möchte ich hier noch einmal die handelsüblichen Bezeichnungen der Duftwässer aufführen, und zwar getrennt nach Damen- und Herrenparfums.

Die Damenparfums

Kommen wir zunächst zu den Damen. Da gibt es:

1. das **Parfum**, das häufig auch als **Extrait** bezeichnet wird. Es handelt sich hierbei um eine 15–20%ige Lösung der konzentrierten Duftkomposition in 96%igem Alkohol;
2. das **Eau de Parfum**. Dies ist eine 8–15%ige Lösung der konzentrierten Duftkomposition in 90%igem Alkohol;

3. das **Eau de Toilette** mit 8–12% Konzentraten in 85–90%igem Alkohol und
4. das **Eau de Cologne**. Es enthält nur 4–8% der Duftkombination in 80–85%igem Alkohol.

Die exakte Alkoholkonzentration, also 80, 90 oder 96 Prozent, hängt von der Einsatzmenge der Duftkomposition und der Löslichkeit ihrer Inhaltsstoffe in Alkohol und in Wasser ab. Ganz wichtig ist, daß die Mischung nicht eintrübt, was passieren kann, wenn zuviel Wasser in der Lösung enthalten ist. Diesen Effekt kennen Sie vom Anisschnaps: Sobald Sie Wasser zum Beispiel in Pernod gießen, wird das Getränk milchig. Das liegt daran, daß die ätherischen Öle in Form von feinsten Tröpfchen ausfallen und eine sogenannte Dispersion entsteht. Wenn Sie in dem Fall wieder Alkohol zufügen würden, würde die Lösung ab einem bestimmten Punkt wieder klar.

Je höher der Anteil an ätherischen Ölen, um so mehr Alkohol muß also in der Lösung enthalten sein, und so ist es folgerichtig, daß ein Parfum einen wesentlich höheren Alkoholgehalt aufweist als ein Eau de Cologne. Theoretisch kann man mit Lösungsvermittlern den Alkoholgehalt reduzieren, das wird man aber, wenn überhaupt, nur bei billigsten Parfums finden. Normalerweise legen die Parfumeure Wert darauf, daß nur Alkohol und Duftstoffe enthalten sind.

Übrigens: Wasser kann bewirken, daß ein Parfum etwas langsamer verdunstet. Deshalb werden wir in unseren Rezepten gelegentlich ein paar Tropfen Wasser zufügen.

Interessanterweise werden heutzutage für die Damen meistens Eaux de Toilette und Eaux de Parfum gekauft. Dafür scheint es mehrere Gründe zu geben. Zum einen unterlagen diese Produkte in der Vergangenheit zumindest in Frankreich keiner zusätzlichen Luxussteuer wie das Parfum bzw. das Extrait, außerdem kann Eau de Toilette durch die heute üblichen Vaporisateure (Sprühflaschen) bequemer genutzt werden. Vielleicht erscheint auch den Käufern und Käuferinnen der meist größere Flakon des Eau de Parfum (50–100 ml) im Preis günstiger. Das ist einfach eine Frage der Optik.

Die Herrenparfums

Kommen wir nun noch zur Klassifikation der Duftwässer für die Herren. Da gibt es:

1. das **Parfum** oder **Extrait de Parfum**, das allerdings bei den Männern interessanterweise fast überhaupt keine Rolle spielt. Die Männer entscheiden sich fast ausschließlich für die nicht ganz so gehaltvollen Duftwässer, wie
2. das **Eau de Toilette**, eine diesmal 5–10%ige Lösung der konzentrierten Duftkomposition in 80–90%igem Alkohol, oder
3. das **Eau de Cologne**, eine 3–5%ige Lösung in 75–80%igem Alkohol, und vor allem
4. das **After Shave**, eine ebenfalls 3–5%ige Lösung, die jedoch außerdem noch hautpflegende Wirkstoffe wie D-Panthenol, Bisabolol, Menthol oder auch Pflanzenextrakte usw.

enthält, was das Duftwasser zu einem gutriechenden Pflegeprodukt macht.

Neuerdings findet man in zunehmendem Maße sogenannte „Shave-Cologne"-Produkte, vor allem in den Supermärkten und Großdrogerieläden. Hier soll die Eigenschaft des Produkts als Duftwasser herausgestellt oder zumindest als wichtiger Zweitnutzen unterstrichen werden.

Am meisten verkauft werden grundsätzlich die After-Shave-Varianten der Herrenserien. Das jeweilige Eau de Toilette und das Eau de Cologne liegt in seinem Verkaufserfolg erst an zweiter Stelle. Dies hat sicher etwas damit zu tun, daß auch heute noch die meisten Männer sich nicht „parfümieren" wollen, weil dies als unmännlich gilt. Wir Männer waren immer besonders einfallsreich, was Ausreden und Ausflüchte anbelangt, besser wäre es, wir würden uns einfach dazu bekennen, daß auch wir gerne gut riechen möchten.

Zum Schluß dieses Kapitels möchten wir noch eine wichtige Bemerkung anfügen: Dieses Buch hat sich nicht zum Ziel gesetzt, aus Ihnen, liebe Leser, perfekte Parfümeure zu machen, das wäre nicht nur naiv, sondern auch unredlich, denn dazu gehören, wie gesagt, Jahre der intensiven praktischen Erfahrung und des theoretischen Studiums.

Wenn wir trotzdem glauben, daß Sie durchaus mit Erfolg Düfte selber komponieren können, dann liegt das daran, daß wir sozusagen eine besonders schwierige Fachebene durch eine spezielle Methode der Vermittlung übersprungen haben. Das, was man nicht so einfach erlernen kann, nämlich die Fähigkeit, die drei Komponentenebenen Kopf-, Herz- und Fondnote in einen harmonischen Gleichklang zu bringen, das haben wir sozusagen ausgeklammert und es einem erfahrenen Parfumeur in die Hand gegeben. Die Basisbausteine unseres Parfumbaukastens beinhalten also jeweils alle drei Komponenten, so daß Sie nach Geschmack und Herzenslust variieren können, ohne daß Sie fundamentale Fehler begehen können. Natürlich werden Sie feststellen, daß man auch dazu Erfahrung braucht, aber wir geben Ihnen zunächst genügend Vorschläge zum Nachmachen, und sicher werden Sie recht bald auch eigene Ideen entwickeln und kreativ werden. Wir sind uns sicher, daß unsere Rechnung aufgeht und Sie viel Spaß und Erfolg haben werden.

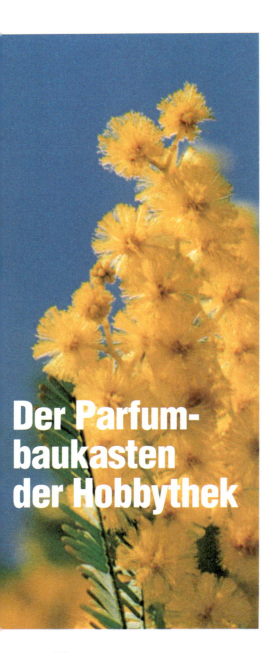

Der Parfum-
baukasten
der Hobbythek

Mit der Idee eines Parfumbaukastens für die Hobbythek sind wir schon lange hausieren gegangen. Wie immer bei unseren Vorbereitungen auf ein Thema haben wir uns als erstes mit Fachleuten, in diesem Fall also mit Parfumeuren, in Verbindung gesetzt, um sie für unsere Idee zu gewinnen. Da haben wir allerdings zunächst ganz dumm aus der Wäsche geschaut, denn bei diesem Thema waren die Fachleute nicht besonders kooperativ, die Geheimniskrämerei gehört offenbar unabdingbar zum Metier des Parfumeurs. Außerdem haben diese Fachleute eine gehörige Portion Berufsstolz, um nicht zu sagen beruflich bedingte Eitelkeit. Da kamen nun Laien daher, Journalisten, die nicht nur die Geheimnisse der Parfumerie preisgeben wollten, son-dern die sich auch noch für fähig hielten, diese schwierige Fähigkeit vermitteln zu können. Natürlich nannten sie uns Phantasten und Utopisten. Das sagten sie uns zwar nicht direkt, und sie wiesen uns auch nicht unmittelbar ab, aber die Düfte, die aus diesem lockeren Zweckbündnis entstanden und die wir in unsere Hobbythekflaschen einfangen konnten, entsprachen überhaupt nicht unseren zugegebenermaßen hochgesteckten Zielen, Parfums der Spitzenklasse selbst herzustellen.

Unter anderem aus diesem Grund haben wir dieses Thema, das sozusagen seit Jahren in der Luft lag und das uns so mancher Zuschauer regelrecht abforderte, immer wieder verschoben. Irgendwann platzte mir dann der Kra-

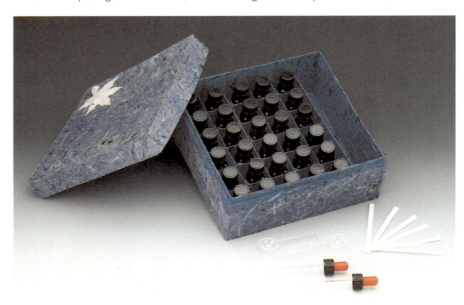

Abb. 53: Unser Parfumbaukasten in einem Karton aus gepreßten Bananenblättern von den Philipinnen.

gen, und vor etwa drei Jahren fuhr ich in die Weltmetropole des Parfums, nach Grasse. Ich werde es nie vergessen: Es war gerade die Zeit der Lavendelernte, und der Duft betörte mich so stark, daß ich auf meinem Balkon hier in Köln sofort ein paar große Büsche Lavendel pflanzte. Durch die Vermittlung eines Bekannten aus Köln lernte ich einen phantastischen Parfumeur kennen, der mich nicht sofort für verrückt erklärte, sondern meinte, daß so etwas durchaus realisierbar sein müsse, wenn man mal ein paar Vorurteile über den Haufen werfen würde. Wir diskutierten zwei Tage und Nächte, und danach war ich etwas hoffnungsfroher, wenngleich immer noch etwas skeptisch. Wie sollte man unseren Zuschauern zumuten, mit derart vielen Substanzen umzugehen, selbst wenn diese zu Gruppen zusammengefaßt wären?

Wir versuchten es zunächst mit einer Minilösung für die Raumbeduftung und entwickelten dafür einen kleinen Bausatz, bestehend aus vier Duftbasen (vgl. *Seite 150*). Seinerzeit bat ich dann Christine Niklas mit dazu, und gemeinsam gelang es uns, eine erfolgreiche Sendung und einen Hobbytip zum Thema „Guter Duft im eigenen Heim" zu gestalten. Dann dauerte es wieder unendlich lange, bis es weiterging. Im darauffolgenden Jahr wurde ich allerdings neu motiviert, weil ich einmal an der Rosenernte in Grasse teilnehmen konnte. Auch dieser Duft hat mich so stimuliert, daß ich wiederum umgehend auf meinem Balkon eine Unmenge Duftrosen pflanzte, weil ich einfach nicht einsehen wollte, daß diese wunderbaren Pflanzen immer mehr der Schönheit für das Auge geopfert wurden, indem man ihnen das abzüchtet, was die Natur ihnen ursprünglich mitgegeben hat, nämlich diesen phantastischen Rosenduft.

Aber wieder zurück zu der Geschichte unseres Baukastens für Spitzenparfums: Eines Tages rief mich Jean-Jacques Genet, so heißt dieser geniale Parfumeur aus Grasse, an und bat mich, doch einmal sein Ergebnis zu begutachten. Christine Niklas und ich fuhren voller Erwartung nach Grasse, es war die Zeit der Ginsterernte und damit wiederum ein olfaktorisches Erlebnis, das uns bestärkte weiterzumachen und es nun wirklich zu wagen.

Mit Hilfe von Jean-Jacques Genet kamen wir endlich auf die gute Idee, die ich eben schon erwähnt habe, nämlich jede einzelne Basisnote, die als Baustein für unseren Parfumkasten fungieren sollte, nicht horizontal, das heißt in einzelne Fond-, Herz- und Kopfnoten aufzuteilen, sondern sozusagen vertikal aufzubauen, das heißt in jeder dieser Basisnoten mußten alle drei Komponenten bereits enthalten sein.

Das erschien uns als das Ei des Kolumbus! Selbst absolut ungeübte Laien könnten mit diesen Bausteinen beim Experimentieren keine fundamentalen Fehler machen. Und es hat sich tatsächlich herausgestellt, daß unser Konzept aufging. Sowohl die Basen alleine, als auch jede mögliche Mischung ergibt einen durchaus akzeptablen Duft. Mit Hilfe der Anleitungen in diesem Buch können Sie außerdem so leicht eigene Erfahrungen machen, daß Sie recht schnell in der Lage sein

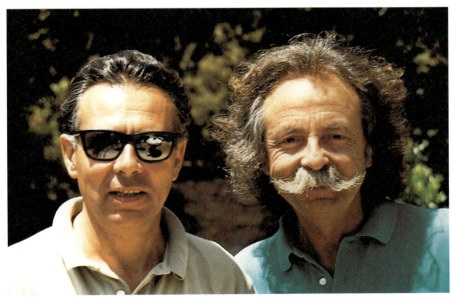

Abb. 54: Jean-Jacques Genet und Jean Pütz hatten die entscheidende Idee!

werden, Ihr individuelles Parfum zu komponieren.

Da wir außerdem mit unseren Rezepten ein breites Spektrum der auf dem Markt erhältlichen Parfums abdecken wollten, mußten wir leider einen ziemlich umfangreichen Baukasten gestalten. Allein für die Damendüfte wurden 14 Basisnoten notwendig und hinzu kamen dann noch 4 Basisnoten, um auch den Herren der Schöpfung gerecht zu werden.

Alle diese Basisnoten besitzen, wie gesagt, das, was jedes Parfum beinhalten muß, nämlich den Fond mit Fixateur, das Herz und den Kopf. Wer besonders virtuos werden will, kann noch einige Zusatznoten aus den ätherischen Ölen zufügen, aber das werden wir an Ort und Stelle ganz präzise beschreiben. Hier nur noch ein paar Hinweise zu den Fond-, Herz- und Kopfnoten:

Wichtige Duftbausteine der Fondnoten sind z. B. Patchouli, Ambra, Baum- und Eichenmoos, Vetiver, Bibergeil, Myrrhe, aber auch Sandelholz, Moschus, Zibet, Benzoe, Weihrauch, Zedernholz, Tabak usw.

Düfte der Herznote sind z. B. Jasmin, Maiglöckchen, Rose, Iris, Nelke, Flieder, unter Umständen Patchouli und leichteres Sandelholzöl.

Die Basisnoten im einzelnen

Basis Citrus

Diese Basis eignet sich am besten zum Einsatz als Kopfnote. Sie enthält verschiedene Citruselemente, wobei das

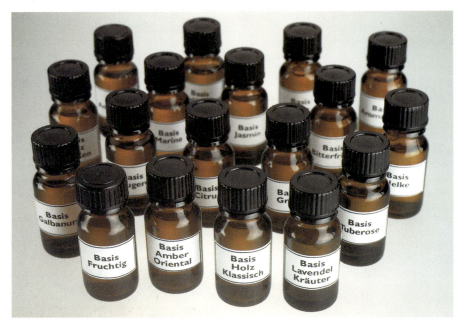

Abb. 55: 18 Basisnoten enthält unser Parfumbaukasten.

Bergamotte leicht dominiert, was sich aber nicht so ohne weiteres wahrnehmen läßt.

Hauptbestandteile: Petitgrainöl, Zitronenöl (synthetisch), Verbenaöl und Bergamotteöl (ohne phototoxische Bestandteile, vgl. *Seite 23 und 26*).

Die Basis Citrus wirkt in der Spitze des Parfums besonders intensiv, also in den ersten 10 Minuten, bleibt aber auch anschließend über 3 Stunden hinweg fast gleichmäßig erhalten.

Dosierung der Basis im Duftwasser: 0,5–3% der Duftbestandteile, d.h. von 100 Tropfen Gesamtmenge können etwa 1–3 Tropfen Citrus sein, bei Eau de Cologne können es bis zu 30% sein.

Basis Bitterfrisch

Diese Mischung aus verschiedenen Aldehyden (vgl. *Seite 69 f.*) gibt einem Parfum Charakter. Aldehyde bewirken in der hier vorliegenden hohen Konzentration einen typisch parfumartigen Geruch. Alle anderen Bestandteile eines Parfums wirken besser miteinander vereint, weicher und geheimnisvoller. Die Basis selbst riecht etwas unangenehm, es kommt eben auf die richtige Dosierung an.

In der Kopfnote des Parfums nimmt man es zuerst wahr, wenn zuviel Basis Bitterfrisch enthalten ist. Nach 15 Minuten duftet die reine Basis am Riechstreifen schon etwas angenehmer, etwa nach frischer Wäsche, sie wird dann etwas schwächer, bleibt aber auch im Fond noch deutlich.

Aldehyde kommen auch in der Natur vor, zum Beispiel im Rosenöl, im Orangenöl oder in Koniferennadelöl. Die in Parfums verwendeten Aldehyde sind jedoch – ebenso wie die in dieser Basis – synthetisch hergestellt, weil es längst nicht alle der benötigten Aldehyde in natürlicher Form gibt.

Hauptbestandteile: Aldehyd C11 Undecylaldehyd, Citronellyl Oxyacetaldehyd.

Dosierung der Basis im Duftwasser: ca.0,5-3% der Duftbestandteile.

Basis Amber Oriental

Wie der Name schon sagt, verleiht diese Basis einem Parfum die orientalische Note. Sie kommt hauptsächlich im Herz und Fond eines Parfums zum Ausdruck. In der Kopfnote ist sie als schwerer und würziger Duft wahrnehmbar, nach etwa 15 Minuten wird sie intensiver, sehr warm, süß und schwer. Sie braucht etwas Zeit, um ihre orientalische Fülle zu entwickeln, nach 30 Minuten scheint sie noch etwas stärker zu werden. Im Fond bleibt sie sehr lange erhalten.

Die Basis setzt sich zusammen aus rekonstruierten, das heißt synthetisch nachgebildeten animalischen (tierischen) Substanzen, sowie aus Vanille, holzigen Bestandteilen und Citrusnoten.

Hauptbestandteile: Korianderöl, Benzoeharz Siam, Ethylvanillin, Castoreum Absolue Substitut (Austauschprodukt), Neroliöl, Bergamotteöl (nicht phototoxisch), Patchouliöl, Zitronenöl Substitut.

Dosierung der Basis im Duftwasser: ca. 2-30% der Duftbestandteile, in Einzelfällen kann sogar mehr enthalten sein.

Basis Animalisch

Diese Base riecht für sich allein schon gut und sie gibt einem Parfum eine reiche, warme Herz- und Fondnote und sorgt für einen langanhaltenden Duft. Die Wirkung in der Kopfnote ist dagegen nur geringfügig. Wenn man zuviel Basis Animalisch zugibt, spürt man allerdings schon in der Kopfnote, daß das Parfum zu viel schwere Duftbestandteile enthält. Der Duft ist immer relativ flach, aber sehr wichtig zur Abrundung und Verstärkung vieler Parfums.

In der Basis sind selbstverständlich keine echten tierischen Bestandteile enthalten, sondern nur naturidentisch nachempfundene und außerdem pflanzliche Rohstoffe.

Hauptbestandteile: Vetyverylacetat, Leder, Patchouliöl, Bergamotteöl (nicht phototoxisch).

Dosierung der Basis im Duftwasser: 0,5–4% der Duftbestandteile

Basis Fruchtig

Diese Basis bringt ein Parfum zum Strahlen. Sie kommt in allen Bereichen des Duftwassers gleich gut und intensiv zum Ausdruck, also sowohl in der Kopf-, wie auch in der Herz- und Fondnote. Der Duft bleibt immer warm, süß und fruchtig. Natürlich enthält diese Basis eine Komposition von Düften, die hauptsächlich an Früchte erinnern.

Hauptbestandteile: Geranylacetat,

Cassis (Johannisbeer-)Base, Rum Absolue, Aldehyd C 14 Undecalacton, Lacton GA, Osmanthus.

Dosierung der Basis im Duftwasser: 0,5–2% der Duftbestandteile, in Einzelfällen bis zu 4%.

Basis Grün

Diese angenehm frische Basis wirkt als Kopf- und Herznote im Parfum.

Hauptbestandteile: Galbanumöl, Cis-3-Hexenylacetat, Phenylacetaldehyd, Benzylcinnamat.

Dosierung der Basis im Duftwasser: 0,5–3% der Duftbestandteile.

Basis Holz Klassisch

Diese Basis ist in fast jedem Parfum in größerer Menge enthalten. Sie betont hauptsächlich die Herznote und gibt dem Parfum eine gewisse Fülle und Ausgewogenheit. Die Base riecht sehr angenehm warm-holzig, unter anderem nach Sandel- und Zedernholz, und ist wichtig für fast alle Arten von Kompositionen. Im Fondbereich läßt diese Note allerdings nach.

Hauptbestandteile: Methylionone Gamma, Zedernholzöl, Cedrenylacetat, Vetiveröl, Vetiverylacetat.

Dosierung der Basis im Duftwasser: 10–25% der Duftbestandteile.

Basis Holz Trocken

Der etwas moosig-krautige Geruch dieser Basis entwickelt sich erst im Zusammenspiel mit anderen Düften zum Wohlklang. Die Base wirkt nicht in der

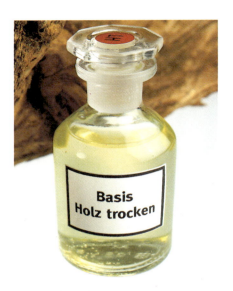

Abb. 56: Sorgt für eine herbe Komponente.

Kopfnote, sondern entfaltet sich erst im Herz- und Fondbereich eines Parfums, dort sorgt sie dann für einen prägnanten Duft. Nach etwa 15 Minuten entwickelt die Basis auf dem Riechstreifen einen sehr angenehmen, an Kräuter erinnernden Duft.

Die Basis Holz Trocken wird sowohl für Damen- als auch für die meisten Herrendüfte gebraucht.

Hauptbestandteile: Methylionone Gamma, Ambroxan, Baummoos Absolue, Vertofix Coeur.

Dosierung der Basis im Duftwasser: 1–8% der Duftbestandteile.

Basis Fougère

Bei dieser Basis denkt man sicher als erstes an eine bekannte Seife gleichen Namens. Fougère heißt übrigens soviel wie Farnkraut. Wenn Sie die Basis richtig dosieren, ist es gewiß eine Bereicherung für Ihr Parfum. Fougère ist besonders für Herrendüfte beliebt. Es hat eine sehr gute Spitze, entfaltet sich in der Herznote und wird im Fond etwas schwächer.

Typisch für die Base sind unter anderem Moosextrakte, Cumarin (Waldmeister) und Geraniumöl.

Hauptbestandteile: Isoamylsalicylat, Methyleugenol, Heliotropin, Geraniumöl, Styrallylacetat, Patchouliöl.

Dosierung der Basis im Duftwasser: 1–3% der Duftbestandteile, hauptsächlich in Herrendüften.

Basis Lavendel Kräuter

Diese Basis riecht wärmer und ausgewogener als reines Lavendelöl. Sie wird als frische Kopfnote eingesetzt, allerdings vorwiegend in männlichen Duftkompositionen. Die Basis riecht am Riechstreifen zunächst warm, wird dann sehr angenehm herb, später schwächer und wärmer, bleibt aber bis zum Schluß ausgewogen.

Hauptbestandteile: Lavandinöl, Lavendel Absolue sowie Rosmarin-, Beifuß-, Wacholderbeer- und Thymianöl.

Dosierung der Basis im Duftwasser: 2–5% der Duftbestandteile, hauptsächlich in Herrendüften.

Basis Jasmin

Die Basis Jasmin beinhaltet eine noble blumige Note, die in fast allen Kompositionen zu finden ist, sogar in Herrenparfums, dort nur entsprechend gerin-

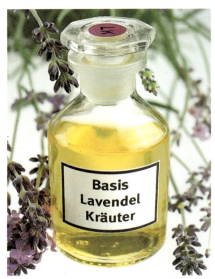

Abb. 57: Diese Basis wird hauptsächlich für eine frische Kopfnote in Herrendüften eingesetzt.

ger dosiert. Sie gibt jedem Duft eine weiche Fülle, die von kaum wahrnehmbar bis sehr intensiv reichen kann, etwa bei einem blumigen Parfum, dessen Betonung auf dem Einzelakkord Jasmin liegt (vgl. Rezept *Seite 105*). Die Base entfaltet sich bereits in der Kopfnote sehr intensiv blumig-süß, wirkt aber auch in der Herz- und etwas schwächer in der Fondnote weiter. Nach etwa 1 Stunde hat sie auf dem Riechstreifen fast die gleiche Intensität wie die Basis Tuberose.

Hauptbestandteile: Benzylsalicylat, Dihydrojasmon, Hedion, Indolen, Jasmin Absolue Ägypten, Alphaamyl Zimtaldehyd, Scatol.

Dosierung der Basis im Duftwasser: 5–20% der Duftbestandteile.

Basis Maiglöckchen

Diese Basis bringt eine angenehm frische blumige Note. Sie eignet sich wie die Basis Jasmin zum Einsatz in fast allen Duftwässern. Sie wirkt im Kopf- und Herzbereich eines Parfums und bringt dort eine frische und sehr interessante Note hinein. Von den blumigen Basisdüften ist Maiglöckchen im Fondbereich am schwächsten, allerdings bleibt der Duft warm und blumig.

Hauptbestandteile: Hydroxycitronellal Substitut, Lyral, Alpha Hexylzimtaldehyd.

Dosierung der Basis im Duftwasser: 3–15% der Duftbestandteile.

Basis Rose

Die Basis Rose birgt eine reiche blumige Note, die allerdings etwas hart ist, im Gegensatz zu den anderen Blütendüften. Sie eignet sich zum Einsatz in fast allen Damenparfums. Die Wirkung entfaltet sich hauptsächlich im Herz, hält aber auch im Fond der Duftkomposition noch intensiv an. Nach 30–60 Minuten entwickelt sie sich üppig, wie frischer Rosenduft.

Hauptbestandteile: Phenylethylalkohol, Rosen-Absolue Türkisch, Rosenöl Türkisch.

Dosierung der Basis im Duftwasser: 3–15% der Duftbestandteile.

Basis Tuberose

Dieser fast narkotisch-berauschende Blütenduft gehört hauptsächlich in blumige Parfums und gibt jedem Duftwasser ein reichhaltiges blumiges Bukett. Der Duft der Basis Tuberose ist markant und eigenwillig. Im Fondbereich ist sie nicht so langanhaltend wie die Basis Jasmin, verströmt aber auch dann noch einen sehr interessanten Duft.

Hauptbestandteile: Aurantiol, Neroliöl, Aldehyd C 18, Prunolide.

Dosierung der Basis im Duftwasser: 1–4% in der Duftmischung. Sie dürfen es mit dieser Basis nicht übertreiben, sonst wird der Duft zu blumig-süß. Die Base paßt auch nicht in jedes blumige Parfum.

Basis Nelke

Diese Basis soll nicht an das Gewürz, sondern an die Blüte der Nelke erinnern. Sie ist aber extrem intensiv, und kann leicht einen medizinischen Eindruck hervorrufen, wenn sie zu hoch dosiert wird. Die Basis riecht in der Kopfnote warm und ausgewogen, so bleibt sie eigentlich bis zum Schluß, wird aber deutlich schwächer. Sie ist nicht so ausdauernd, wie man zunächst denkt.

Hauptbestandteile: Eugenol, Isoeugenol, Ylangöl.

Dosierung der Basis im Duftwasser: 1–3% der Duftmischung.

Basis Galbanum

Die Basis Galbanum stellt eine frische Grünnote dar. Sie wurde besonders für

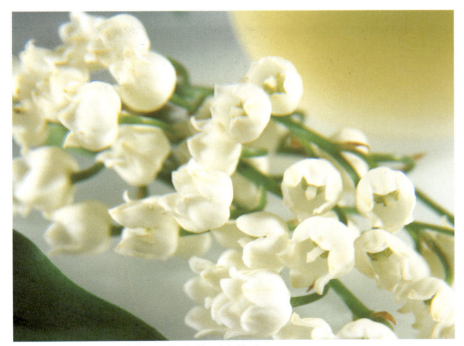

Abb. 58: Maiglöckchenduft vervollständigt viele Parfums.

Herrendüfte konzipiert. Die Spitze ist besonders interessant, zwischendurch kann der reine Duft der Basis am Riechstreifen penetrant sein, im Fondbereich wird die Note dann wieder angenehmer. Es kommt hier eben besonders auf die Dosierung an.

Hauptbestandteile: Hexalon, Galbanum Absolue, Galbanumöl.

Dosierung der Basis im Duftwasser: 1–2%, überwiegend in Herrendüften.

Basis Marine

Diese Basis stellt eine sehr spezielle Duftkomposition dar. Sie enthält, wie der Name schon sagt, eine Wassernote, aber vor allen Dingen sehr viele fruchtig wirkende Elemente und blumige Anteile. Am Riechstreifen getestet, hat die Basis eine sehr interessante Spitze, der Duft hat eine hohe Originalität und wirkt angenehm fruchtig. Er bleibt auch im Fondbereich intensiv.

Hauptbestandteile: Helional, Calone.
Die Basis wird fast ausschließlich für Herrendüfte eingesetzt.

Basis Aromatique

Eine aromatisch frische Basis, die hauptsächlich in der Spitze des Parfums wirkt und überwiegend für Herrendüfte geeignet ist. Bei dieser Basis empfindet man die ätherischen Öle als angenehm frisch wirkende Mischung.

Hauptbestandteile: Beifuß-, Zedernholz-, marokkanisches Kamillenöl, Thymianöl und Thymian-Absolue.

Die Zusatznoten im einzelnen

Alle normalen ätherischen Öle müssen zunächst bis zu einer 25%igen Konzentration mit Kosmetischem Basiswasser verdünnt werden, damit sie die gleiche Konzentration haben wie die Basisdüfte des Parfumbaukastens. Sie können dabei folgendermaßen vorgehen: Mischen Sie 10 ml ätherisches Öl und 30 ml Kosmetisches Basiswasser oder Weingeist aus der Apotheke. Wenn Sie nur eine geringere Menge brauchen, können Sie auch nur einen Meßlöffel ätherisches Öl mit drei Meßlöffeln Kosmetischem Basiswasser ansetzen. Das

Öl löst sich völlig im Alkohol auf und kann in dieser 25%igen Verdünnung tropfenweise verwendet werden, wie in unseren Rezepturen angegeben.

Moschus

Moschus kann in fast jedem Parfum eingesetzt werden. Es rundet ab, wirkt als Fixateur und gibt eine leicht süße, animalische Note. In der Spitze eines Parfums wird Moschus wenig wahrgenommen. Moschusparfums können zu 75% ihrer Duftanteile aus Moschus bestehen. Vor dem Einsatz in unseren Rezepten wird die Substanz auf eine 25%ige Konzentration verdünnt:

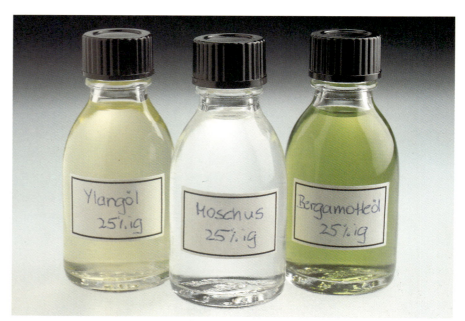

Abb. 59: Wenn Sie reine ätherische Öle als Zusatznoten verwenden wollen, müssen Sie sie zunächst wie beschrieben verdünnen.

Nehmen Sie dazu 1 Meßl. Moschus und 3 Meßl. Kosmetisches Basiswasser oder 10 ml Moschus und 30 ml Kosmetisches Basiswasser.

Bergamotteöl

Achten Sie beim Kauf dieses ätherischen Öls unbedingt darauf, daß es keine phototoxischen Bestandteile enthält. Bergamotteöl verströmt einen ziemlich linearen Duft, der in der Spitze, im Herz und ein wenig auch noch im Fond des Parfums wirkt. Es wirkt frisch und grün und paßt in sehr viele Duftkompositionen.

Vor dem Einsatz in unseren Rezepten wird das Öl auf eine 25%ige Konzentration verdünnt:
Nehmen Sie dazu 1 Meßl. Bergamotteöl und 3½ Meßl. Kosmetisches Basiswasser.

Orangenöl

Dieses Öl ergibt eine weiche warme Citrusnote, die bevorzugt in Cologne-Noten, in orientalischen und eventuell in würzigen Parfums eingesetzt wird. Es wirkt hauptsächlich in der Spitze eines Parfums.

Vor dem Einsatz in unseren Rezepten wird es auf eine 25%ige Konzentration verdünnt:
Auf 1 Meßl. Orangenöl kommen 3½ Meßl. Kosmetisches Basiswasser.

Zitronenöl

Das Zitronenöl gibt dem Eau de Cologne die frische Spitze, und dort kann es ruhig großzügig eingesetzt werden. Sonst sollte man es extrem sparsam verwenden.

Die Menge aller Citrusöle soll im fertigen Duftwasser auf Empfehlung der IFRA nicht mehr als 1% ausmachen, da diese in höherer Konzentration phototoxisch wirken können. Alle unsere Rezepte wurden dahingehend überprüft.

Vor dem Einsatz in unseren Rezepten wird das Zitronenöl, wie jedes andere ätherische Öl auch, auf eine 25%ige Konzentration verdünnt:
Nehmen Sie dazu 1 Meßl. Zitronenöl und 3½ Meßl. Kosmetisches Basiswasser.

Mandarinenöl

Dieses Öl taucht bei uns nur in wenigen Rezepten auf (vgl. *Seite 108* und *Seite 111*). Der typische Geruch paßt in würzige und orientalische Kompositionen. Es riecht deutlich nach Mandarine und hat eine ausgeprägte Wirkung in der Spitze, die nach etwa 30 Minuten nachläßt.

Vor dem Einsatz in unseren Rezepten wird das Öl auf eine 25%ige Konzentration verdünnt:
Auf 1 Meßl. Mandarinenöl kommen 3½ Meßl. Kosmetisches Basiswasser.

Petitgrainöl

Das ätherische Öl aus den Blättern und Fruchtansätzen der Bitterorange verströmt einen intensiveren Duft als das ätherische Öl aus der süßen Orange. In der Spitze riecht es sehr frisch nach Citrus, der gesamte Duft bekommt eine frische grüne Note. Petitgrainöl erinnert ein wenig an Bergamotte. Es wirkt lang anhaltend, über Stunden hinweg.

Vor dem Einsatz in unseren Rezepten wird es auf eine 25%ige Konzentration verdünnt: Geben Sie auf 1 Meßl. Petitgrainöl 3½ Meßl. Kosmetisches Basiswasser.

Neroliöl

Das besonders wertvolle Orangenblütenöl ist unentbehrlich für ein Eau de Cologne.

Vor dem Einsatz in unseren Rezepten wird es auf eine 25%ige Konzentration verdünnt: Nehmen Sie dazu 1 Meßl.

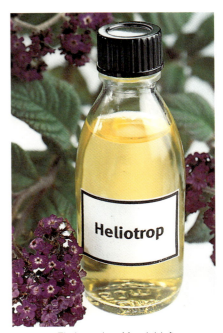

Abb. 60: Ein intensiver Mandelduft.

Neroliöl und 3½ Meßl. Kosmetisches Basiswasser.

Heliotropin, 2,5%ig

Heliotropin ist der Wirkstoff aus der gleichnamigen Pflanze. Es handelt sich dabei nicht um ein ätherisches Öl, sondern um eine kristalline Substanz. Diese Kristalle müssen ebenso mit Alkohol verdünnt werden wie die ätherischen Öle.

Der intensive Mandelduft wirkt besonders lang anhaltend im Fond des Parfums. Der Grund dafür ist die kristalline Form des Heliotropins, es gehört eben nicht zu den leicht flüchtigen Ölen. Ähnlich wie Vanille gehört es in orientalische und halborientalische Parfums, unterstützt aber auch Blütendüfte und andere Parfums. Es wird zu sehr vielen Kompositionen zugegeben.

Zum Einsatz in unseren Rezepten brauchen Sie eine 2,5%ige Heliotropinlösung, die es bereits fertig zu kaufen gibt.

Sie können die Lösung auch selbst herstellen:

Geben Sie 1 Meßl. (ca. 2 g) kristallines Heliotropin in 108 ml Kosmetisches Basiswasser.

Es entsteht eine flüssige Lösung.

Vanillin, 25%ig

Hier wird nicht die echte Vanille verwendet, denn der synthetische Vanillegeruch ist einfacher einzusetzen und preiswerter. Wenn Sie erst einmal mit einigen Rezepten Erfahrungen gesammelt haben, können Sie entscheiden, ob Sie auf natürliche Vanille umsteigen möchten, die allerdings sehr teuer ist.

Vanillin ist ein kristalliner Wirkstoff. Vanilleduft gehört wie Heliotropin in orientalische und halborientalische Parfums sowie auch in viele andere. Das Vanillin riecht süß, weich, warm, wie eine Wolke aus Vanillepudding.

Zum Einsatz in unseren Rezepten brauchen Sie eine 25%ige Lösung, die Sie kaufen oder selbst mischen können:

Geben Sie 1 Meßl. (1,2 g) kristallines Vanillin auf 2 Meßl. (3,6 g) Kosmetisches Basiswasser.

Es entsteht eine flüssige Lösung, die sich gut tropfen läßt.

Ethylvanillin, 25%ig

Die Spitze dieses Duftstoffes ist der des Vanillins sehr ähnlich, im Herzbereich wirkt Ethylvanillin allerdings etwas markanter, nicht so süß wie Vanillin. Ethylvanillin wird nach 2 Stunden schwächer, während der Geruch von Vanillin noch länger haftet.

Ethylvanillin ist ein kristalliner Wirkstoff.

Zum Einsatz in unseren Rezepten brauchen Sie eine 25%ige Lösung, die Sie kaufen oder selbst verdünnen können. Geben Sie dazu 1 Meßl. (1,2 g) kristallines Ethylvanillin auf 2 Meßl. (3,6 g) Kosmetisches Basiswasser.

Cumarin, 10%ig

Wir verwenden nur synthetisches Cumarin (vgl. *Seite 74*). Wie Vanille und Heliotropin wirkt auch Cumarin überwiegend in der Fondnote. Das können Sie gut auf dem Riechstreifen testen: Nach einer Stunde werden die Vanillenoten deutlich schwächer, Heliotropin

läßt ebenfalls etwas nach, aber Cumarin bleibt auch nach 3 Stunden noch äußerst intensiv.

Cumarin ist ein kristalliner Wirkstoff.

Zum Einsatz in unseren Rezepten brauchen Sie eine 10%ige Lösung, die Sie fertig kaufen oder selbst verdünnen können. Auf 1 gestr. Meßl. (ca. 2 g) kristallines Cumarin kommen 10 Meßl. (25 ml) Kosmetisches Basiswasser.

Es entsteht eine flüssige Lösung.

Cassisblüte

Cassisblüte verströmt einen hervorragend frischen, klaren Duft nach Johannisbeere. Er bleibt sehr linear, das heißt er riecht auf dem Riechstreifen von der Spitze bis zum Fond fast gleich und auch nach 3 Stunden noch immer sehr intensiv. Lassen Sie sich von der Bezeichnung „Blüte" nicht irreführen, der Duft wird als fruchtig eingestuft. Er spielt auch in vielen handelsüblichen Düften eine wichtige Rolle.

Vor dem Einsatz in unseren Rezepten wird diese Substanz auf eine 25%ige Konzentration verdünnt: Auf 1 Meßl. Cassisblüte gibt man 4 Meßl. Kosmetisches Basiswasser.

Flieder

Flieder hat eine frische blumige Spitze und ist im Fondbereich intensiver als Hyazinthe. Er eignet sich hervorragend zur Unterstützung eines Blumenbuketts und sorgt dort für eine sehr schöne blumige Kopfnote.

Vor dem Einsatz in unseren Rezepten wird diese Substanz auf eine 25%ige Konzentration verdünnt:

Geben Sie auf 1 Meßl. Flieder 4 Meßl. Kosmetisches Basiswasser.

Hyazinthe

Hyazinthe ist ein ähnlich leichter Duft wie Flieder, allerdings etwas süßer. Er wirkt in der Spitze und im Herz eines Parfums.
Vor dem Einsatz in unseren Rezepten wird diese Substanz auf eine 25%ige Konzentration verdünnt:
Auf 1 Meßl. Hyazinthe gibt man 4 Meßl. Kosmetisches Basiswasser.

Estragonöl, 2,5%ig

Estragonöl ergibt eine herbe Note und sollte ähnlich wie Nelkenöl nur in geringen Mengen verwendet werden. Zuviel davon gibt dem Parfum einen krautig-süßen Duft nach Lakritz, der in der Spitze schon spürbar ist und danach immer deutlicher wird. Estragon bleibt im Fond gut riechbar. Es gibt dem Parfum ein deutliches Profil.
Zum Einsatz in unseren Rezepten brauchen Sie eine 2,5%ige Lösung, die es fertig zu kaufen gibt.

Kamillenöl, blau, 2,5%ig

Das blaue Kamillenöl (vgl. *Seite 29*) hat wenig Spitze, entwickelt sich langsam und riecht dann leicht medizinisch, aber auch süß, honigartig. Ein origineller Duft, der in mehr handelsüblichen Parfums Einsatz findet, als man glaubt.

Kamillenöl ist leider sehr teuer. Deshalb gibt es eine 2,5%ige Verdünnung zu kaufen.

Lavendelöl

Lavendelöl hat einen frischen, ziemlich herben Duft. Die Spitze des ätherischen Öls ist deutlicher und herber als die der Basis Lavendelkräuter. Danach wird das Lavendelöl wärmer, süßer und schwächer. Lavendelöl wird hauptsächlich bei Herrendüften und in Eau-de-Cologne-Noten eingesetzt.
Vor dem Einsatz in unseren Rezepten wird es auf eine 25%ige Konzentration verdünnt: Geben Sie auf 1 Meßl. Lavendelöl 3½ Meßl. Kosmetisches Basiswasser.

Rosmarinöl

Rosmarinöl wird vor allem in den klassischen Eau-de-Cologne-Noten für Herren verwendet.
Vor dem Einsatz in unseren Rezepten wird es auf eine 25%ige Konzentration verdünnt. Auf 1 Meß. Rosmarinöl kommen 3½ Meßl. Kosmetisches Basiswasser.

Tagetesöl, 2,5%ig

Das Tagetesöl riecht weich, warm, dumpf und erdig. Es kommt besonders in der Herznote des Parfums zum Ausdruck, im Fond läßt es nach. Gehen Sie mit der Dosierung äußerst sparsam um.

In unseren Rezepten wird eine 2,5%ige Lösung eingesetzt.

Ylangöl

Wir verwenden Ylangöl der Klasse III (vgl. *Seite 83*), das vor allem stark im Fond wirkt. Ylangöl ist ein guter Fixateur und gibt dem Parfum eine besonders lang anhaltende blumige Note.
Vor dem Einsatz in unseren Rezepten wird es auf eine 25%ige Konzentration verdünnt. Geben Sie also auf 1 Meßl. Ylangöl 3½ Meßl. Kosmetisches Basiswasser.

Zimtrindenöl

Der Duft von Zimt paßt in würzige und in Chypre-Noten. Jeder kennt diesen warmen, weichen, würzig-holzigen Duft, aber unterschätzen Sie seine Intensität nicht, sonst riecht Ihr Parfum nur noch nach Zimt.
Vor dem Einsatz in unseren Rezepten wird es auf eine 25%ige Konzentration verdünnt: Geben Sie auf 1 Meßl. Zimtrindenöl 3½ Meßl. Kosmetisches Basiswasser.

Leder, 2,5%ig

Ein Phantasieduft, der bereits 2,5%ig verdünnt ist, wenn Sie ihn kaufen.
Die Ledernote hat wenig Spitze, sie entfaltet sich erst nach 10 Minuten zu einem angenehmen Duft, der dezent und lang anhaltend ist.

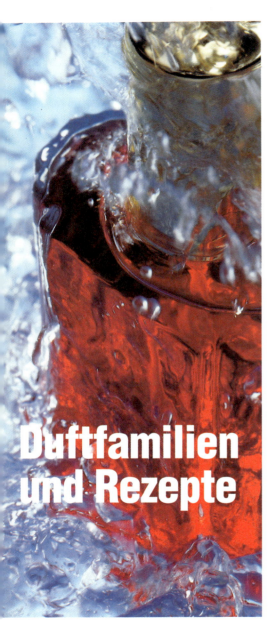

Duftfamilien und Rezepte

Bedeutung der Begriffe

Blumige Noten

Blumige Noten sind fast immer eine Komposition aus verschiedenen Blütendüften. Unter ihnen gibt es natürlich auch Parfums, bei denen ein ganz spezieller Blütenduft hervorgehoben wird, zum Beispiel Rose oder Jasmin. Das bedeutet aber nicht, daß keine weiteren blumigen Essenzen enthalten sind. Maiglöckchen, Rose und Jasmin bezeichnet man als das klassische Trio der Parfumerie. Sie bilden die Grundlage sehr vieler Kompositionen. Aber auch Nelke und Ylangöl werden häufig eingesetzt, außerdem Tuberose, Neroli (Orangenblüten), Flieder, Hyazinthe und andere. Weitere in Parfums enthaltene Blütendüfte sind Iris, Narzisse, Veilchen, Gardenia, Orchidee, Tagetes, Mimose, Magnolie, Geißblatt, Lilie, Geranium usw. (vgl. Duftstoffe und ätherische Öle *Seite 69*).

Grüne Noten

Die grünen Noten werden in Parfums mit betonter Grünrichtung und auch in vielen blumigen Kompositionen zur Ergänzung oder zur Auffrischung eingesetzt. Grüne Akkorde setzen sich häufig aus Einzelkomponenten wie dem Duft nach Gras, Gurken, grünen Tomaten, grünen Äpfeln, Kräutern, Blättern usw. zusammen. Wichtige Bestandteile sind außerdem Galbanumöl, grüne Citruselemente, Nadelholzöle, Algen- und Meeresgerüche und blumig-grüne Duftanteile. Mit Grün verbindet man nicht nur die Vorstellung von grünen Wiesen und Blättern, ein frisch-grüner Duft wird in der Assoziation auch als leicht und kühl empfunden.

Balsamische Noten

In solche Duftakkorde bezieht man warme weiche Noten aus Naturprodukten ein, wie sie z. B. in der Familie der Chypreparfums vorkommen. Natürliche Balsame sind ebenso wie Harze und sogenannte Gummiharze, aus Baumsäften entstandene Substanzen. Der Duft, den sie verströmen, ist sehr lang anhaltend, d. h. sie sind besonders geeignet für die Fondnote eines Parfums. Der Parfumeur bezeichnet diese Substanzen auch als Fixateure, weil sie gleichzeitig den Duft anderer Parfumingredienzien mit festhalten, also fixieren. Grund für diese Haftfestigkeit ist ihr

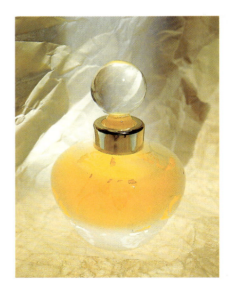

Abb. 61

Siedepunkt, der wesentlich höher liegt als bei den ätherischen Ölen. Manche Balsame riechen gewürzartig, zum Beispiel nach Zimt, andere süßlich nach Vanille oder auch holzig-harzig oder nach Weihrauch. Alle diese Düfte können kombiniert sein in einer balsamischen Note. Typisch sind hier Styrax, Labdanumharz und andere harzige Substanzen.

Aldehydische Noten

Aldehyde sind chemisch hergestellte Substanzen, die teilweise auch in der Natur vorkommen (vgl. *Seite 69*), zum Beispiel im Rosenöl, in bestimmten Citrusölen, auch in den Nadeln der Koniferen sind sie enthalten. Die synthetisch hergestellten Aldehyde haben allerdings eine viel stärkere Konzentration als die natürlichen. Die Basis Bitterfrisch aus unserem Parfumbaukasten enthält einige der entsprechenden Aldehyde.

Pudrige Noten

Pudrige Noten entstehen, wenn Aldehyde mit süßen Bestandteilen wie Heliotropin und holzigen Düften, zum Beispiel Sandelholzöl, kombiniert werden. Das berühmte *Chanel N° 5* machte wohl unter anderem deshalb eine solche Karriere, weil es 1921 das erste Parfum war, in dem ein begabter Parfumeur Aldehyde besonders geschickt einsetzte. So schuf er die Duftrichtung der pudrigen Noten. Wenn Sie solche Düfte erzielen wollen, brauchen Sie unter anderem die Basis Holz Klassisch und die Basis Bitterfrisch.

Amber-Noten

Zu diesen Noten gehören animalische Noten, die schwer und warm sind, mit dem süßen Duft von Ambra. Sie haben eine sinnliche Ausstrahlung und einen etwas intensiveren Fond. Amber-Noten sind stets Bestandteil der orientalischen und zum Teil auch der halborientalischen Parfums. In den Untergruppierungen der Duftfamilien sind sie speziell gekennzeichnet. Amber-Elemente sind sowohl in der Basis Animalisch wie auch in der Basis Amber Oriental enthalten.

Holzige Noten

Holz-Akkorde sind für die Herz- und für die Fondnote fast jedes Parfums unentbehrlich. Sie werden durch verschiedene Sorten von Sandelholzölen, Zedernholz-, Patchouli- und Vetiveröl geprägt. Den begehrtesten Holzduft liefert ostindisches Sandelholzöl, das aber leider recht teuer ist.
Mit der Basis Holz Klassisch und mit der Basis Holz Trocken können Sie solche Holz-Noten in Ihr selbstgemachtes Parfum bringen, weiterhin bietet sich natürlich die Zugabe ätherischer Öle zum Variieren an.

Chypre

Seitdem sich eine Königin von Zypern ein besonders wertvolles Parfum herstellen ließ, steht der Name Chypre für bestimmte raffinierte Kompositionen, das ist jedenfalls die Sage. Kennzeichnend für Chypre-Parfums sind frische Citrusbestandteile, hauptsächlich Ber-

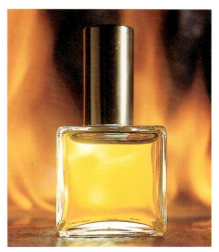

Abb. 62

gamotteöl, und ein intensiver Fond, der von Eichenmoos bestimmt wird.
Labdanum, ein wichtiger Bestandteil der Chypre-Note, wächst unter anderem auf Zypern, auch daher könnte der Name stammen. Chypre-Komplexe können aus Citruselementen, besonders Bergamotte- und Zitronenöl, und Lavendelöl bestehen. Blumige Bestandteile sind hauptsächlich Jasmin und Rose. Hinzu kommen können außerdem Moos- (Eichenmoos) und Holzakkorde (Sandelholz-, Patchouli- und Vetiveröl), Cumarin, würzige Noten wie Nelken-, Basilikum- und Muskatnußblütenöl (Macis), Moschus, Zibet, Harze, eventuell auch Olibanum (Weihrauch).

Orientalische Noten

Orientalische Parfums sind immer relativ schwer und süß. Sie haben neben

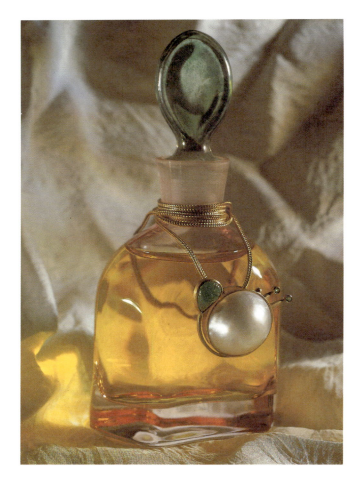

Abb. 63

animalischen Bestandteilen (Amber, Moschus usw.) auch holzige, harzige und balsamische Komponenten und sind gekennzeichnet durch einen lang anhaltenden Fond mit viel Vanille, Heliotropin und Cumarin. Zum Erzielen orientalischer Noten empfehlen wir die Basis Amber Oriental und/oder die Basis Animalisch.

Halborientalische oder Floriental-Noten

Bei diesen Noten gibt es ein breites Spektrum an Kompositionsmöglichkeiten. Die Düfte haben orientalische Anteile mit sehr viel blumigen oder anderen Elementen gemischt (vgl. *Seite 119 f.*). Typisch ist ein intensiver Fond aus Vanille. Mehr als 50% aller Parfum-Neuerscheinungen haben diese halborientalische Duftrichtung, und sie erfreut sich ständig steigender Tendenz.

Fougère-Noten

Fougère bedeutet soviel wie Farnkraut, das ja eigentlich relativ geruchsneutral ist, sich aber als Sinnbild für einen bestimmten Duftkomplex gut eingebürgert hat. Denken Sie nur mal an die bekannte französische Seife gleichen Namens. Die Fougère-Noten haben Anteile von Moos (Eichenmoos) und Holz (Patchouli-, Vetiver-, Sandelholzöl), viel krautig frische Bestandteile, aber auch Lavendel, Geranium, Ylangöl und Rose. Ebenso gehört Cumarin stets dazu. Der Fougère-Akkord kann weiterhin noch Neroli- und Bergamotteöl, Vanillenoten, Anisaldehyd, Harze und Moschus enthalten. Fougère wird hauptsächlich für Herrennoten verwendet.

Leder- und Tabak-Noten

Diese Noten werden durch teerige Komponenten und Düfte, die der Phantasie entspringen, bestimmt. Tabak-Noten sollen an süßlichen Pfeifentabak erinnern. Leder-Noten können bestehen aus: Birkenteeröl, Moosextrakten, animalischen Bestandteilen wie Castoreum (Bibergeil) und Ambrain (Wirkstoff aus Ambra), Harzen, holzigen Bestandteilen wie Sandelholz- und Patchouliöl, Labdanum, Vanille, Moschus, usw.

Würzige Noten

Die würzigen Noten können zunächst einmal vieles beinhalten, was man aus der Küche als Gewürz kennt. Das geht von Zimt über Nelken, Koriander, Basilikum bis zu Muskat, Lorbeer, Wacholder, Ingwer, Liebstöckel, Kümmel, Sellerie, Pfeffer, Majoran, Piment, Petersilie, Anis, Fenchel, Estragon, Cardamom usw. Allerdings sollte man nicht den Fehler machen, zu viele verschiedene Gewürze miteinander zu mischen, das würde man beim Kochen ja auch nicht tun. Außerdem gilt auch hier: Weniger ist mehr, also möglichst sparsam dosieren.

Einteilung in Duftfamilien

Die verwirrende Vielfalt der Düfte und Parfums läßt den Laien schnell jede Übersicht verlieren. Als Orientierungshilfe ist deshalb eine Klassifizierung der verschiedenen Duftrichtungen sehr hilfreich. Wir möchten Ihnen hier eine Typologie vorstellen, die französischen Ursprungs ist. Danach werden die Damenparfums in fünf große Familien eingeteilt: in die blumigen, orientalischen, halborientalischen, Chypre- und Eau-de-Cologne-Noten. Bei den Herrenparfums unterscheiden wir vier Familien: die Cologne- und Eau-Fraîche-Noten und die aromatischen, die holzigen und die würzigen Parfums. Es gibt unterschiedliche Arten von Typologien. In Deutschland werden die Duftbereiche häufig etwas anders eingeteilt. Auch die Profis sind sich keinesfalls immer einig, ob ein bestimmtes Parfum

zum Beispiel ein Chypre-Duft ist, oder ob man es den orientalischen Noten zurechnen sollte.

Damit Sie einen Einblick in diese verwirrende Welt der Düfte bekommen können, haben wir folgendes Konzept erarbeitet: Jede Duftfamilie wird im folgenden auf dem Zifferblatt einer Uhr angeordnet. Dort hat jede Duftart wiederum ihren eigenen Bereich. Am äußeren Rand der Zifferblätter finden Sie zu jeder Duftgruppe die Namen bekannter Parfums als Beispiele. Bei dieser Darstellung werden Zusammengehörigkeiten, Überschneidungen und Gegensätzlichkeiten deutlich.

Wir beschreiben die Düfte jeweils im Uhrzeigersinn, um Ihnen die Orientierung zu erleichtern. Wenn Sie einem gedachten Uhrzeiger folgen, erkennen Sie auf den ersten Blick, welche Parfums zu welcher Gruppe gehören, ob sie einen Anteil an würzigen Bestandteilen haben oder eher Moschus beinhalten usw. Schauen Sie sich die Graphiken an. Sie werden schnell einen Überblick bekommen. Am besten suchen Sie auf den Zifferblättern Ihre Lieblingsparfums heraus, dann wissen Sie sofort, welche Bereiche für Sie besonders interessant sind. Die genaue Herstellung beschreiben wir ab Seite 140.

Die Duftfamilie der blumigen Damenparfums

Mit Blumen und Blüten assoziieren wir wohlriechende Düfte. Wen sollte es also wundern, daß die blumigen Parfums die größte und wichtigste Duftfamilie darstellen. Hier kann man aus der Vielfalt der Natur schöpfen und immer wieder neue Düfte kreieren. Diese Par-

fums haben auch die größten Marktanteile, nämlich ca. 45%. Den Parfumeuren gelingen immer wieder neue Kombinationsmöglichkeiten, die diese Gruppe erweitern. Die größten Erfolge der französischen Parfums sind zweifellos in dieser Duftfamilie zu finden. Viele der blumigen Düfte kann man fast als zeitlos bezeichnen.

Die Familie wird zunächst in vier Hauptgruppen unterteilt, die dann nochmals untergliedert werden. Das können Sie am einfachsten anhand der *Abbildung 65* nachvollziehen: Vom Zentrum des Zifferblattes ausgehend, finden Sie die vier Hauptgruppen fleurissimo, grün, würzig und aldehydisch. Die erste genannte Gruppe finden Sie im Bereich von 0 bis 3 Uhr. Wenn Sie dem gedachten Uhrzeiger folgen, dann erkennen Sie auf einen Blick, welche käuflichen Parfums innerhalb der ersten Hauptgruppe mehr Anteile Rose, Jasmin, Tuberose oder Maiglöckchen enthalten usw.

Blumig-fleurissimo

Der Begriff Fleurissimo steht hier für eine Steigerung von blumig. Die ganze

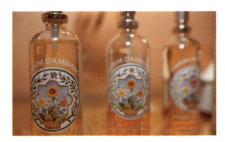

Abb. 64: Nostalgische Parfumfläschchen aus Grasse.

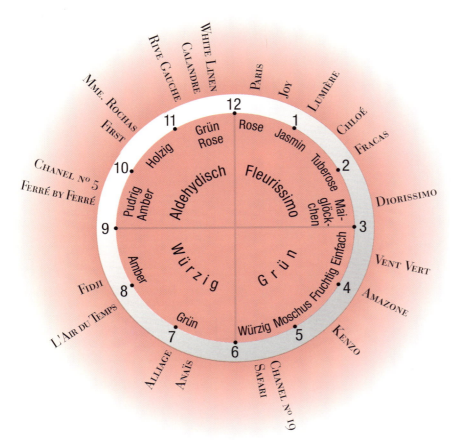

Abb. 65: Die Duftfamilie der blumigen Parfums. Anhand unserer „Duftuhren" können Sie sich leicht orientieren. Als Beispiele haben wir einige bekannte Spitzenparfums angegeben.

Duftgruppe zeichnet sich durch einen überwiegend blumigen Charakter aus, wobei bei fast jedem Parfum ein ganz bestimmter Blütenduft besonders stark zum Ausdruck kommt.

Ein deutlich gezeichneter einzelner Blütenakkord kann dem betreffenden Parfum seinen speziellen Charakter verleihen. Bekannte Beispiele für diese Gruppe gibt es allerdings nur in begrenzter Anzahl.

Glauben Sie nun aber bitte nicht, daß die aufgeführten Parfums nur die genannten Duftakkorde beinhalten, natürlich brauchen sie zusätzlich weitere Bestandteile, um die gewünschte einzelne Blütennote überhaupt hervortreten zu lassen, und zwar sowohl in der Spitze wie auch im Herz und im Fond.

Blumig-fleurissimo, Rose

Bei diesen Parfums kommt der verschwenderische Duft der Rosen besonders zur Geltung. Ein ganz typisches Beispiel für ein Rosenparfum ist das *Paris (Saint Laurent 1983 F).*

Rosenparfums gelten nicht umsonst als besonders intensiv. Auch sie haben aber natürlich noch viele weitere Bestandteile. So kann ein Rosenparfum zum Beispiel folgende Duftnoten enthalten: Bergamotte, Hyazinthe, grüne Noten, Rose, Veilchen, Jasmin, Maiglöckchen, Ylangöl, Iris, Moschus, Moosextrakte, Zedern- und Sandelholz und Heliotropin. Diese schweren Parfums sollte man mit Bedacht verwenden.

Was die Rezeptur angeht, berücksichtigen Sie bitte, daß der Rosenduft erst nach ca. 5–10 Minuten zu seiner vollen Entfaltung kommt. Der reine Rosenduft des ätherischen Öles kann übrigens etwas hart wirken, bei der Basis Rose ist das weniger der Fall. Probieren Sie es doch einmal mit dem weiblich-blumigen Duft, der aus dem folgenden Rezept entsteht, vielleicht müssen Sie sich dann einen Bodyguard zulegen.

VENUS

8 Tr.	Basis Amber Oriental
4 Tr.	Basis Fruchtig
25 Tr.	Basis Holz Klassisch
15 Tr.	Basis Jasmin
15 Tr.	Basis Maiglöckchen
2 Tr.	Basis Nelke
25 Tr.	Basis Rose
4 Tr.	Ylangöl, 25%ig

Sie kommen hier insgesamt auf 109 Tropfen Duftbestandteile (fast alle 25%ig). Die Zugabe von ½ Meßl. (25 Tr.) Kosmetischem Basiswasser ergibt ein Parfum (20%ig), von 2 Meßl. (109 Tr.) Kosmetischem Basiswasser ein Eau de Parfum (12,5%ig) und von 3 Meßl. (160 Tr.) Kosmetischem Basiswasser ein Eau de Toilette (10%ig).

Blumig-fleurissimo, Jasmin

Diesen Duftbereich finden Sie in *Abbildung 65* zwischen 1 und 2 Uhr. Der weiche, süße Jasminduft verleiht den Parfums Fülle und Körper sowie eine blumige Spitze. Solche Duftwässer enthalten zum Beispiel Fruchtnoten, Aldehyde, grüne Akkorde, Neroli, Jasmin, Ylangöl, welches den Jasminduft besonders gut ergänzt, Tuberose, Maiglöckchen, Iris, Hyazinthe und manchmal sogar besonders süßes Geißblatt. In der Fondnote wirken hier unter anderem Zedern-, Sandelholz-, Vetiveröl und Moschus.

In diese Gruppe gehören Parfums wie *Joy (Patou 1930 F)* und *Lumière (Rochas 1984 F)*. Allerdings hat *Joy* gleichzeitig viele Rosenanteile, wie Sie an der Graphik erkennen können.

Dazu unser Rezeptvorschlag für einen beschwingten Duft mit blumigem Bouquet:

NIZZA

Dies sind insgesamt 107 Tropfen Duftbestandteile (25%ig). Die Zugabe von ½ Meßl. (26 Tr.) Kosmetischem Basiswasser ergibt ein Parfum (20%ig), von 2 Meßl. (107 Tr.) Kosmetischem Basiswasser ein Eau de Parfum (12,5%ig) und von 2¾ Meßl. (152 Tr.) Kosmetischem Basiswasser ein Eau de Toilette (10%ig).

Dieses Rezept können Sie mit ein paar blumigen Noten wie Neroli (2 Tr.) oder Hyazinthe (4 Tr.) variieren. Wir sind allerdings sicher, daß es Ihnen auch so schon gefällt, wenn Sie üppigen und romantischen Jasminduft lieben, der an einen warmen, südlichen Sommerabend erinnert.

Blumig-fleurissimo, Tuberose

Diese exotischen, verführerisch weiblichen Düfte finden Sie auf der *Abbildung 65* im Bereich von zwei Uhr.

Die Tuberose verströmt einen einzigartig üppigen, verschwenderisch süßen Duft. Jedes Parfum, das Tuberose enthält, hat eine ganz besondere Ausstrahlung. Deshalb sollten Sie nie zuviel Tuberose verwenden, dann wird Ihr Parfum zu süß-blumig. Tuberoseparfums können außerdem jeweils einige der folgenden Inhaltsstoffe haben: Bergamotte, grüne Noten, Fruchtnoten, Aldehyde, Neroli, Tuberose, Jasmin, Rose, Hyazinthe, Ylangöl, Iris, Nelke, Amber, Moschus, holzige Noten und Benzoeharz.

Bekannte und erfolgreiche Parfums der Tuberose-Richtung sind zum Beispiel: *Fracas (Piguet 1948 F), Chloé (Lagerfeld 1973 F), Jointue (Revlon 1975), Passion (Elizabeth Arden 1987 USA), Davana (1988), Gardenia (1989), Ellen Tracy (1992)*.

Dazu unser Rezeptvorschlag, benannt nach einem der Sieben Weltwunder, den hängenden Gärten von Babylon. Wir fanden dies genau die richtige Bezeichnung für einen so edlen narkotischen Blumenduft.

JARDIN DE BABYLON

Dies sind insgesamt 106 Tropfen Duftbestandteile (fast alle 25%ig). Durch Zugabe von ca. ⅓ Meßl. (20 Tr.) Kosmetischem Basiswasser erhalten Sie ein Parfum (20%ig), von 1¾ Meßl. (90 Tr.) Kosmetischem Basiswasser ein Eau de Parfum (12,5%ig) und von 2½ Meßl. (140 Tr.) Kosmetischem Basiswasser ein Eau de Toilette (10%ig).

Sie können auch eine kürzere Version des Rezeptes nur aus den entspre-

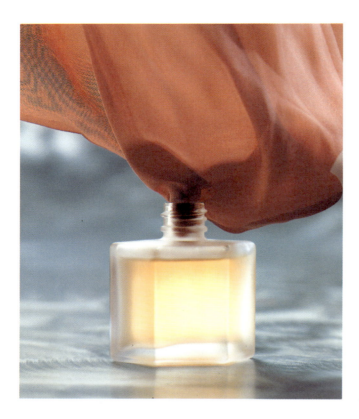

Abb. 66

CHIFFON

2 Tr.	Basis Citrus
1 Tr.	Basis Grün
5 Tr.	Basis Holz Trocken
40 Tr.	Basis Jasmin
16 Tr.	Basis Maiglöckchen
20 Tr.	Basis Rose
2 Tr.	Moschus, 25%ig
5 Tr.	Bergamotteöl, 25%ig
4 Tr.	Hyazinthe, 25%ig
2 Tr.	Flieder, 25%ig

Dies sind insgesamt 97 Tropfen Duftbestandteile (alle 25%ig). Die Zugabe von $\frac{1}{2}$ Meßl. (25 Tr.) Kosmetischem Basiswasser ergibt ein Parfum (20%ig), von $1\frac{3}{4}$ Meßl. (97 Tr.) Kosmetischem Basiswasser ein Eau de Parfum (12,5%ig) und von $2\frac{3}{4}$ Meßl. (145 Tr.) Kosmetischem Basiswasser ein Eau de Toilette (10%ig).

Hier noch ein weiteres Rezept, das etwas frischer wirkt, die Spitze ist schön blumig.

FACETTE

3 Tr.	Basis Citrus
5 Tr.	Basis Amber Oriental
4 Tr.	Basis Fruchtig
5 Tr.	Basis Grün
20 Tr.	Basis Holz Klassisch
10 Tr.	Basis Jasmin
20 Tr.	Basis Maiglöckchen
3 Tr.	Basis Nelke
6 Tr.	Basis Rose
3 Tr.	Ylangöl, 25%ig
2 Tr.	Bergamotteöl, 25%ig
1 Tr.	Estragonöl, 2,5%ig

Dies sind insgesamt 82 Tropfen Duftbestandteile (alle 25%ig). Die Zugabe von $\frac{1}{3}$ Meßl. (20 Tr.) Kosmetischem Ba-

chenden Bestandteilen des Baukastens zusammensetzen. Lassen Sie dann die letzten vier Zusatznoten einfach weg.

Blumig-fleurissimo, Maiglöckchen

Ein typisches Beispiel für diese Richtung ist das *Diorissimo (Dior 1956 F)*. Dieses Parfum war seinerzeit ein großer Erfolg, und es zählt noch heute zu den Klassikern.

Maiglöckchen verströmen einen relativ frisch-grünen und zarten Duft, bei dem man unwillkürlich an Frühling denkt. Diese Parfums enthalten z.B. grüne Noten, Bergamotte, Maiglöckchen, Flieder, Rose, Jasmin, holzige und animalische Noten.

Manch einer ist vielleicht der Meinung, daß Maiglöckchenparfums langweilig seien, das müssen wir aber entschieden bestreiten. Das folgende Rezept können wir Ihnen wirklich empfehlen. Es entfaltet sich während der ersten 20 Minuten zu seinem vollen Duft und hat einen über Stunden anhaltenden Fond. Wir haben diesem Parfum den Namen eines leichten transparenten Seidenstoffes gegeben:

siswasser ergibt ein Parfum (20%ig), von 1⅔ Meßl. (82 Tr.) Kosmetischem Basiswasser ein Eau de Parfum (12,5%ig) und von 2¾ Meßl. (125 Tr.) Kosmetischem Basiswasser ein Eau de Toilette (10%ig).

Blumig-grün

Nach den blumig-fleurissimo Einzelakkorden kommen wir nun zu der nächsten Gruppe, den blumig-grünen Parfums. Auf *Abbildung 65* finden Sie diese Duftnoten zwischen drei und sechs Uhr.

Die grünen Düfte sind heute eindeutig im Aufwärtstrend. Früher wurden die blumig-grünen Noten als jung und romantisch eingestuft, also als leichte, zarte Düfte für junge Frauen. 1981 kam in den USA *Giorgio* auf den Markt und belebte die blumig-grüne Familie durch etwas aggressivere Akzente. Seit Beginn der 90er Jahre sind hier einige raffinierte Neuerscheinungen herausgekommen, die einen neuen Trend signalisieren *(Cabotine, Vent Vert relaunch)*.

Blumig-grün, einfach

In *Abbildung 65* finden Sie diese Düfte im Bereich zwischen 3 Uhr und 3.45 Uhr. Die entsprechenden Parfums beinhalten neben den blumigen vor allem auch frische grüne Duftkomponenten. Spezielle grüne Noten und Galbanum dürfen natürlich nicht fehlen, ebenso verschiedene Citrusbestandteile, fruchtige Noten, Hyazinthe, Maiglöckchen, Rose, Jasmin, Narzisse, Iris, Fichtennadel, Moos, Moschus und Holznoten. Beispiele für diese Gruppe sind: *Vent Vert (Balmain 1945 F)*, *Private Collection (Estée Lauder 1973 USA)*.

Probieren Sie einmal unseren Rezept-Vorschlag, vielleicht erinnert der Duft dieser Komposition auch Sie an einen Waldspaziergang.

SMARAGD

4 Tr.	Basis Citrus
2 Tr.	Basis Bitterfrisch
2 Tr.	Basis Animalisch
2 Tr.	Basis Fruchtig
10 Tr.	Basis Grün
15 Tr.	Basis Holz Klassisch
3 Tr.	Basis Holz Trocken
10 Tr.	Basis Jasmin
10 Tr.	Basis Maiglöckchen
3 Tr.	Basis Nelke
3–4 Tr.	Basis Galbanum
1 Tr.	Basis Fougère
4 Tr.	Moschus, 25%ig
4 Tr.	Petitgrainöl, 25%ig
2 Tr.	Estragonöl, 2,5%ig

Dies ergibt insgesamt 75 Tropfen Duftbestandteile (alle 25%ig). Durch Zugabe von ⅓ Meßl. (19 Tr.) Kosmetischem Basiswasser erhalten Sie ein Parfum (20%ig), von 1⅓ Meßl. (75 Tr.) Kosmetischem Basiswasser ein Eau de Parfum (12,5%ig) und von 2 Meßl (114 Tr.) Kosmetischem Basiswasser ein Eau de Toilette (10%ig).

Nach der nötigen Reifezeit, die dieses Parfum – wie alle anderen auch – braucht, entwickelt es eine ausgesprochen erfrischend grüne Spitze mit leichten blumigen Elementen.

Blumig-grün, fruchtig

In *Abbildung 65* finden Sie diese Düfte, dem Uhrzeigersinn folgend, bei etwa vier Uhr. Es scheint eine der beliebtesten Duftgruppen überhaupt zu sein. Diese Parfums sind eben nicht nur blu-

mig, sondern auch leicht und frisch und enthalten fruchtige Komponenten, die daran beteiligt sind, die Parfums besonders interessant wirken zu lassen. Wen wundert es also, daß so viele Frauen (und Männer) ihre Nase in diese Duftrichtung orientieren.

Wenn Sie in dieser Richtung experimentieren wollen, helfen Ihnen vielleicht einige Anregungen, was in diesen Düften alles enthalten sein kann, nämlich: Bergamotte, Citrusbestandteile und Galbanum. Weiterhin Fruchtnoten, Aldehyde, Hyazinthe, Basilikum, Veilchen, Cassisblüte, Jasmin, Rose, Maiglöckchen, Tuberose, Ylangöl, Nelke, Iris, Holznoten, Moosextrakte, Patchouliöl, Moschus, Amber und Zibet.

So tummeln sich in dieser Gruppe eine Vielzahl besonders beliebter Düfte, wie *Amazone (Hermès 1974 F)*, *Valentino (Valentino 1978 I)*, *Metal (Paco Rabanne 1979 F)*, *Eau de Givenchy (Givenchy 1980 F)*, *Jardins de Bagatelle (Guerlain 1983 F)*, *Beautiful (Estée Lauder 1986 USA)*, *Action (Trussardi 1989 I)*, *Jil Sander N° 4 (Lancaster 1990 D)*, *Amarige (Givenchy 1991)*, *Naf-Naf (Diparco 1991)*, *Anthracite (Jacomo 1991 F)*, *Dily's (Laura Ashley 1991)*, *Senso 2 (Ungaro 1992 F)*, *Lalique (Lalique 1992)*.

Hierzu einige Rezepte: Zunächst ein helles, fruchtiges Parfum mit einem originellen strahlenden Duft.

SIGNUM

2 Tr.	Basis Fruchtig
18 Tr.	Basis Holz Klassisch
46 Tr.	Basis Jasmin
20 Tr.	Basis Maiglöckchen
2 Tr.	Basis Rose
2 Tr.	Basis Tuberose
10 Tr.	Moschus, 25%ig

20 Tr.   Heliotropin, 2,5%ig
2 Tr.   Cassisblüte, 25%ig
1–2 Tr.   Tagetesöl, 2,5%ig

Dies ergibt insgesamt 125 Tropfen Duftbestandteile (alle 25%ig). Die Zugabe von $\frac{1}{2}$ Meßl. (30 Tr.) Kosmetischem Basiswasser ergibt ein Parfum (20%ig), von 2 $\frac{1}{4}$ Meßl. (125 Tr.) Kosmetischem Basiswasser ein Eau de Parfum (12,5%ig) und von 3 $\frac{1}{3}$ Meßl. (186 Tr.) Kosmetischem Basiswasser ein Eau de Toilette (10%ig).
Als nächstes ein Rezept für ein Parfum mit schwungvoller Frische.

PARC

3 Tr.   Basis Citrus
3 Tr.   Basis Amber Oriental
3 Tr.   Basis Fruchtig
3 Tr.   Basis Grün
18 Tr.   Basis Holz Klassisch
15 Tr.   Basis Jasmin
10 Tr.   Basis Maiglöckchen
8 Tr.   Basis Rose
1 Tr.   Basis Galbanum
1 Tr.   Basis Aromatique
5 Tr.   Heliotropin, 2,5%ig
evtl. 1 Tr.   Cassisblüte, 25%ig
evtl. 3 Tr.   Hyazinthe, 25%ig

Dies ergibt insgesamt 74 Tropfen Duftbestandteile (alle 25%ig). Die Zugabe von $\frac{1}{3}$ Meßl. (19 Tr.) Kosmetischem Basiswasser ergibt ein Parfum (20%ig), von 1 $\frac{1}{3}$ Meßl. (74 Tr.) Kosmetischem Basiswasser ein Eau de Parfum (12,5%ig) und von 2 Meßl. (105 Tr.) Kosmetischem Basiswasser ein Eau de Toilette (10%ig).
Bei dem folgenden Rezept entsteht ein besonders aromatischer, interessanter Duft.

ADVENTURE

2 Tr.   Basis Citrus
2 Tr.   Basis Bitterfrisch
3 Tr.   Basis Amber Oriental
25 Tr.   Basis Holz Klassisch
20 Tr.   Basis Jasmin
10 Tr.   Basis Maiglöckchen
3 Tr.   Basis Nelke
3 Tr.   Basis Tuberose
3 Tr.   Kamillenöl, blau, 2,5%ig
3 Tr.   Mandarinenöl, 25%ig
3 Tr.   Orangenöl, 25%ig
3 Tr.   Petitgrainöl, 25%ig

Dies ergibt insgesamt 80 Tropfen Duftbestandteile (alle 25%ig). Durch Zugabe von $\frac{1}{3}$ Meßl. (20 Tr.) Kosmetischem Basiswasser entsteht ein Parfum (20%ig), von 1 $\frac{1}{3}$ Meßl. (76 Tr.) Kosmetischem Basiswasser ein Eau de Parfum (12,5%ig) und von 2 Meßl. (114 Tr.) Kosmetischem Basiswasser ein Eau de Toilette (10%ig).
Hier noch ein letztes Rezept aus dieser Gruppe, ein fruchtig-blumiges Parfum.

PRIMAVISTA

2 Tr.   Basis Citrus
1 Tr.   Basis Bitterfrisch
3 Tr.   Basis Amber Oriental
3 Tr.   Basis Fruchtig
4 Tr.   Basis Holz Trocken
10 Tr.   Basis Jasmin
10 Tr.   Basis Maiglöckchen
18 Tr.   Basis Rose
3 Tr.   Moschus, 2,5%ig
3 Tr.   Ylangöl, 2,5%ig

Dies ergibt insgesamt 57 Tropfen Duftbestandteile (alle 25%ig). Durch Zugabe von 14 Tr. Kosmetischem Basiswasser erhalten Sie ein Parfum (20%ig),

von 1 Meßl. (57 Tr.) Kosmetischem Basiswasser ein Eau de Parfum (12,5%ig) und von 1 $\frac{1}{2}$ Meßl. (85 Tr.) Kosmetischem Basiswasser ein Eau de Toilette (10%ig).

Blumig-grün, fruchtig, Moschus
In *Abbildung 65* finden Sie diese Düfte zwischen vier und fünf Uhr. Diese Gruppe ist der vorherigen sehr ähnlich, sie hat aber zusätzlich zu den fruchtigen Komponenten noch Moschusanteile, die für einen langanhaltenden Duft sorgen.
Beispiele für solche Düfte sind: *Giorgio (Giorgio 1981 USA), Azzaro 9 (Azzaro 1984 F), Liz Claiborne (Claiborne 1986 USA), L'insolent (Charles Jourdan 1986 F), Calyx (Estée Lauder 1986 F), Kenzo (Kenzo 1988 F), Eternity (Calvin Klein 1988).*
Auch für diese Gruppe haben wir eine Auswahl an Rezepten für Sie kreiert. Zunächst ein kraftvoller, fruchtig-frischer Duft:

CONNECTION

1 Tr.   Basis Bitterfrisch
3 Tr.   Basis Amber Oriental
3 Tr.   Basis Fruchtig
1 Tr.   Basis Grün
10 Tr.   Basis Holz Klassisch
3 Tr.   Basis Holz Trocken
30 Tr.   Basis Jasmin
20 Tr.   Basis Maiglöckchen
1–2 Tr.   Basis Marine
10 Tr.   Moschus, 25%ig
3 Tr.   Heliotropin, 2,5%ig
1 Tr.   Cassisblüte, 25%ig

Dies sind insgesamt 86 Tropfen Duftbestandteile (fast alle 25%ig). Durch Zugabe von $\frac{1}{2}$ Meßl. (22 Tr.) Kosmetischem Basiswasser erhalten Sie ein Parfum (20%ig), von 1 ⅔ Meßl. (86 Tr.) Kosmetischem Basiswasser ein Eau de Parfum (12,5%ig) und von 2 ⅓ Meßl. (130 Tr.) Kosmetischem Basiswasser ein Eau de Toilette (10%ig).

Unser nächster Vorschlag ist ein relativ bescheidenes Rezept, was die Zutaten anbelangt, im Duft durchaus überzeugend.

DYNAMIK

3 Tr.	Basis Fruchtig
1 Tr.	Basis Grün
5 Tr.	Basis Holz Klassisch
1 Tr.	Basis Holz Trocken
32 Tr.	Basis Jasmin
19 Tr.	Basis Maiglöckchen
9 Tr.	Moschus, 25%ig

Dies ergibt insgesamt 70 Tropfen Duftbestandteile (alle 25%ig). Die Zugabe von ⅓ Meßl. (18 Tr.) Kosmetischem Basiswasser ergibt ein Parfum (20%ig), von 1 ¼ Meßl. (70 Tr.) Kosmetischem Basiswasser ein Eau de Parfum (12,5%ig) und von 2 Meßl. (105 Tr.) Kosmetischem Basiswasser ein Eau de Toilette (10%ig).

Das nächste Rezept ergibt ein Parfum mit aufregender blumiger Kopfnote und einer faszinierenden Herznote.

POUR MOI

1 Tr.	Basis Fruchtig
16 Tr.	Basis Holz Klassisch
25 Tr.	Basis Jasmin
13 Tr.	Basis Maiglöckchen
1–2 Tr.	Basis Nelke
10 Tr.	Basis Rose
10 Tr.	Basis Tuberose
1 Tr.	Basis Marine

6 Tr.	Moschus, 25%ig
3 Tr.	Flieder, 25%ig
1 Tr.	Zimtrindenöl, 25%ig

Dies ergibt insgesamt 88 Tropfen Duftbestandteile (alle 25%ig). Die Zugabe von ca. ½ Meßl. (22 Tr.) Kosmetischem Basiswasser ergibt ein Parfum (20%ig), von 1 ⅔ Meßl. (89 Tr.) Kosmetischem Basiswasser ein Eau de Parfum (12,5%ig) und von 2 ½ Meßl. (133 Tr.) Kosmetischem Basiswasser ein Eau de Toilette (10%ig).

Blumig-grün, würzig

Diesen Bereich finden Sie in *Abbildung 65* zwischen fünf und sechs Uhr. Hier kommen zu den blumigen und grünen Komponenten noch würzige Bestandteile. Inhaltsstoffe können sein: spezielle grüne Noten, Galbanum, Bergamotte, Zitrone, außerdem Aldehyde, Neroli, Maiglöckchen, Rose, Jasmin, Hyazinthe, Iris, Ylangöl, Geranium, Nelke, Juchten, Zedernholz, Moos, Moschus, Amber. Es gibt in dieser Gruppe sogar Parfums, die Himbeeraroma enthalten, vielleicht versuchen Sie auch das einmal als Variation eines Rezeptes.

In diese Gruppe gehören: *Chanel N° 19* (Chanel 1970 F) *Silences* (Jacomo 1979 F), *Ivoire* (Balmain 1979 F), *V'e* (Versace 1989 I), *Safari* (Ralph Lauren 1990 USA).

Dazu ein interessantes Rezept. Die Freunde grüner Düfte sollten diesen eindrucksvollen, unbeschwerten Duft auf keinen Fall außer acht lassen.

SCARLETT O'HARA

3 Tr.	Basis Citrus
5 Tr.	Basis Grün
25 Tr.	Basis Holz Klassisch

13 Tr.	Basis Holz Trocken
12 Tr.	Basis Jasmin
15 Tr.	Basis Maiglöckchen
1–2 Tr.	Basis Nelke
12 Tr.	Basis Rose
5 Tr.	Moschus, 25%ig
2 Tr.	Ylangöl, 25%ig
evtl. 2 Tr.	Kamillenöl, blau, 2,5%ig
evtl. 1 Tr.	Cassisblüte, 25%ig

Dies ergibt insgesamt 97 Tropfen Duftbestandteile (fast alle 25%ig). Durch Zugabe von ½ Meßl. (23 Tr.) Kosmetischem Basiswasser erhalten Sie ein Parfum (20%ig), von 1 ¾ Meßl. (95 Tr.) Kosmetischem Basiswasser ein Eau de Parfum (12,5%ig) und von 2 ⅔ Meßl. (142 Tr.) Kosmetischem Basiswasser ein Eau de Toilette (10%ig).

Blumig-würzig

Die Gruppe der blumig-würzigen Düfte finden Sie in *Abbildung 65* im Bereich zwischen sechs Uhr und neun Uhr. Innerhalb dieser Duftrichtung gibt es einige große, sehr erfolgreiche Parfums, die in den 70er Jahren sehr in Mode waren. Danach verloren sie in Europa an Bedeutung, während die orientalischen Parfums an Bedeutung gewannen. Trotzdem gehören diese Parfums immer noch zu den äußerst beliebten Marken.

Blumig-würzig, grün

Dieser Bereich liegt auf unserer Graphik zwischen 6 Uhr und 7.30 Uhr. In den Düften können folgende Bestandteile integriert sein: Bergamotte, spezielle Grüne Noten, Galbanum, Krauseminzöl, Citruskomponenten, Fruchtige Noten, z.B. Ananas oder Pfirsich, Fichtennadel, Tagetesöl, Jasmin, Maiglöckchen,

Rose, Tuberose, Ylangöl, Thymianöl, Rosenholzöl, weitere holzige ätherische Öle, Moschus, Amber usw.

Zu dieser Gruppe gehören Parfums wie *Alliage (Estée Lauder 1972 USA)*, *Lauren (Ralph Lauren 1978 USA)*, *Anaïs Anaïs (Cacharel 1978 F)*.

Wenn Sie solche Düfte mögen, versuchen Sie es doch einmal mit einem der folgenden Rezepte. Zunächst schlagen wir einen leichten blumigen Duft vor, der sehr ausgewogen wirkt und schnell herzustellen ist.

VILLAGE

9 Tr.	Basis Amber Oriental
5 Tr.	Basis Grün
28 Tr.	Basis Holz Klassisch
30 Tr.	Basis Jasmin
14 Tr.	Basis Maiglöckchen
3,5 Tr.	Basis Nelke
8 Tr.	Basis Rose

Dies ergibt insgesamt 98 Tropfen Duftbestandteile (alle 25%ig). Durch Zugabe von $\frac{1}{2}$ Meßl. (24 Tr.) Kosmetischem Basiswasser erhalten Sie ein Parfum (20%ig), von $1\frac{3}{4}$ Meßl. (98 Tr.) Kosmetischem Basiswasser ein Eau de Parfum (12,5%ig) und von $2\frac{3}{4}$ Meßl. (147 Tr.) Kosmetischem Basiswasser ein Eau de Toilette (10%ig).

Auch das nächste Parfum ist unbedingt empfehlenswert. Es hat eine ausgeprägte blumige Spitze, eine interessante frische Herznote und einen ausgewogenen blumigen Fond.

FLOWERS GARDEN

1 Tr.	Basis Citrus
1 Tr.	Basis Amber Oriental
5 Tr.	Basis Grün
25 Tr.	Basis Holz Klassisch
2 Tr.	Basis Holz Trocken
20 Tr.	Basis Jasmin
10 Tr.	Basis Maiglöckchen
5 Tr.	Moschus, 25%ig
3 Tr.	Tagetesöl, 2,5%ig

Dies ergibt insgesamt 72 Tropfen Duftbestandteile (fast alle 25%ig). Die Zugabe von $\frac{1}{3}$ Meßl. (18 Tr.) Kosmetischem Basiswasser ergibt ein Parfum (20%ig), von $1\frac{1}{4}$ Meßl. (72 Tr.) Kosmetischem Basiswasser ein Eau de Parfum (12,5%ig) und von 2 Meßl. (108 Tr.)

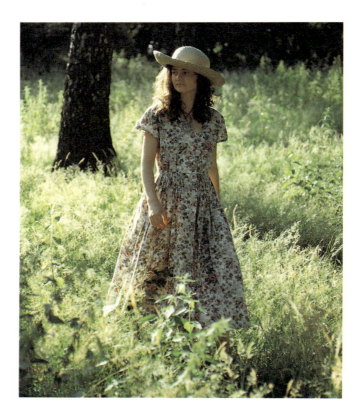

Abb. 67:
Alle blumigen Parfums erinnern an den Duft einer Frühlingswiese.

Kosmetischem Basiswasser ein Eau de Toilette (10%ig).

Blumig-würzig, Amber

In *Abbildung 65* finden Sie diesen Bereich zwischen 7.30 Uhr und 9 Uhr. Die Düfte dieser Gruppe haben einen leicht animalischen Touch, wirken aber trotzdem strahlend hell, frisch, blumiggrün-holzig und nie aufdringlich. Sie haben einen eher dezenten Charme. Zu den grünen Noten gesellen sich hier besonders würzige Düfte wie Korianderöl, Nelke, Estragon, Basilikum, außerdem die üblichen blumigen Komponenten und Holznoten, weiterhin Patchouli, Amber, Moschus und manchmal sogar Vanille.

Hierzu gehören bekannte Marken wie *L'Air Du Temps (Nina Ricci 1947 F)*, *Fidji (Guy Laroche 1966 F)*, *Charlie (Revlon 1973 USA)*, *Courreges in Blue (Courreges 1983 F)*, *Barynia (Rubinstein 1984)*, *Spellbound (Estée Lauder 1991 USA)*, *Private Number (Etienne Aigner 1992 D)*.

Wenn Sie solche Duftnoten bevorzugen, sollten Sie sich an folgende Rezepte halten. Wir empfehlen Ihnen zunächst ein Parfum, dessen Spitze interessant würzig und leicht citrusartig und der Fond besonders raffiniert ist.

EXOTIC ISLANDS

10 Tr.	Basis Citrus	
1 Tr.	Basis Bitterfrisch	
2 Tr.	Basis Animalisch	
18 Tr.	Basis Grün	
20 Tr.	Basis Holz Klassisch	
15 Tr.	Basis Jasmin	
5 Tr.	Basis Maiglöckchen	
10 Tr.	Basis Nelke	
5 Tr.	Basis Tuberose	
4 Tr.	Moschus, 25%ig	
10 Tr.	Heliotropin, 2,5%ig	

Dies ergibt insgesamt 100 Tropfen Duftbestandteile (fast alle 25%ig). Die Zugabe von ½ Meßl. (25 Tr.) Kosmetischem Basiswasser ergibt ein Parfum (20%ig), von 1¾ Meßl. (100 Tr.) Kosmetischem Basiswasser ein Eau de Parfum (12,5%ig) und von 2¾ Meßl. (150 Tr.) Kosmetischem Basiswasser ein Eau de Toilette (10%ig).

Als nächstes ein würziges Parfum mit blumiger Kopfnote und viel Jasmin:

JAHRESZEITEN

1 Tr.	Basis Citrus	
1 Tr.	Basis Fruchtig	
7 Tr.	Basis Holz Klassisch	
16 Tr.	Basis Jasmin	
8 Tr.	Basis Maiglöckchen	
7 Tr.	Basis Rose	
10 Tr.	Moschus, 25%ig	
3 Tr.	Ylangöl, 25%ig	
12 Tr.	Hyazinthe, 25%ig	

Dies ergibt insgesamt 65 Tropfen Duftbestandteile (alle 25%ig). Durch Zugabe von ½ Meßl. (25 Tr.) Kosmetischem Basiswasser erhalten Sie ein Parfum (20%ig), von 1¾ Meßl. (100 Tr.) Kosmetischem Basiswasser ein Eau de Parfum (12,5%ig) und von 2¾ Meßl. (150 Tr.) Kosmetischem Basiswasser ein Eau de Toilette (10%ig).

Es folgt das Rezept für ein extravagantes Parfum mit sehr origineller Kopfnote und sinnlichem Unterton.

KILIMANDSCHARO

1 Tr.	Basis Bitterfrisch	
2 Tr.	Basis Amber Oriental	
9 Tr.	Basis Holz Trocken	
20 Tr.	Basis Jasmin	
10 Tr.	Basis Maiglöckchen	
4 Tr.	Basis Nelke	
9 Tr.	Basis Rose	
15 Tr.	Moschus, 25%ig	
2 Tr.	Ylangöl, 25%ig	
10 Tr.	Bergamotteöl, 25%ig	

Dies ergibt insgesamt 82 Tropfen Duftbestandteile (alle 25%ig). Die Zugabe von ⅓ Meßl. (21 Tr.) Kosmetischem Basiswasser ergibt ein Parfum (20%ig), von 1½ Meßl. (84 Tr.) Kosmetischem Basiswasser ein Eau de Parfum

(12,5%ig) und von 2¼ Meßl. (126 Tr.) Kosmetischem Basiswasser ein Eau de Toilette (10%ig).

Dieses Duftwasser hat einen raffiniert würzigen Fond, der sich während der ersten Stunde immer intensiver entfaltet. Die Spitze ist sehr warm und animalisch.

WITCH

1 Tr.	Basis Citrus	
4 Tr.	Basis Holz Klassisch	
1 Tr.	Basis Holz Trocken	
13 Tr.	Basis Jasmin	
7 Tr.	Basis Maiglöckchen	
0,5–1 Tr.	Basis Nelke	
7 Tr.	Basis Rose	
3 Tr.	Basis Tuberose	
4 Tr.	Moschus, 25%ig	
3 Tr.	Ylangöl, 25%ig	
6 Tr.	Hyazinthe, 25%ig	
2 Tr.	Mandarinenöl, 25%ig	

Dies ergibt insgesamt 52 Tropfen Duftbestandteile (alle 25%ig). Durch Zugabe von ½ Meßl. (25 Tr.) Kosmetischem Basiswasser erhalten Sie ein Parfum (20%ig), von 1¾ Meßl. (100 Tr.) Kosmetischem Basiswasser ein Eau de Parfum (12,5%ig) und von 2¾ Meßl. (150 Tr.) Kosmetischem Basiswasser ein Eau de Toilette (10%ig).

Blumig-aldehydisch

Diese wichtigste blumige Familie umfaßt die elegantesten klassischen Parfums mit den international größten Verkaufserfolgen. In unserer Graphik finden Sie diese Gruppe auf dem Zifferblatt im Bereich zwischen neun und zwölf Uhr.

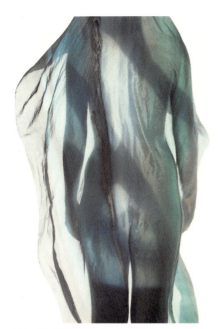

Abb. 68: Ein gutes Parfum wirkt wie ein zarter, unsichtbarer Schleier.

Blumig-aldehydisch, pudrig, Amber

Die aldehydischen Bestandteile geben diesen Parfums eine besonders helle, strahlende Note (vgl. *Seite 69*). Sie umhüllen ihren Träger wie ein weicher mysteriöser Schleier. Bei unserer Einteilung kommt hier als ergänzende Note noch Amber hinzu, die vor allem in den Basisnoten Amber Oriental und Animalisch enthalten ist.

Ein sogenannter pudriger Duft entsteht, wenn Aldehyde mit holzigen und süßen Bestandteilen wie z. B. Heliotropin kombiniert werden. Der Duft, der dadurch entsteht, erinnert tatsächlich stark an feinen, edlen Puder.

In den Kompositionen dieser Gruppe können neben den Aldehyden auch citrusartige Komponenten und Bergamotte enthalten sein, weiterhin blumige Noten wie Neroli, Rose, Geranium, Jasmin, Ylang, Maiglöckchen, Holznoten, Moschus, Amber, Vanille und/oder Heliotropin.

In diese Gruppe gehört unter anderem der bekannte Klassiker *Chanel N°5 (Chanel 1921 F)*. Weitere bekannte Marken sind *Ombre Rose (Brosseau 1981)*, *Only (1989)*, *Spectacular (1989)*, *Ferré by Ferré (Diana de Silva 1991)*.

Natürlich haben wir auch für diesen Bereich einige Rezepte für Sie ausprobiert.

Den folgenden Duft können wir sehr empfehlen: er überzeugt von der Spitze bis zum Fond. Ein typisch blumig-aldehydisches Parfum.

CLASSIC

2 Tr.	Basis Bitterfrisch
1 Tr.	Basis Animalisch
1 Tr.	Basis Fruchtig
10 Tr.	Basis Holz Klassisch
16 Tr.	Basis Holz Trocken
15 Tr.	Basis Jasmin
1 Tr.	Basis Nelke
18 Tr.	Basis Rose
5 Tr.	Moschus, 25%ig
3 Tr.	Ylangöl, 25%ig

Dies ergibt insgesamt 72 Tropfen Duftbestandteile (alle 25%ig). Durch Zugabe von 1/3 Meßl. (18 Tr.) Kosmetischem Basiswasser erhalten Sie ein Parfum (20%ig), von 1 1/3 Meßl. (72 Tr.) Kosmetischem Basiswasser ein Eau de Parfum (12,5%ig) und von 2 Meßl. (108 Tr.) Kosmetischem Basiswasser ein Eau de Toilette (10%ig).

Es folgt ein Rezept für ein Parfum mit sehr interessanter blumig-pudriger Kopfnote. Es ist besonders rasch herzustellen, und Sie brauchen nicht so viel Geduld beim Tropfenzählen. Wir haben es nach einem weich fallenden Stoff mit einem sogenannten trockenen Griff benannt, weil wir fanden, daß diese Assoziation besonders gut mit dem Duft übereinstimmt.

MOUSSELINE

2 Tr.	Basis Bitterfrisch
30 Tr.	Basis Holz Klassisch
15 Tr.	Basis Jasmin
20 Tr.	Basis Maiglöckchen
13 Tr.	Basis Rose

Dies ergibt insgesamt 80 Tropfen Duftbestandteile (alle 25%ig). Die Zugabe von 1/3 Meßl. (20 Tr.) Kosmetischem Basiswasser ergibt ein Parfum (20%ig), von 1 1/2 Meßl. (80 Tr.) Kosmetischem Basiswasser ein Eau de Parfum (12,5%ig) und von 2 Meßl. (120 Tr.) Kosmetischem Basiswasser ein Eau de Toilette (10%ig).

Blumig-aldehydisch, holzig

In *Abbildung 65* finden Sie die dieser Gruppen entsprechenden Parfums im Bereich zwischen zehn und elf Uhr. Die Düfte beschränken sich auf blumig aldehydische Kompositionen mit warmem holzigem Fond.

Als besondere Inhaltsstoffe sind hier außer den üblichen Aldehyden Citrusnoten, Bergamotte und blumige Noten, Flieder, Veilchen, Himbeeraroma sowie Honignoten enthalten, außerdem Holzdüfte, Benzoe, Amber und Moschus usw. Auch das sehr intensive, warmblumige, langanhaltende Ylangöl ist ein wichtiger Bestandteil.

Auch in dieser Gruppe finden sich bekannte Markenparfums mit Weltruf, wie *Je Reviens* (Worth 1932 USA), *Madame Rochas* (Rochas 1960 F), *Calèche* (Hermès 1969 F), *First* (van Cleef & Arpels 1976 F), *Leonard* (Leonard 1989 F).

Wenn Sie solche Düfte bevorzugen, wird die folgende Komposition vielleicht Ihr Lieblingsduft. Das Parfum erinnert an einen zauberhaften, verwunschenen Garten, sein Schwerpunkt liegt auf einem wunderbaren Jasminduft, der zunächst immer frischer und grüner wird und später weicher, wärmer und holziger.

OLYMP

2 Tr.	Basis Amber Oriental
2 Tr.	Basis Animalisch
4 Tr.	Basis Fruchtig
60 Tr.	Basis Jasmin
20 Tr.	Basis Rose
10 Tr.	Moschus
6 Tr.	Ylangöl, 25%ig
6 Tr.	Heliotropin, 2,5%ig
2 Tr.	Cassisblüte, 25%ig

Dies ergibt insgesamt 112 Tropfen Duftbestandteile (fast alle 25%ig). Durch Zugabe von ½ Meßl. (28 Tr.) Kosmetischem Basiswasser erhalten Sie ein Parfum (20%ig), von 2 Meßl. (112 Tr.) Kosmetischem Basiswasser ein Eau de Parfum (12,5%ig) und von 3 Meßl. (168 Tr.) Kosmetischem Basiswasser ein Eau de Toilette (10%ig).

Blumig-aldehydisch, grün, Rose

In dieser Gruppe finden Sie Düfte mit etwas frischeren Tönen, bei denen auch die Rose zum Ausdruck kommt. In *Abbildung 65* liegt dieser Bereich zwischen elf und zwölf Uhr. Die Parfums können unter anderem folgende Komponenten enthalten: grüne Noten, Citrusakkorde, Bergamotte, Aldehyde, fruchtige Noten, hauptsächlich Pfirsich, weiterhin Blumennoten wie Rose, Geranium, Flieder, Jasmin, Maiglöckchen, Ylangöl, Iris und Honignoten, Benzoe, Moos, Holznoten, Amber, Zibet oder Moschus.

Bekannte Vertreter dieser Gruppe sind: *Calandre* (Paco Rabanne 1968 F), *White Linen* (Estée Lauder 1978 USA), *Rive Gauche* (Saint Laurent 1970 F), *Nina* (1986), *Deneuve* (1986), *Eternity* (1988).

Für alle, die solche Parfums lieben, hier zwei typische Beispiele. Wenn Sie Lust haben, können Sie natürlich auch noch weitere Variationen selbst kreieren, halten Sie sich einfach an die hier angegebenen Inhaltsstoffe.

METROPOL

2 Tr.	Basis Citrus
4 Tr.	Basis Bitterfrisch
1 Tr.	Basis Fruchtig
23 Tr.	Basis Jasmin
10 Tr.	Basis Maiglöckchen
16 Tr.	Basis Rose
5 Tr.	Moschus, 25%ig
2 Tr.	Ylangöl, 25%ig
1 Tr.	Cassisblüte, 25%ig

Dies ergibt insgesamt 64 Tropfen Duftbestandteile (alle 25%ig). Die Zugabe von ¼ Meßl. (16 Tr.) Kosmetischem Basiswasser ergibt ein Parfum (20%ig), von 1¼ Meßl. (64 Tr.) Kosmetische Basiswasser ein Eau de Parfum (12,5%ig) und von 1¾ Meßl. (96 Tr.) Kosmetischem Basiswasser ein Eau de Toilette (10%ig).

LA FONDA

2 Tr.	Basis Bitterfrisch
2 Tr.	Basis Amber Oriental
1 Tr.	Basis Fruchtig
5 Tr.	Basis Holz Klassisch
15 Tr.	Basis Holz Trocken
15 Tr.	Basis Maiglöckchen
20 Tr.	Basis Rose
1 Tr.	Galbanumöl
5 Tr.	Moschus, 25%ig
2 Tr.	Ylangöl, 25%ig

Dies ergibt insgesamt 68 Tropfen Duftbestandteile (alle 25%ig). Die Zugabe von ⅓ Meßl. (18 Tr.) Kosmetischem Basiswasser ergibt ein Parfum (20%ig), von 1¼ Meßl. (72 Tr.) Kosmetischem Basiswasser ein Eau de Parfum (12,5%ig) und von 2 Meßl. (108 Tr.) Kosmetischem Basiswasser ein Eau de Toilette (10%ig).

Die Duftfamilie der orientalischen Damenparfums

Zu Beginn des 20. Jahrhunderts entstand diese Duftrichtung, die es vorher noch nicht geben konnte, weil erst gegen Ende des vorigen Jahrhunderts die Duftstoffe Heliotropin, Vanillin und Cumarin entdeckt worden waren. Das Haus *Guerlain* kreierte als erstes einige erfolgreiche Trendsetter. Die Düfte wirkten berauschend und verschwenderisch, passend zur Belle Epoque, der Zeit, in der sie entstanden. In Paris umgaben sich die Damen von Welt mit solch luxuriösen Düften, während die Parfums bei uns in Deutschland als anrüchig galten. Gegen Ende der 20er Jahre wurden sie von den leichten aldehydischen Parfums abgelöst.

Orientalische Parfums sind intensiv, schwer und süß. Sie stehen für sinnliche Freuden und Üppigkeit. Ihre Spitze ist weniger ausgeprägt, sie brauchen etwa fünf Minuten Zeit, um sich zu entfalten, dann werden sie sehr dominant und haben einen lang anhaltenden Fond. Ein Parfum, das man nicht so schnell vergißt. Die Frau, die diese Düfte trägt, will – und wird – Aufmerksamkeit erregen, Präsenz zeigen und etwas Eigenwilliges, Besonderes und auch Erotisches zum Ausdruck bringen.

Orientalische Düfte wurden in Deutschland und Europa Ende der 70er Jahre wieder sehr beliebt, als *Opium* auf dem Markt erschien. Das war auch die Zeit der Hippiekultur, der indischen Tücher, des Kajalstiftes und der Räucherstäbchen. Wichtig zu erwähnen, daß auch der persönliche Individualismus besondere Bedeutung erlangte, auch dazu paßt natürlich ein intensives Parfum. Seit Mitte der 80er Jahre ist ein etwas rückläufiger Trend zu verzeichnen, heute werden eher die halborientalischen Parfums bevorzugt, die zusammen mit den orientalischen immerhin 35% der Marktanteile haben.

In den Basen Amber Oriental und Animalisch sind die typischen orientalischen Komponenten enthalten. Zusatznoten wie Vanillin, Heliotropin und Cumarin sorgen für den süßen, schweren, extrem lang anhaltenden Fond. Aber auch Citrusnoten gehören zu den typischen Bestandteilen dieser Parfums. Die Familie der orientalischen Parfums wird in die folgenden drei Gruppen eingeteilt:

Orientalisch-blumig, Orangenblüten
Zu den orientalischen Bestandteilen kommen bei dieser Gruppe noch Blu-

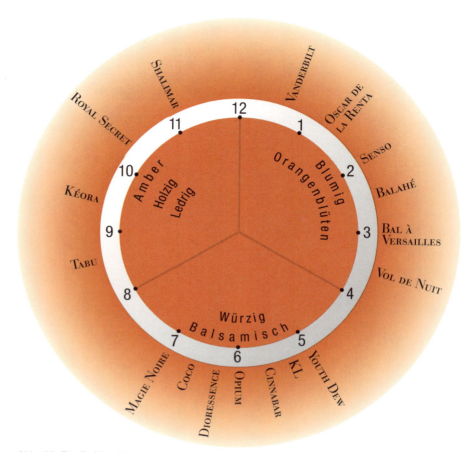

Abb. 69: Die Duftfamilie der orientalischen Damenparfums.

mendüfte wie Rose, Jasmin, Maiglöckchen, Ylangöl, Nelke, Flieder oder Neroli (Orangenblüte). Als Kopfnote enthalten die Parfums außerdem Citrusöle wie Bergamotteöl, Orangenöl oder Mandarinenöl. Sie können auch Mandarinenaroma einsetzen, das riecht noch etwas aufregender und intensiver als das ätherische Öl. Interessant sind bei diesen Parfums auch die würzigen Noten wie Korianderöl, Estragonöl, Anis oder fruchtige Noten wie Ananas oder Pfirsich, ja sogar Pflaumenaroma kann eingesetzt werden. Wichtig für die orientalischen Duftnoten ist der schwere süße Fond aus Holznoten, Amber, Moschus, Zibet sowie dem besonders gut haftenden, süßen Benzoeharz und der Vanille.

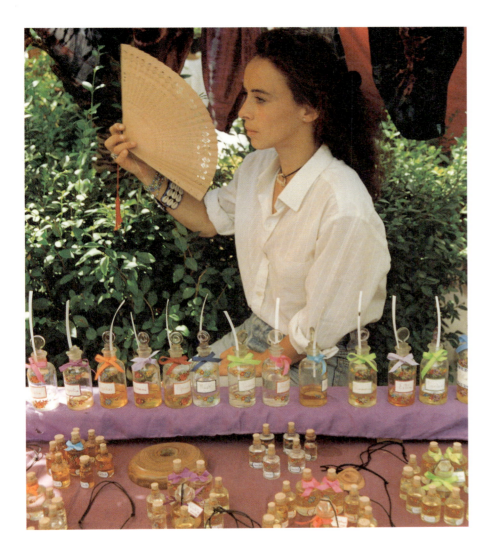

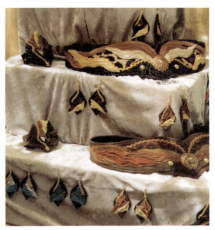

Abb. 70 a+b: Die orientalischen Düfte erinnern an geheimnisvolle Frauen und exotische Märkte.

nard 1983 F), Vanderbilt (Vanderbilt 1984 USA), Senso (Ungaro 1987), Regine (Parfums Regine1989 F), C'est la vie (Christian Lacroix 1990 F), Maroussia (Mülhens 1992 D).
Wenn Sie von solchen Düften träumen, sollten Sie unbedingt das folgende Rezept ausprobieren.

RENAISSANCE

5 Tr.	Basis Animalisch
23 Tr.	Basis Holz Klassisch
10 Tr.	Basis Jasmin
3 Tr.	Basis Galbanum
10 Tr.	Moschus, 25%ig
3 Tr.	Ylangöl, 25%ig
16 Tr.	Bergamotteöl, 25%ig
3 Tr.	Neroliöl, 25%ig
4 Tr.	Lavendelöl, 25%ig
15 Tr.	Vanillin, 25%ig
1 Tr.	Leder, 2,5%ig

Auch Zimt oder sogar Lavendel können in diesen Kompositionen enthalten sein. In *Abbildung 69* finden Sie den entsprechenden Bereich zwischen zwölf und vier Uhr.

Zu dieser Gruppe zählen Düfte wie: L'heure Bleue (Guerlain 1912 F), Vol De Nuit (Guerlain 1932 F), Bal à Versailles (Desprez 1961 F), Oscar de la Renta (Parfums Stern 1977 F), Balahé (Leo-

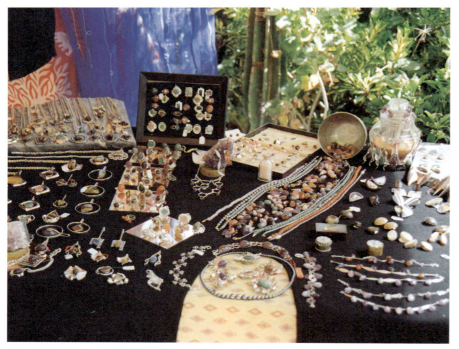

Abb. 71: Viele Frauen lieben exotische Düfte, seidige Gewänder und auffälligen Schmuck.

Iris, Orchidee oder Tuberose sein, außerdem gehören Vetiver- und Sandelholz, Moschus, Castoreum (Bibergeil), Amber, Benzoe, Labdanum, Patchouli, Weihrauch und viel Vanille in diese Kompositionen.

Bekannte Vertreter dieser Gruppe sind *Youth Dew (Estée Lauder 1952 USA), Bellodgia (Caron 1927 F), Dioressence (Dior 1970 F), Opium (Saint Laurent 1977 F), Magie Noire (Lancôme 1978 F), Cinnabar (Esteé Lauder 1978 USA), KL (Lagerfeld 1982 F), Coco (Chanel 1984 F), Maxim's (Maxim's 1985 F).*

Als Beispiele für diese Duftrichtung haben wir mehrere Rezepte komponiert. Wenn Sie sich mit der klassischen orientalischen Duftdroge berauschen wollen, versuchen Sie es doch einmal mit dem folgenden Rezept.

OPAL

5 Tr.	Basis Bitterfrisch
43 Tr.	Basis Amber Oriental
11 Tr.	Basis Grün
15 Tr.	Basis Holz Klassisch
10 Tr.	Basis Jasmin
5 Tr.	Basis Maiglöckchen
5 Tr.	Basis Nelke
10 Tr.	Basis Rose
3 Tr.	Basis Tuberose
2 Tr.	Bergamotteöl, 25%ig
8 Tr.	Cumarin, 10%ig

Dies ergibt insgesamt 112 Tropfen Duftbestandteile (alle 25%ig). Die Zugabe von ½ Meßl. (28 Tr.) Kosmetischem Basiswasser ergibt ein Parfum (20%ig), von 2 Meßl. (112 Tr.) Kosmetischem Basiswasser ein Eau de Parfum (12,5%ig) und von 3 Meßl. (166 Tr.) Kosmetischem Basiswasser ein Eau de Toilette (10%ig).

Leider besteht dieses Rezept aus wenig Basisbausteinen und vielen ätherischen Ölen, die zusätzlich gekauft werden müssen. Wir wollten es Ihnen aber trotzdem nicht vorenthalten. Die meisten der Zusatzstoffe können Sie aber auch für zahlreiche andere Parfums verwenden, bis auf Neroli- und Lavendelöl, die überwiegend in den Cologne-Noten eingesetzt werden.

Orientalisch-würzig, balsamisch

Diese Duftrichtung finden Sie in *Abbildung 69* im Bereich zwischen vier und acht Uhr.

Balsamische Gerüche und Gewürze des Orients wie Zimt, Gewürznelke und Piment bereichern hier das Bukett. Diese würzigen Düfte wirken mysteriös und erotisch. Sie werden in der Regel besonders von extrovertierten Frauen bevorzugt. Einige dieser Parfums nähern sich den Chypre-Düften. Typische Inhaltsstoffe dieser Gruppe sind Aldehyde, Citrusakkorde, Bergamotte, Orange, Bayöl, Fruchtnoten wie Pfirsich oder Himbeere, Cassisblüte, Muskatblüte, Pimentöl, fast immer enthalten sind Zimt und Nelke. Blumige Bestandteile werden Rose, Ylangöl, Jasmin,

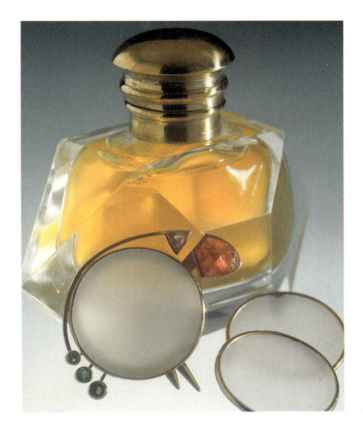

Abb. 72

Parfum (20%ig), von $1\frac{3}{4}$ Meßl. (96 Tr.) Kosmetischem Basiswasser ein Eau de Parfum (12,5%ig) und von $2\frac{3}{4}$ Meßl. (145 Tr.) Kosmetischem Basiswasser ein Eau de Toilette (10%ig).

Das folgende Parfum hat einen üppigen, würzig-warmen, zauberhaften Duft.

MIRACLE

4 Tr.	Basis Bitterfrisch
20 Tr.	Basis Amber Oriental
2 Tr.	Basis Fruchtig
20 Tr.	Basis Holz Klassisch
2 Tr.	Basis Holz Trocken
8 Tr.	Basis Jasmin
3–5 Tr.	Basis Nelke
16 Tr.	Basis Rose
8 Tr.	Moschus, 25%ig
4–5 Tr.	Ylangöl, 25%ig
4 Tr.	Vanillin, 25%ig
2 Tr.	Orangenöl, 25%ig
1 Tr.	Zimtrindenöl, 25%ig

Dies ergibt insgesamt 96 Tropfen Duftbestandteile (alle 25%ig). Die Zugabe von $\frac{1}{3}$ Meßl. (24 Tr.) Kosmetischem Basiswasser ergibt ein Parfum (20%ig), von $1\frac{3}{4}$ Meßl. (96 Tr.) Kosmetischem Basiswasser ein Eau de Parfum (12,5%ig) und von $2\frac{3}{4}$ Meßl. (145 Tr.) Kosmetischem Basiswasser ein Eau de Toilette (10%ig).

Das folgende Rezept läßt ein Parfum mit geheimnisvoll sinnlicher Ausstrahlung entstehen.

MATA HARI

4 Tr.	Basis Bitterfrisch
12 Tr.	Basis Amber Oriental
2 Tr.	Basis Animalisch
3 Tr.	Basis Fruchtig
20 Tr.	Basis Holz Klassisch

Es folgt ein aufregendes, verführerisches Parfum, das nicht nur zu Netzstrümpfen paßt.

CIRCE

2 Tr.	Basis Bitterfrisch
25 Tr.	Basis Amber Oriental
1 Tr.	Basis Animalisch
2 Tr.	Basis Grün
15 Tr.	Basis Holz Klassisch
5 Tr.	Basis Holz Trocken
10 Tr.	Basis Jasmin
10 Tr.	Basis Rose
2 Tr.	Basis Marine
5 Tr.	Moschus, 25%ig
1–2 Tr.	Ylangöl, 25%ig
4 Tr.	Bergamotteöl, 25%ig
4–5 Tr.	Heliotropin, 2,5%ig
4 Tr.	Flieder, 25%ig
3 Tr.	Orangenöl, 25%ig

Dies ergibt insgesamt 96 Tropfen Duftbestandteile (fast alle 25%ig). Durch Zugabe von $\frac{1}{2}$ Meßl. (25 Tr.) Kosmetischem Basiswasser erhalten Sie ein

10 Tr.	Basis Jasmin
6 Tr.	Basis Nelke
15 Tr.	Basis Rose
1 Tr.	Basis Aromatique
5 Tr.	Moschus, 25%ig
3 Tr.	Bergamotteöl, 25%ig
2 Tr.	Heliotropin, 2,5%ig
1 Tr.	Zimtrindenöl, 25%ig
2 Tr.	Rosmarinöl, 25%ig

Dies ergibt insgesamt 86 Tropfen Duftbestandteile (fast alle 25%ig). Die Zugabe von ⅓ Meßl. (20 Tr.) Kosmetischem Basiswasser ergibt ein Parfum (20%ig), von 1 ½ Meßl. (82 Tr.) Kosmetischem Basiswasser ein Eau de Parfum (12,5%ig) und von 2 Meßl. (120 Tr.) Kosmetischem Basiswasser ein Eau de Toilette (10%ig).

Orientalisch-Amber, holzig, ledrig

In *Abbildung 69* finden Sie diese Parfums, wenn Sie dem gedachten Uhrzeiger folgen, im Bereich zwischen neun und zwölf Uhr.

Hier werden als Schwerpunkt animalische und holzige Düfte eingesetzt, unterstützt von Ledernoten. Neben den frischen Citrusakkorden für die Kopfnote können Korianderöl, fruchtige Noten, Mandarine, Neroli, schwere Blumendüfte wie Rose, Jasmin und Ylangöl, außerdem Zimt, Nelke und Ingwer enthalten sein, oft befindet sich auch Flieder, der eine schöne blumige Spitze gestaltet, in der Komposition. Im Fond wirken wieder Moschus, Amber, Zibet, Benzoe, Vanille, Heliotropin, Leder, Weihrauch, Juchten, Vetiver, Sandel und Moos.

Folgende Namen seien als Beispiele für diese Gruppe genannt: *Jicky (Guerlain 1889 F), Habanita (Molinard 1922 F), Shalimar (Guerlain 1925 F), Tabu*

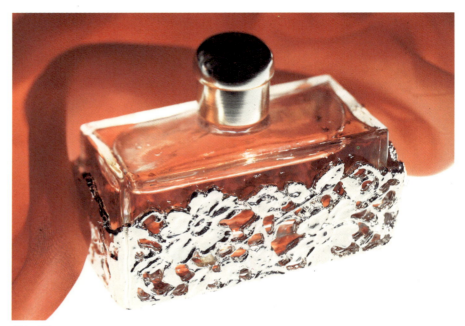

Abb. 73

(Dana 1930), Royal Secret (Monteil 1961), Keora (Couturier 1983), Rumba (Balenciaga 1988 F), Joop! Le Bain (Lancaster 1988 D), Stephanie (Bourjois 1989), Joop! Nuit D'Ete (Lancaster 1990 D), Feminite du Bois (Shiseido 1992), Angel (Thierry Mugler 1992).
Auch für diese Gruppe haben wir natürlich ein Rezept kreiert.

SALOME

2 Tr.	Basis Bitterfrisch
9 Tr.	Basis Animalisch
1 Tr.	Basis Fruchtig
5 Tr.	Basis Holz Trocken
9 Tr.	Basis Jasmin
10 Tr.	Basis Rose

3 Tr.	Moschus
27 Tr.	Bergamotteöl, 25%ig
8 Tr.	Orangenöl, 25%ig
6 Tr.	Lavendelöl, 25%ig
0,5 Tr.	Zimtrindenöl, 25%ig
7 Tr.	Vanillin, 25%ig
1 Tr.	Ethylvanillin, 25%ig
20 Tr.	Cumarin, 25%ig

Dies ergibt insgesamt 108,5 Tropfen Duftbestandteile (alle 25%ig). Die Zugabe von ⅓ Meßl. (24 Tr.) Kosmetischem Basiswasser ergibt ein Parfum (20%ig), von 1 ¾ Meßl. (97 Tr.) Kosmetischem Basiswasser ein Eau de Parfum (12,5%ig) und von 2 ½ Meßl. (138 Tr.) Kosmetischem Basiswasser ein Eau de Toilette (10%ig).

Die Duftfamilie der halborientalischen Damenparfums

In den 80er Jahren entstanden die sogenannten halborientalischen Parfums, die neben den typisch orientalischen Elementen noch blumige und fruchtige Noten aufweisen. Dadurch ergeben sich äußerst zahlreiche Kompositionsmöglichkeiten. Sie können innerhalb dieser Gruppe also ein fast grenzenloses Mischvergnügen entfalten. Die halborientalischen Parfums haben meist eine besonders deutliche Vanillenote als Fond.

Diese Familie gliedert sich in vier verschiedene Bereiche.

Halborientalisch – Amber, blumig

In *Abbildung 74* finden Sie die Düfte dieser Gruppe zwischen zwölf und drei Uhr. Auch hier beispielhaft einige Inhaltsstoffe: spezielle grüne Noten, Galbanum, Bergamotte, Hyazinthe, Flieder, Jasmin, Rose, Maiglöckchen, Nelke, fruchtige Noten, Vetiver, Sandelholz, Benzoe, Vanille.

In dieser Gruppe finden sich Namen wie: *Chamade (Guerlain 1969 F), Nahéma (Guerlain 1979 F), Gianni Versace (Versace 1982 F), Parfum d'Hermès (Hermès 1984 F), Trésor (Lancôme 1990), Parfum Sacré (Caron 1990 F), Realities (Liz Claiborne 1990 USA), Casmir (Lancaster 1991), Tres Jourdan (1992), Zoa (1992), Volupte (1992) und Sublime (Patou 1992).*

Probieren Sie zu dieser Duftrichtung die folgenden Rezepte aus.

Zunächst ein ganz typischer Duft für jene Gruppe, ein verführerisches, blumig-würziges Parfum. Kopf- und Herz-

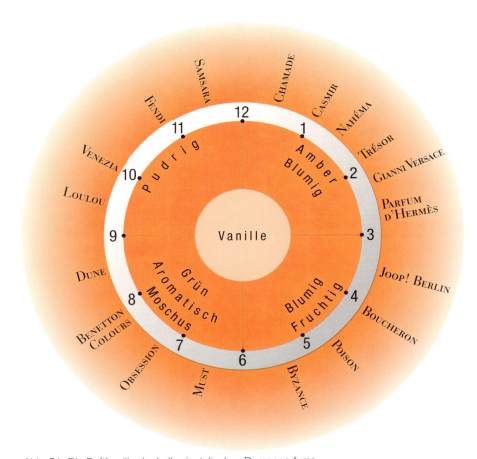

Abb. 74: Die Duftfamilie der halborientalischen Damenparfums.

note sind blumig, gehen dann über in einen sehr warm-würzigen Fond.

Wenn Sie es nicht ganz so würzig mögen, können Sie das Zimtrindenöl weglassen. Ein Tropfen davon läßt sich allerdings im fertigen Parfum nicht mehr wahrnehmen, unterstützt aber die Gesamtkomposition. Variieren Sie unter anderem durch Zugabe von Bergamotteöl.

CLEOPATRA

4 Tr.	Basis Citrus
2 Tr.	Basis Bitterfrisch
4 Tr.	Basis Animalisch
2 Tr.	Basis Fruchtig
8 Tr.	Basis Holz Trocken
20 Tr.	Basis Jasmin
56 Tr.	Basis Rose

```
 6 Tr.  Moschus, 25%ig
 6 Tr.  Ylangöl, 25%ig
 6 Tr.  Heliotropin, 2,5%ig
1–2 Tr.  Zimtrindenöl, 25%ig
```

Dies ergibt insgesamt 116 Tropfen Duftbestandteile (fast alle 25%ig). Die Zugabe von $\frac{1}{2}$ Meßl. (29 Tr.) Kosmetischem Basiswasser ergibt ein Parfum (20%ig), von 2 Meßl. (116 Tr.) Kosmetischem Basiswasser ein Eau de Parfum (12,5%ig) und von 3 $\frac{1}{4}$ Meßl. (175 Tr.) Kosmetischem Basiswasser ein Eau de Toilette (10%ig).

Als Variation können Sie zu dieser Komposition auch Leder, Patchouliöl, Sandelholzöl oder verschiedene Gewürzöle zugeben.

Bei der folgenden Duftkomposition ist man versucht zu glauben, daß Hermes persönlich sie aus der Götterwelt auf die Erde brachte. Sie sollten auf keinen Fall versäumen, dieses Rezept einmal auszuprobieren.

APHRODITE

```
      1 Tr.  Basis Citrus
      1 Tr.  Basis Bitterfrisch
      3 Tr.  Basis Amber Oriental
      1 Tr.  Basis Animalisch
      1 Tr.  Basis Fruchtig
      1 Tr.  Basis Grün
     10 Tr.  Basis Holz Klassisch
     20 Tr.  Basis Jasmin
     15 Tr.  Basis Maiglöckchen
      3 Tr.  Basis Nelke
     15 Tr.  Basis Rose
evtl. 2 Tr.  Basis Marine
evtl. 2 Tr.  Bergamotteöl, 25%ig
evtl. 2 Tr.  Orangenöl, 25%ig
      5 Tr.  Heliotropin, 2,5%ig
evtl. 2 Tr.  Vanillin, 25%ig
```

Dies ergibt insgesamt 75 Tropfen Duftbestandteile (fast alle 25%ig). Durch Zugabe von $\frac{1}{3}$ Meßl. (18 Tr.) Kosmetischem Basiswasser erhalten Sie ein Parfum (20%ig), von 1 $\frac{1}{3}$ Meßl. (75 Tr.) Kosmetischem Basiswasser ein Eau de Parfum (12,5%ig) und von 2 Meßl. (112 Tr.) Kosmetischem Basiswasser ein Eau de Toilette (10%ig).

Die Rezeptur für das folgende Parfum sollten Sie in Ihrem Tresor aufbewahren, so wertvoll und einzigartig ist diese Komposition: ein heller, strahlend-fruchtiger Duft.

TOP SECRET

```
      2 Tr.  Basis Bitterfrisch
      5 Tr.  Basis Amber Oriental
      3 Tr.  Basis Fruchtig
      8 Tr.  Basis Holz Klassisch
      2 Tr.  Basis Holz Trocken
     20 Tr.  Basis Jasmin
     15 Tr.  Basis Maiglöckchen
     10 Tr.  Basis Rose
      5 Tr.  Basis Tuberose
      1 Tr.  Basis Galbanum
      1 Tr.  Ylangöl, 25%ig
      5 Tr.  Heliotropin, 2,5%ig
      2 Tr.  Cassisblüte, 25%ig
evtl. 5 Tr.  Vanillin, 25%ig
```

Dies ergibt insgesamt 84 Tropfen Duftbestandteile (fast alle 25%ig). Die Zugabe von $\frac{1}{3}$ Meßl. (20 Tr.) Kosmetischem Basiswasser ergibt ein Parfum (20%ig), von 1 $\frac{1}{2}$ Meßl. (79 Tr.) Kosmetischem Basiswasser ein Eau de Parfum (12,5%ig) und von 2 Meßl. (120 Tr.) Kosmetischem Basiswasser ein Eau de Toilette (10%ig).

Das folgende Parfum vermittelt wieder eine blumige, würzig-warme Atmosphäre.

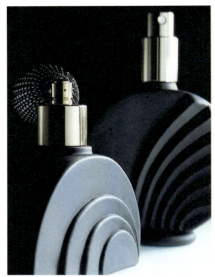

Abb. 75: Wählen Sie ruhig einmal einen ausgefallenen Flakon.

OASIS

```
      1 Tr.  Basis Bitterfrisch
      2 Tr.  Basis Animalisch
      1 Tr.  Basis Grün
     10 Tr.  Basis Holz Trocken
     10 Tr.  Basis Jasmin
     30 Tr.  Basis Rose
      5 Tr.  Moschus
      3 Tr.  Ylangöl, 25%ig
      2 Tr.  Heliotropin, 2,5%ig
evtl. 1 Tr.  Tagetesöl, 2,5%ig
```

Dies ergibt insgesamt 65 Tropfen Duftbestandteile (fast alle 25%ig). Durch Zugabe von $\frac{1}{4}$ Meßl. (16 Tr.) Kosmetischem Basiswasser erhalten Sie ein Parfum (20%ig), von 1 $\frac{1}{4}$ Meßl. (65 Tr.) Kosmetischem Basiswasser ein Eau de Parfum (12,5%ig) und von 1 $\frac{3}{4}$ Meßl.

(98 Tr.) Kosmetischem Basiswasser ein Eau de Toilette (10%ig).

Halborientalisch – blumig, fruchtig

In unserer Graphik finden Sie diesen Bereich zwischen drei und sechs Uhr. Es handelt sich hierbei um strahlende, helle Düfte mit dem typischen Fond aus Heliotropin und Vanille.

In der Gruppe finden sich bekannte Namen wie *Nocturnes (Caron 1981 F), Poison (Dior 1985 F), Clandestine (1986), Byzance (Rochas 1987), Boucheron (Boucheron 1988 F), Escada (Escada 1990 D), Joop! Berlin (Lancaster 1991 D), Gio (1992), Fantasme (Ted Lapidus 1992), Chloe Narcisse (Lagerfeld 1992)*.

Wer sich für diese Duftrichtung interessiert, sollte sich unbedingt von der folgenden Rezeptur betören lassen:

KOBRA

4 Tr.	Basis Amber Oriental	
1 Tr.	Basis Fruchtig	
5 Tr.	Basis Holz Klassisch	
2 Tr.	Basis Holz Trocken	
20 Tr.	Basis Jasmin	
15 Tr.	Basis Maiglöckchen	
4 Tr.	Basis Nelke	
15 Tr.	Basis Rose	
3 Tr.	Basis Tuberose	
3–5 Tr.	Heliotropin, 2,5%ig	

Dies ergibt insgesamt 70 Tropfen Duftbestandteile (fast alle 25%ig). Durch Zugabe von $\frac{1}{3}$ Meßl. (18 Tr.) Kosmetischem Basiswasser erhalten Sie ein Parfum (20%ig), von 1 $\frac{1}{4}$ Meßl. (70 Tr.) Kosmetischem Basiswasser ein Eau de Parfum (12,5%ig) und von 2 Meßl. (105 Tr.) Kosmetischem Basiswasser ein Eau de Toilette (10%ig).

Es folgt ein phantasievoll sinnlicher, blumiger Duft mit aufregend weiblichem Charme.

OLYMPIADE 2000

5 Tr.	Basis Amber Oriental	
1 Tr.	Basis Fruchtig	
8 Tr.	Basis Klassisch	
15 Tr.	Basis Jasmin	
15 Tr.	Basis Maiglöckchen	
2 Tr.	Basis Nelke	
10 Tr.	Basis Rose	
10 Tr.	Basis Tuberose	
3 Tr.	Bergamotteöl, 25%ig	
5 Tr.	Heliotropin, 2,5%ig	
5 Tr.	Vanille, 25%ig	
1 Tr.	Cassisblüte, 25%ig	

Dies ergibt insgesamt 77 Tropfen Duftbestandteile (fast alle 25%ig). Durch Zugabe von $\frac{1}{3}$ Meßl. (20 Tr.) Kosmetischem Basiswasser erhalten Sie ein Parfum (20%ig), von 1 $\frac{1}{3}$ Meßl. (77 Tr.) Kosmetischem Basiswasser ein Eau de Parfum (12,5%ig) und von 2 Meßl. (114 Tr.) Kosmetischem Basiswasser ein Eau de Toilette (10%ig).

Halborientalisch – grün, aromatisch, Moschus

Diese Duftrichtung finden Sie auf dem Zifferblatt der *Abbildung 74* zwischen sechs und neun Uhr. Diese grünen Parfums stellen wirklich eine interessante Variante innerhalb der halborientalischen dar.

Zu dieser Gruppe gehören bekannte Düfte wie *Must (Cartier 1981 F), Obsession (Calvin Klein 1985 USA), Colors Benetton (Benetton 1987 I), Rouge (1988 F), Roma (Laura Biagiotti I), Dune (Dior 1991 F), Krazy Krizia (Krizia 1991 I), Moschino (1992 I)*.

Unser erstes Rezept für diese Duftrichtung hat eine frische Kopfnote und einen Fond aus Vanille und Cumarin, ein sehr origineller Duft. Probieren Sie es einfach einmal aus.

NIL

1 Tr.	Basis Bitterfrisch	
1 Tr.	Basis Amber Oriental	
1 Tr.	Basis Grün	
14 Tr.	Basis Holz Klassisch	
30 Tr.	Basis Jasmin	
7 Tr.	Basis Rose	
2 Tr.	Basis Aromatique	
4 Tr.	Moschus, 25%ig	
19 Tr.	Bergamotteöl, 25%ig	
9 Tr.	Mandarinenöl, 25%ig	
4 Tr.	Ethylvanillin, 25%ig	
20 Tr.	Cumarin, 10%ig	

Noch besser wird dieses Parfum, wenn Sie natürliches Lebensmittelaroma Mandarine verwenden. Es wird ebenfalls auf 25% verdünnt.

Hier ein Rezept für ein frisches Parfum, das eher an einen Strandlauf an der Nordsee erinnert.

SYLT

4 Tr.	Basis Citrus	
4 Tr.	Basis Amber Oriental	
2 Tr.	Basis Fruchtig	
4 Tr.	Basis Grün	
6 Tr.	Basis Holz Trocken	
20 Tr.	Basis Jasmin	
20 Tr.	Basis Maiglöckchen	
2–4 Tr.	Basis Galbanum	
2 Tr.	Basis Aromatique	
12 Tr.	Moschus, 25%ig	
6 Tr.	Bergamotteöl, 25%ig	
2 Tr.	Cassisblüte, 25%ig	

Dies ergibt insgesamt 87 Tropfen Duftbestandteile (alle 25%ig). Die Zugabe von $\frac{1}{3}$ Meßl. (22 Tr.) Kosmetischem Basiswasser ergibt ein Parfum (20%ig), von 1 $\frac{2}{3}$ Meßl. (87 Tr.) Kosmetischem Basiswasser ein Eau de Parfum (12,5%ig) und von 2 $\frac{1}{3}$ Meßl. (130 Tr.) Kosmetischem Basiswasser ein Eau de Toilette (10%ig).

Es folgt ein interessanter, ausgefallener Duft, der zuerst grün und frisch ist und im Fond an Süße und Blumigkeit gewinnt.

CASABLANCA

2 Tr.	Basis Citrus
1 Tr.	Basis Bitterfrisch
2 Tr.	Basis Animalisch
1 Tr.	Basis Fruchtig
6 Tr.	Basis Holz Trocken
10 Tr.	Basis Jasmin
28 Tr.	Basis Rose
3 Tr.	Moschus, 25%ig
3 Tr.	Ylangöl, 25%ig
2 Tr.	Heliotropin, 2,5%ig
1 Tr.	Cassisblüte, 25%ig
1 Tr.	Estragonöl, 2,5%ig

Dies ergibt insgesamt 61 Tropfen Duftbestandteile (fast alle 25%ig). Durch Zugabe von $\frac{1}{3}$ Meßl. (16 Tr.) Kosmetischem Basiswasser erhalten Sie ein Parfum (20%ig), von 1 Meßl. (61 Tr.) Kosmetischem Basiswasser ein Eau de Parfum (12,5%ig) und von 1 $\frac{2}{3}$ Meßl. (92 Tr.) Kosmetischem Basiswasser ein Eau de Toilette (10%ig).

Wenn Sie bei diesem Parfum eine eher blumige Kopfnote erhalten möchten, empfehlen wir die Zugabe von ungefähr 6 Tropfen Flieder, 25%ig.

Und noch ein letztes Rezept zu dieser Gruppe:

SKYLLA

6 Tr.	Basis Amber Oriental
4 Tr.	Basis Animalisch
1 Tr.	Basis Fruchtig
16 Tr.	Basis Holz Klassisch
14 Tr.	Basis Jasmin
8 Tr.	Basis Maiglöckchen
5 Tr.	Basis Galbanum
5 Tr.	Moschus, 25%ig
22 Tr.	Bergamotteöl, 25%ig
2 Tr.	Mandarinenöl, 25%ig
25 Tr.	Cumarin, 10%ig
3 Tr.	Vanillin, 25%ig
4 Tr.	Ethylvanillin, 25%ig
0,5 Tr.	Zimtrindenöl, 25%ig

Dies ergibt insgesamt 100 Tropfen Duftbestandteile (alle 25%ig). Die Zugabe von $\frac{1}{2}$ Meßl. (25 Tr.) Kosmetischem Basiswasser ergibt ein Parfum (20%ig), von 1 $\frac{3}{4}$ Meßl. +10 Tr. (100 Tr.) Kosmetischem Basiswasser ein Eau de Parfum (12,5%ig) und von 2 $\frac{3}{4}$ Meßl. (150 Tr.) Kosmetischem Basiswasser ein Eau de Toilette (10%ig).

Am besten gelingt dieses Parfum mit natürlichem Lebensmittelaroma Mandarine HT, das in der gleichen Menge, wie für das Mandarinenöl angegeben, verwendet wird. Das Aroma wird vorher ebenso wie das Öl 25%ig verdünnt (vgl. *Seite 97*).

Halborientalisch – pudrig

In *Abbildung 74* finden Sie diesen Bereich zwischen neun und zwölf Uhr. Etliche Parfums von Rang und Namen lassen sich in dieser Gruppe aufzählen:

Le Dix (Balenciaga 1947 F), Ysatis (Givenchy 1984 F), Fendi (Fendi 1985 I), Scherrer 2 (Jean Louis Scherrer 1986 F), Loulou (Cacharel 1987 F), Joop!
(Lancaster 1987 D), Happy Diamonds (Chopard 1989), Samsara (Guerlain 1989 F), Laguna (Cofci 1991 F), Dalí (Dalí 1991 F), Venezia (Laura Biagiotti 1992 I).

Probieren Sie es einmal mit dem folgenden Duft.

Er verkörpert zugleich Unschuld und Provokation.

LOLA

2 Tr.	Basis Amber Oriental
1 Tr.	Basis Fruchtig
25 Tr.	Basis Holz Klassisch
5 Tr.	Basis Jasmin
15 Tr.	Basis Maiglöckchen
1 Tr.	Basis Nelke
3 Tr.	Basis Rose
10 Tr.	Moschus, 25%ig
10 Tr.	Cumarin, 10%ig
4 Tr.	Ethylvanillin, 25%ig
1 Tr.	Cassisblüte, 25%ig

Dies ergibt insgesamt 70 Tropfen Duftbestandteile (fast alle 25%ig). Durch Zugabe von $\frac{1}{3}$ Meßl. (18 Tr.) Kosmetischem Basiswasser erhalten Sie ein Parfum (20%ig), von 1 $\frac{1}{4}$ Meßl. (70 Tr.) Kosmetischem Basiswasser ein Eau de Parfum (12,5%ig) und von 2 Meßl. (105 Tr.) Kosmetischem Basiswasser ein Eau de Toilette (10%ig).

Die Duftfamilie der Chypre-Damenparfums

Diese würzigen Düfte, die Wärme und Sinnlichkeit ausstrahlen, wurden offenbar immer den Experten vorbehalten, und so begnügt sich diese interessante Gruppe mit nur etwa 11% der Marktanteile. Die Parfums sind den meisten

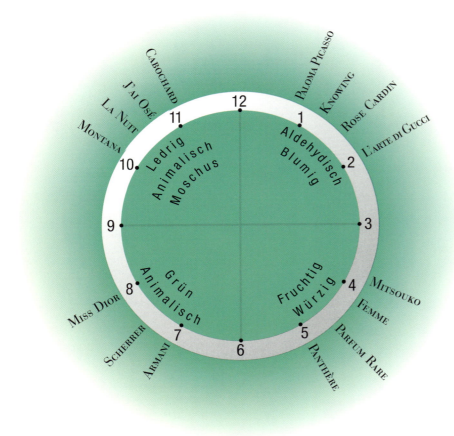

Abb. 76: Die Duftfamilie der Chypre-Damenparfums.

nem zauberhaften Aldehydschleier umgeben.

Hier als Anhaltspunkt einige mögliche Inhaltsstoffe: grüne Noten, Bergamotte, Citrusakkorde, Galbanum, Koriander, Estragon, Thymian, fruchtige Noten, Aldehyde, Neroli, Hyazinthe, Jasmin, Rose, Tuberose, Ylangöl, Nelke, Maiglöckchen, Iris, Flieder, Geranium, Narzisse, Patchouli, Sandelholz, Vetiver, Moos, Honignoten, Zimt, Labdanum, Moschus und Zibet, selten ist Benzoe enthalten, Vanille grundsätzlich nicht.

Diese Gruppe erfreut sich innerhalb der Chypre-Noten offenbar einer ganz besonderen Beliebtheit, das sieht man unter anderem an der Vielzahl der bekannten Düfte, die dazugehören, wie *Chypre (Coty 1917 F), Crêpe de Chine (Millot 1925 F), Ma Griffe (Carven 1944 F), Y (Yves Saint Laurent 1964 F), Givenchy III (Givenchy 1970 F), Chicane (Jacomo 1971 F), Aromatics Elixier (Estée Lauder 1972 USA), Mille =1000 (Patou 1972 F), Coriandre (Couturier 1973), Parure (Guerlain 1975 F), Expression (Fath 1977), Diva (Ungaro 1983 F), Dalí (1984), Paloma Picasso (Paloma Picasso 1984 F), Knowing (Estée Lauder 1988 USA), Jean Charles de Castelbajac (J.C.C.) N° 2 (Mühlens 1988 D), La Perla (Morris 1989), Rose Cardin (Pierre Cardin 1990), L'Arte di Gucci (Payot 1991 F).*

Wenn Sie ein Anhänger der Chypre-Düfte sind, sollten Sie sich Ihr Lieblingsparfum unter den folgenden Rezepten aussuchen. Als erstes empfehlen wir eine faszinierende Komposition mit würzig-blumiger Ausstrahlung. Besonders die Kopfnote ist ein Erlebnis, sie wird unter anderem durch Fliederduft erzielt. Der würzige Hauch entsteht hier durch die Basis Nelke. Be-

Menschen wahrscheinlich zu extravagant. Die strahlenden und kraftvollen Kompositionen beinhalten fruchtig-würzige, warm-süße und mysteriös wirkende Elemente. Typisch für Chypre-Düfte sind Bergamotte und Moos im Zusammenspiel mit fruchtigen, würzigen und animalischen Bestandteilen. Die Familie der Chypre-Parfums gliedert sich in

vier verschiedene Bereiche, die Sie in *Abbildung 76* übersichtlich dargestellt finden.

Chypre – aldehydisch, blumig

Die zu diesem Bereich zählenden Parfums enthalten zum einen die aromatische Würze der Chypre-Klasse, zum anderen blumige Elemente, oft mit ei-

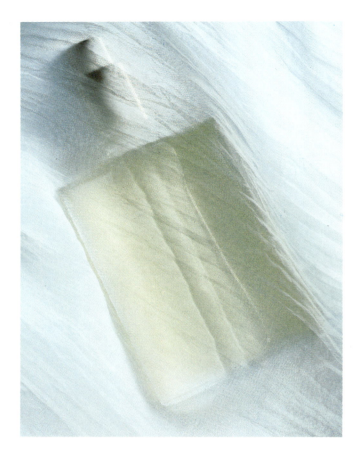

Abb. 77

(12,5%ig) und von 2 ⅓ Meßl. (130 Tr.) Kosmetischem Basiswasser ein Eau de Toilette (10%ig).

Es folgt ein Vorschlag für eine sehr ausgewogene Komposition, bei der die blumigen Akzente nur angedeutet sind, obwohl dieses Rezept mehr Blumenduftanteile aufweist als das vorherige. Wenn Sie Lust haben, können Sie hier hervorragend mit Citruselementen variieren.

SIRENE

3 Tr.	Basis Bitterfrisch
2 Tr.	Basis Amber Oriental
1 Tr.	Basis Animalisch
1 Tr.	Basis Fruchtig
10 Tr.	Basis Holz Klassisch
6 Tr.	Basis Holz Trocken
22 Tr.	Basis Jasmin
10 Tr.	Basis Maiglöckchen
13 Tr.	Basis Rose
5 Tr.	Moschus, 25%ig
2 Tr.	Ylangöl, 25%ig
5 Tr.	Bergamotteöl, 25%ig

Dies ergibt insgesamt 80 Tropfen Duftbestandteile (alle 25%ig). Durch Zugabe von ⅓ Meßl. (20 Tr.) Kosmetischem Basiswasser erhalten Sie ein Parfum (20%ig), von 1 ½ Meßl. (80 Tr.) Kosmetischem Basiswasser ein Eau de Parfum (12,5%ig) und von 2 ⅓ Meßl. (130 Tr.) Kosmetischem Basiswasser ein Eau de Toilette (10%ig).

Chypre-fruchtig, würzig

In dieser Gruppe finden Sie sinnlich warme, strahlende Düfte mit fruchtigen Akkorden. Folgende Inhaltsstoffe können enthalten sein: Bergamotte, Citrusnoten, Mandarine, Neroli, Jasmin, Rose, Ylangöl, Nelke, Moos, Zimt, Leder,

achten Sie bei diesem Rezept auch den hohen Anteil von Basis Amber Oriental!

PALAZZO

2 Tr.	Basis Bitterfrisch
20 Tr.	Basis Amber Oriental
2 Tr.	Basis Animalisch
20 Tr.	Basis Holz Klassisch
12 Tr.	Basis Holz Trocken
6 Tr.	Basis Nelke
10 Tr.	Basis Rose
6 Tr.	Moschus, 25%ig
8 Tr.	Flieder, 25%ig

Dies ergibt insgesamt 86 Tropfen Duftbestandteile (alle 25%ig). Die Zugabe von ⅓ Meßl. (22 Tr.) Kosmetischem Basiswasser ergibt ein Parfum (20%ig), von 1 ⅔ Meßl. (86 Tr.) Kosmetischem Basiswasser ein Eau de Parfum

Patchouli, Sandelholz, Myrrhe, Benzoe, Vanille, Moschus und Amber.

Folgende bekannte Markennamen können hier aufgeführt werden: *Mitsouko (Guerlain 1919 F), Femme (Rochas 1942 F), Parfum Rare (1985), Gem (van Cleef & Arpels 1985), Panthère (Cartier 1986 F), Eau de Soir (1990).*

Für alle Freunde dieser Richtung ist das folgende Rezept besonders geeignet. Ein angenehmer Duft, für alle, die nichts Blumiges mögen. Als Variation kann man das Bergamotteöl aus diesem Rezept herauslassen, dann wird der Duft noch frischer und grüner, allerdings sollte man dann nur 2 Tropfen Estragonöl verwenden.

FRUITS OF PARADISE

1 Tr.	Basis Bitterfrisch
2 Tr.	Basis Animalisch
7 Tr.	Basis Fruchtig
10 Tr.	Basis Holz Trocken
10 Tr.	Basis Jasmin
1–2 Tr.	Basis Nelke
12 Tr.	Basis Rose
1 Tr.	Basis Tuberose
3 Tr.	Moschus, 25%ig
3 Tr.	Estragonöl, 2,5%ig
17 Tr.	Bergamotteöl, 25%ig

Dies ergibt insgesamt 70 Tropfen Duftbestandteile (fast alle 25%ig). Die Zugabe von $\frac{1}{3}$ Meßl. (18 Tr.) Kosmetischem Basiswasser ergibt ein Parfum (20%ig), von $1\frac{1}{4}$ Meßl. (70 Tr.) Kosmetischem Basiswasser ein Eau de Parfum (12,5%ig) und von 2 Meßl. (105 Tr.) Kosmetischem Basiswasser ein Eau de Toilette (10%ig).

Dieses Rezept können Sie gut variieren, indem Sie fruchtige Lebensmittelaromen zugeben.

Chypre – grün, animalisch

In diese Gruppe gehören sehr interessante Parfums, die erstaunlich viel grüne Frische vermitteln. Sie können moosig, holzig, erogen, exotisch, kühl und blumig sein, aber auch frisch grün und fruchtig.

Inhaltsstoffe können sein: grüne Noten, Galbanum, Krauseminzöl, Bergamotte, Aldehyde, fruchtige Noten, wie Ananas, außerdem Cassisblüte, Hyazinthe, Veilchen, Rose, Jasmin, Maiglöckchen, Tuberose, Iris, Narzisse, Nelke, Zedernholz, Sandelholz, Vetiver, Moos, Benzoe, Vanille, Moschus, Amber und Zibet.

Diese Gruppe ist die kleinste unter den Chypre-Düften, sie ist wirklich nur etwas für Kenner. Als bekannte Beispiele sind hier zu nennen: *Miss Dior (Dior 1947 F), Scherrer (Jean Luis Scherrer 1980 F), Armani (Giorgio Armani 1982 I).*

AMAZONAS

2 Tr.	Basis Bitterfrisch
5 Tr.	Basis Amber Oriental
8 Tr.	Basis Animalisch
23 Tr.	Basis Holz Klassisch
5 Tr.	Basis Holz Trocken
8 Tr.	Basis Jasmin
9 Tr.	Basis Maiglöckchen
1 Tr.	Basis Nelke
1 Tr.	Basis Tuberose
2 Tr.	Basis Galbanum
10 Tr.	Moschus, 25%ig
22 Tr.	Bergamotteöl, 25%ig
3 Tr.	Lavendelöl, 25%ig
1 Tr.	Orangenöl, 25%ig

Dies ergibt insgesamt 100 Tropfen Duftbestandteile (alle 25%ig). Die Zugabe von $\frac{1}{2}$ Meßl. (25 Tr.) Kosmetischem Basiswasser ergibt ein Parfum (20%ig), von $1\frac{3}{4}$ Meßl. (100 Tr.) Kosmetischem Basiswasser ein Eau de Parfum (12,5%ig) und von $2\frac{3}{4}$ Meßl. (150 Tr.) Kosmetischem Basiswasser ein Eau de Toilette (10%ig).

Chypre – ledrig, animalisch, Moschus

Die Düfte dieser Gruppe gelten als sinnlich und provokant. Sie haben eine intensive Ausstrahlung und einen lang anhaltenden Fond, wie er bei animalischen und Moschusdüften zu erwarten ist.

Hier einige Inhaltsstoffe, die in Parfums dieser Gruppe enthalten sein können: Bergamotte, Aldehyde, Beifuß, Jasmin, Nelke, Rose, Iris, Patchouli, Vetiver, Moos, Leder, Amber, Zibet, Bibergeil, Moschus, Myrrhe.

Als Beispiele für diese Gruppe gelten folgende Namen: *Bandit (Piguet 1944 I), Cabochard (Grès 1958 F), J'ai Ose (Laroche 1977 F), La Nuit (Paco Rabanne 1985 F), Montana (Claude Montana 1986 F), Passion (E. Taylor 1987 USA), Bleu de Chine (Outline 1987 F), With Love (Fred Hayman 1991 USA).*

Zu dieser Gruppe gibt es ein Rezept, das einen Versuch wert ist.

KÖNIGIN DER NACHT

2 Tr.	Basis Bitterfrisch
2 Tr.	Basis Amber Oriental
2 Tr.	Basis Animalisch
44 Tr.	Basis Holz Klassisch
34 Tr.	Basis Jasmin
10 Tr.	Moschus, 25%ig
2 Tr.	Leder, 2,5%ig
evtl. 1 Tr.	Zimtrindenöl

Dies ergibt insgesamt 96 Tropfen Duftbestandteile (alle 25%ig). Durch Zuga-

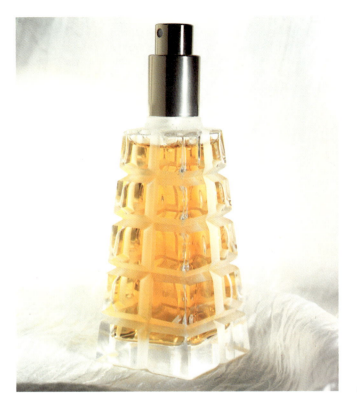

Abb. 78

Seit Mitte der 70er Jahre gab es einen starken Trend hin zu solchen Düften, die auch heute noch ihre Anhänger haben. Dazu ein Rezept. Aber Vorsicht! Dieser Duft ist nur für absolute Anhänger dieser Kompositionen geeignet. Er enthält 75% Moschus, die restlichen 25% bestehen aus Inhaltsstoffen der Gruppe Blumig-aldehydisch, pudrig, Amber.

WILD CAT

5 Tr.	Basis Bitterfrisch
5 Tr.	Basis Amber Oriental
6 Tr.	Basis Animalisch
2 Tr.	Basis Holz Klassisch
2 Tr.	Basis Jasmin
1 Tr.	Basis Maiglöckchen
4 Tr.	Basis Rose
75 Tr.	Moschus, 25%ig

Dies ergibt insgesamt 100 Tropfen Duftbestandteile (alle 25%ig). Die Zugabe von ½ Meßl. (25 Tr.) Kosmetischem Basiswasser ergibt ein Parfum (20%ig), von 1¾ Meßl. (100 Tr.) Kosmetischem Basiswasser ein Eau de Parfum (12,5%ig) und von 2¾ Meßl. (150 Tr.) Kosmetischem Basiswasser ein Eau de Toilette (10%ig).

Die Duftfamilie der Eaux de Cologne und Eaux Fraîches für Damen

Ein Eau de Cologne enthält ebenso wie ein Eau Fraîche nur einen relativ geringen Anteil an Parfumölen, der Rest ist Alkohol und Wasser. Bei handelsüblichen Produkten liegt der reine Parfumessenzgehalt etwa zwischen 5–6%. Das ist in diesem Fall aber durchaus

be von ⅓ Meßl. (24 Tr.) Kosmetischem Basiswasser erhalten Sie ein Parfum (20%ig), von 1¾ Meßl. (96 Tr.) Kosmetischem Basiswasser ein Eau de Parfum (12,5%ig) und von 2⅔ Meßl. (144 Tr.) Kosmetischem Basiswasser ein Eau de Toilette (10%ig).

Chypre – Marine

Innerhalb der Duftfamilie der Chypre-Parfums gibt es eine sehr kleine Gruppe mit dem Namen Marine. Ein Beispiel für diese Duftrichtung ist das *Parfum d'elle (Montana 1990 F).*

Die Moschusparfums

Diese Parfums stellen eigentlich keine eigene Duftfamilie dar, sind aber auch nicht in die anderen genannten einzuordnen. Moschusparfums bestehen zur Hälfte und mehr aus Moschus. Dieser animalisch warme Duft soll eine besonders sinnliche Ausstrahlung haben. Da Moschus ein sehr guter Fixateur ist, der besonders lange haftet, kann dieser Geruch auch unangenehm penetrant wirken, die Meinungen gehen da sehr auseinander.

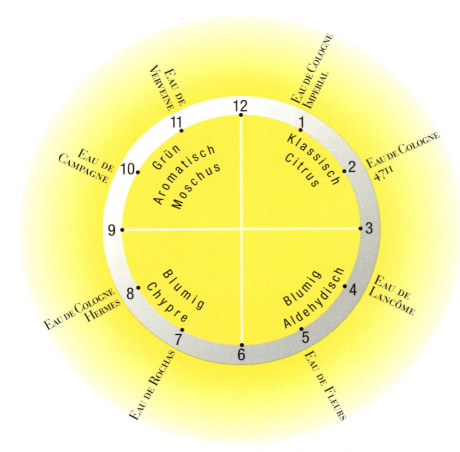

Abb. 79: Die Duftfamilie der Eaux de Cologne und Eaux Fraîches für Damen.

Beim Eau de Cologne wird kein lang anhaltender Duft angestrebt, das würde der Natur dieser Duftwässer widersprechen. Die Damen verwenden Eaux de Cologne und Eaux Fraîches bevorzugt im Sommer, da sich an heißen Tagen schwerere Parfums teilweise viel zu intensiv entfalten. Diese besonders leichten Düfte haben in der Damenparfumerie heute allerdings den geringsten Anteil, er liegt unter 10%.

Innerhalb dieser Familie unterscheidet man vier Bereiche, die Sie in *Abbildung 79* übersichtlich dargestellt finden. Auch dazu haben wir natürlich entsprechende Rezepte ausgearbeitet.

Eau de Cologne/Eau Fraîche – klassisch, Citrus

Die wohl bekanntesten Beispiele für diese Gruppe sind *Eau de Cologne Imperial (Guerlain 1860 F)* und *EDC 4711.*

Hierzu ein Rezept, das ganz in diese klassische Richtung geht.

RHEINGOLD

30 Tr.	Basis Citrus
30 Tr.	Bergamotteöl, 25%ig
20 Tr.	Zitronenöl, 25%ig
5 Tr.	Orangenöl, 25%ig
4 Tr.	Petitgrainöl, 25%ig
3 Tr.	Neroliöl
	(Orangenblüten), 25%ig
6 Tr.	Moschus, 25%ig

Dies ergibt insgesamt 98 Tropfen Duftbestandteile (alle 25%ig). Durch Zugabe von ca. 5 ½ Meßl. (300 Tr.) Kosmetischem Basiswasser erhalten Sie ein Eau de Cologne (6,25%ig), von ca. 7 ⅓ Meßl. (400 Tr.) Kosmetischem Basiswasser ein Eau de Cologne (5%ig).

erwünscht, denn nur so kann man die typische Leichtigkeit und Frische dieser Duftwässer erzielen. Man geht bei der Anwendung in der Regel entsprechend großzügig mit diesen Produkten um, auf ein paar Tropfen mehr kommt es hierbei nicht an.

Das Wichtigste ist hier immer die Kopfnote, die von Citruskomponenten ge-

prägt wird, wie überhaupt das gesamte Eau de Cologne. Die prägenden Bestandteile sind Bergamotteöl und Orangenblütenduft (Neroliöl). Wenn Sie nur diese beiden Öle tropfenweise miteinander vermischen, erkennen Sie sofort den bekannten Duft. Trotzdem können Liebhaber dieser Eau-de-Cologne-Noten viele Variationen ausprobieren.

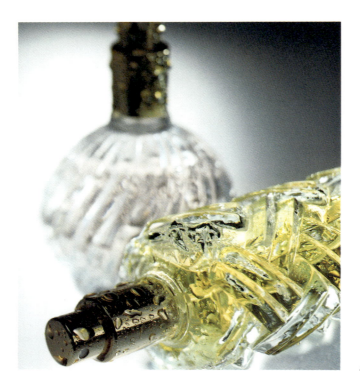

Abb. 80

**Eau de Cologne/ Eau Fraîche –
blumig – aldehydisch**
Zu dieser Gruppe gehören zum Bei-
spiel *Eau de Lancome (Lancome 1965
F), Eau Vive (Carven 1970 F), Eau de
Fleurs (Nina Ricci 1980 F)*.

**Eau de Cologne/ Eau Fraîche –
blumig, Chypre**
Diese Düfte sind nicht nur kühl, leicht
und frisch, sondern außerdem auch
blumig-fruchtig und vor allem würzig.
Inhaltsstoffe sind zum Beispiel Citrusnoten, Bergamotte, Hyazinthe, fruchtige Noten, Jasmin, Maiglöckchen, Patchouli, Sandelholz und Moosextrakte.

Als Beispiele dieser Gruppe sind zu
nennen: *Eau de Rochas (Rochas 1970
F), Eau Fraîche (Dior 1988 F), Eau Folle
(Guy Laroche 1970 F), Eau de Courreges (Courreges 1974 F), Cristalle (Chanel 1974 F), Quartz (Molyneux 1977 F),
Eau de Cologne (Hermès 1979 F), Tro-
phee Lancôme (Lancôme 1982 F), Eau
Dynamisante (Clarins 1987 F)*.

**Eau de Cologne/ Eau Fraîche –
grün, aromatisch, Moschus**
Bekannte Düfte aus dieser Gruppe
sind beispielsweise *Eau de Verveine et
de Citronelle (Balmain), Eau de Cam-
pagne (Sisley 1980)*.

Wenn Sie diese Duftrichtungen interessieren, komponieren Sie ruhig am besten mit Inhaltsstoffen, die zu den im
Namen angegebenen Duftnoten pas-
sen, Ihre eigenen Rezepte.

Die Duftfamilie der Herren-Eau-de-Cologne- und Eau-Fraîche-Noten

Der Bereich der Herrendüfte wächst
langsam, obwohl viele Männer sich immer noch scheuen, Eau de Toilette zu
verwenden, sondern lieber zum Rasierwasser greifen. Das wird schließlich
nicht als Duftwasser, sondern zum Er-
frischen und Beruhigen der Haut nach
der Rasur angewendet, so sagt man
jedenfalls immer. Diese Alibifunktion
des Rasierwassers ist ein bekanntes
Phänomen, aber keine Sorge, meine
Herren, verwenden Sie ruhig, was Sie
mögen, und nennen Sie es, wie es Ihnen beliebt.
Innerhalb der Herrenparfumerie haben
die Cologne-Noten einen Markttanteil
von ca. 13%. Sie haben hier ein wesentlich besseres Image als bei den
Damen. Für Männer, die einem klassischen, frischen und leichten Duft den
Vorzug geben, gibt es in dieser Familie
interessante Noten. Männer verwenden
diese Düfte nicht nur im Sommer, sie
bleiben ihnen ganzjährig treu. Bis Mitte
der 70er Jahre war das Eau de Cologne
außer Rasierwasser fast ausschließlich
der einzige akzeptierte Herrenduft.
Eau Fraîche ist übrigens eine in Frankreich häufig gebrauchte Bezeichnung
für ein leichtes, etwa 5%iges Duftwasser, etwa entsprechend dem Eau de
Cologne. Weil letzteres bei uns in

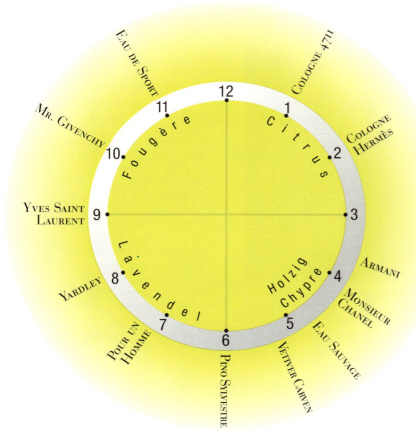

Abb. 81: Die Duftfamilie der Herren-Eau-de-Cologne- und Eau-Fraîche-Noten.

Aus allen Verdünnungen als Eau Fraîche können Sie ebenso ein After Shave herstellen, wenn Sie zum Beispiel 1–2% D-Panthenol, 0,5–1% Bisabolol oder 1% Meristemextrakt zur Pflege der Haut zufügen (vgl. *Seite 146*).

Eau de Cologne/ Eau Fraîche – Citrus

Diesen Bereich finden Sie in *Abbildung 81* zwischen zwölf und drei Uhr.

Eau-de-Cologne-Citrus-Düfte können zum Beispiel folgende Inhaltsstoffe enthalten: Zitronen-, Orangen-, Mandarinen-, Limetten- Bergamotte-, Petitgrain- und Pfefferminzöl. Sie sind überwiegend für die frische Spitze verantwortlich. Bei ihrem Einsatz kann man ruhig großzügig sein. Weiterhin gelten als typische Bestandteile Aldehyde, fruchtige Noten, Jasmin, Rose, Nelke, und/ oder Lavendel-, Salbei- oder Basilikumöl. Moschus, Amber, Patchouliöl, Vetiver und Moosextrakte wirken hier im Fond. Dies als Anregung, wenn Sie selbst Rezepte kreieren möchten.

Die citrusorientierte Richtung ist die traditionsreichste Eau-de-Cologne-Gruppe. Dazu gehören *Cologne 4711 (Mülhens 1792 D), J.M. Farina (1806), Green Water (Fath 1953), Signoricci 1 (Ricci 1965 F), Signoricci 2 (Ricci 1975 F), Cologne Hermès (1979 F).*

Ein Rezeptvorschlag von uns, der sehr gut in diese Gruppe paßt:

CHEVALIER

30 Tr.	Basis Citrus
30 Tr.	Bergamotteöl, 25%ig
20 Tr.	Zitronenöl,25%ig
5 Tr.	Orangenöl, 25%ig
4 Tr.	Petitgrainöl, 25%ig
3 Tr.	Neroliöl, 25%ig

Deutschland aber immer mit einer bestimmten Duftvorstellung verknüpft ist, haben wir den Begriff Eau Fraîche gewählt, wenn es lediglich um eine leichtere Variante eines Eau de Toilette ging. In Frankreich gibt es auch die Bezeichnung Eau de Sport, was das gleiche bedeutet wie Eau Fraîche oder Eau de Cologne.

Bei den handelsüblichen Düften ist das Eau de Toilette für Herren in der Regel 5–8%ig konzentriert, das Eau de Cologne, Eau Fraîche und das After Shave enthalten nur etwa 3–5% Duftanteile. Wir waren mit unseren Verdünnungen bei den Rezepten etwas großzügiger mit den Duftstoffen, aber das können Sie ganz nach Belieben handhaben.

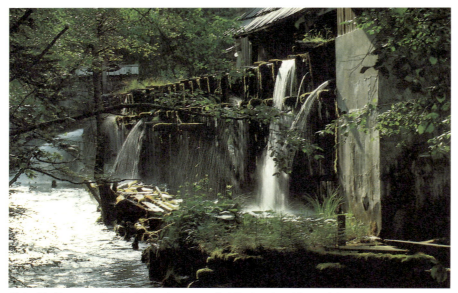

Abb. 82: Ein gutes Eau Fraîche erinnert an die Frische eines Wasserfalls.

darinen-, Limetten-, Bergamotte-, Petit-grain-, und/oder Neroliöl, sind würzige Bestandteile wie Korianderöl, Basilikum, Salbei, Thymian, Muskatnuß, Bay-öl, Nelke, Jasmin, Rose, Geranium, Lavendel, Iris, Fruchtige Noten, Zedern- und Sandelholz, Fichtennadelöl, Patchouliöl, Vetiveröl, Moschus, Amber, Moosextrakte, Zibet, Ledernoten, Weihrauch und Myrrhe enthalten.

Folgende Düfte sind bekannte Beispiele für diese Gruppe: *Pino Sylvestre (Vidal 1948). Monsieur Chanel (1955 F), Vetiver Carven (Carven 1957 F), Vetiver Guerlain (1959 F), Eau Sauvage (Dior 1966 F), Trophée Lancôme (1982 F), Armani Eau pour homme (Armani 1984 F), Gianfranco Ferre (Diana de Silva 1987), Monsieur Balmain (1990 F), Land (Lacoste 1991 F), French Open (1992), Ungaro II (1992 F).*

Hierzu ein Rezept, das einen wunder-

2 Tr.	Lavendelöl, 25%ig
1 Tr.	Rosmarinöl, 25%ig
6 Tr.	Moschus, 25%ig

Dies ergibt insgesamt 101 Tropfen Duftbestandteile (alle 25%ig). Die Zugabe von ca. 5 ½ Meßl. (300 Tr.) Kosmetischem Basiswasser ergibt ein Eau de Cologne (6,25%ig), von ca. 7 ⅓ Meßl. (400 Tr.) Kosmetischem Basiswasser ein Eau de Cologne (5%ig).

Lavendel- und Rosmarinöl bewirken in diesem Rezept die herbe, männliche Note.

Eau de Cologne/Eau Fraîche – holzig, Chypre

Diese Gruppe finden Sie in *Abbildung 81* zwischen drei und sechs Uhr. Wenn Sie dem gedachten Uhrzeiger folgen,

können Sie die Duftrichtungen gut einordnen, der letzte dort aufgeführte Duft, *Pino Sylvestre,* geht schon sehr stark in die Lavendelrichtung.

Innerhalb dieser Gruppe wurden bisher die erfolgreichsten maskulinen Eau-de-Cologne-Noten hervorgebracht. Das Besondere an diesen Kompositionen ist die Erweiterung der klassischen Citrus- und Lavendelnoten mit holzigen Noten und Chypre-Akkorden, was den Duftwässern einen raffinierteren Charakter verleiht.

In den 60er Jahren war *Eau Sauvage* ein Trendsetter für diese frischen interessanten Noten, die mehr an ein Parfum als an ein Eau de Cologne erinnern.

Als Orientierungshilfe hier einige typische Bestandteile: Neben der citrusfrischen Kopfnote aus Zitronen-, Man-

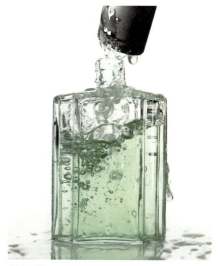

Abb. 83

baren leichten Duft mit blumiger Kopfnote ergibt.

EAU DE JEAN

50 Tr.	Basis Citrus
3 Tr.	Basis Holz Klassisch
8 Tr.	Basis Jasmin
2 Tr.	Basis Maiglöckchen
28 Tr.	Bergamotteöl, 25%ig
1 Tr.	Lavendelöl, 25%ig
1 Tr.	Mandarinenöl, 25%ig
5 Tr.	Petitgrainöl, 25%ig
2 Tr.	Estragonöl, 2,5%ig

Dies ergibt insgesamt 100 Tropfen Duftbestandteile (fast alle 25%ig). Durch Zugabe von ca. 5 $\frac{1}{2}$ Meßl. (300 Tr.) Kosmetischem Basiswasser erhalten Sie ein Eau de Cologne (6,25%ig), von ca. 7 $\frac{1}{3}$ Meßl. (400 Tr.) Kosmetischem Basiswasser ein Eau de Cologne (5%ig).

Eau de Cologne /Eau Fraîche – Lavendel

In *Abbildung 81* finden Sie diese Gruppe zwischen sechs und neun Uhr, wobei *YSL* schon fast an der Grenze zur nächsten Gruppe, den Fougère-Noten, liegt.

Die Lavendel-Eau-de-Cologne-Noten können einige der folgenden Bestandteile enthalten: Bergamotte-, Lavendel-, Citrus-, Rosmarin-, Basilikum-, Rosenholzöl, Nelke, Rose, Geraniumöl, Salbeiöl, Moos, Amber, Zedern- und Sandelholzöl, Vetiver und Patchouli, außerdem eventuell Spuren von Heliotropin oder Vanille.

Diese klassischen männlichen Lavendelwässer riechen ausgesprochen frisch und angenehm. Als bekannte Marken sind hier *Yardley (1913)*, *Pour un homme (Caron 1934 F)*, *YSL Ligne pour homme (Yves Saint Laurent 1971 F)* zu nennen.

Dazu ein Rezept, das die Herzen der eher etwas konservativen Herren und die Anhänger klassischer Herrenduftnoten höher schlagen lassen wird.

EAU DE PROVENCE

50 Tr.	Basis Lavendel Kräuter
2 Tr.	Basis Galbanum
20 Tr.	Basis Fougère
5 Tr.	Moschus, 25%ig
20 Tr.	Cumarin, 10%ig
2 Tr.	Vanillin, 25%ig
5 Tr.	Lavendelöl, 25%ig

Dies ergibt insgesamt 104 Tropfen Duftbestandteile (alle 25%ig). Die Zugabe von 276 Tr. Kosmetischem Basiswasser ergibt ein Eau de Cologne (6,25%ig), von 368 Tr. Kosmetischem Basiswasser ein Eau de Cologne (5%ig).

Eau de Cologne /Eau Fraîche – Fougère

Auf dem Zifferblatt unserer Graphik finden Sie diese Gruppe zwischen neun und zwölf Uhr.

Die herbe grüne Fougère-Note mit Geraniumanteil ergibt interessante Variationen im Cologne-Bereich. Seit den 80er Jahren gab es hier einige neue Entwicklungen, die letzten Beispiele zeigen, daß diese Gruppe gerade jetzt wieder sehr aktuell ist. Folgende Bestandteile können enthalten sein: Bergamotte, Zitrone, Lavendel, Petitgrain, Rosmarin, Geranium, Fichtennadel, Galbanum, Lorbeer, Zimt, Nelke, Salbei, Majoran, Zedernholz, Vetiver, Patchouli, Moschus und Amber, Labdanum und Weihrauch. Vielleicht finden Sie bei diesen Substanzen eine Anregung für ein eigenes Rezept.

Bekannte Duftwässer dieser Gruppe sind *Mr. Givenchy (1959 F)*, *Gres Monsier (Grès 1965 F)*, *Eau de Sport (Paco Rabanne 1987 F)*, *Bogner Man (Lancaster 1990 D)*.

Die Duftfamilie der aromatischen Herren-Eaux-de-Toilette

Diese Duftfamilie hält über 55% der Marktanteile der Herrenparfumerie und ist damit vergleichbar mit der Duftfamilie der blumigen Parfums bei den Damendüften. Innerhalb dieser Familie gab es die größten internationalen Erfolge, und auch mit Abstand die meisten Neuentwicklungen der letzten Jahre sind hier einzuordnen. Interessant ist, daß diese Duftrichtung in allen Gesellschaftsschichten die gleiche Akzeptanz findet. Mit dieser Duftgruppe verbindet man allgemein sportliche Frische und Dynamik (vgl. *Abbildung 86*). Die Familie der aromatischen Herren-Eaux-de-Toilette teilt sich in fünf Gruppen auf. In *Abbildung 84* ist diese Einteilung dargestellt.

Aromatisch – Fougère

Seit Beginn der 70er Jahre waren dies die ersten Eaux de Toilette, die die Herzen der Männer, und teilweise natürlich auch der Frauen, eroberten. Diese Kompositionen wirken weniger wie ein Parfum, sondern sie verbreiten angenehme Frische.

Hier eine Übersicht, was in den Fougère-Düften alles enthalten sein kann: Lavendel, Bergamotte, Zitrone, Petitgrain,

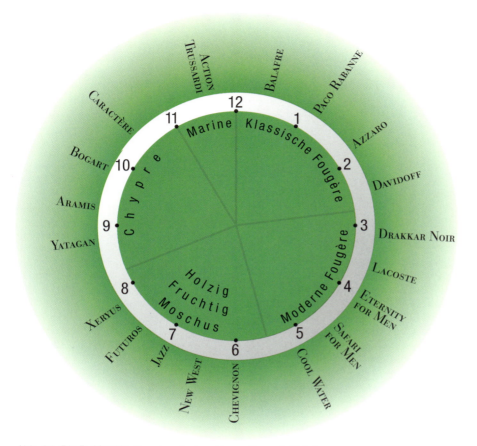

Abb. 84: Die Duftfamilie der aromatischen Herren-Eaux-de-Toilette.

Neroli, Aldehyde, Beifuß, Basilikum, Estragon, Salbei, Kamille, Koriander, Kümmel, Wacholder, Zimt, Nelke, Thymian, Rosenholz, Fichtennadel, Jasmin, Rose, Geranium, spezielle Fougère-Noten, Honig-Noten, Leder, Moos, Moschus, Ambra, Vetiver, Sandelholz, Zedernholz, Patchouli, Labdanum, Weihrauch.

Folgende bekannte Namen finden Sie in dieser Gruppe: *Moustache (Rochas 1949 F), Balafre (Lancôme 1967), Eau Cendrée (Jacomo 1970 F), Paco Rabanne pour homme (1973 F), Captain (Molyneux 1975), Azzaro pour homme (1978 F), Bleu Marine (Pierre Cardin 1986 F), Davidoff (Lancaster 1986)* und *Hero (Prince Matchabelli 1988).*

Wenn Sie Rezepte für diese Duftrichtung komponieren wollen, müssen Sie darauf achten, daß Sie alle blumigen Düfte extrem sparsam dosieren, sonst wirkt der endgültige Duft zu weiblich. Lassen Sie sich von den aufgeführten Inhaltsstoffen inspirieren, wenn Sie eigene Rezepte ausprobieren wollen.

Aromatisch – moderne Fougère
Diesen Duftbereich finden Sie in unserer Graphik zwischen 2^{45} Uhr und 5^{30} Uhr. Seit Anfang der 80er Jahre hat es innerhalb dieser Gruppe so interessante Entwicklungen gegeben, daß sie den klassischen Fougère-Noten inzwischen den Rang abließ. Außer den bei der vorherigen Gruppe bereits genannten Inhaltsstoffen können hier noch einige würzige Noten wie Cardamom, Beifuß, Limette, Galbanum und Juchten hinzukommen.
Bekannte Duftwässer dieser Gruppe sind: *Drakkar Noir (Guy Laroche 1982 F), Lacoste (Patou 1984 F), Bowling Green (1987), Francesco Smalto (Parlux 1987), Cool Water, Davidoff (Lancaster 1988 D), Gucci Nobile (1988), Eternity for Men (Calvin Klein 1989 USA), Safari for Men (Lauren 1992).*
Der Duft, den das folgende Rezept entstehen läßt, erinnert angenehm an frisches, kühles Wasser. Wir nannten die Komposition deshalb:

NIAGARA FALLS

10 Tr.	Basis Citrus
1 Tr.	Basis Fruchtig
30 Tr.	Basis Holz Trocken
5 Tr.	Basis Jasmin
10 Tr.	Basis Maiglöckchen
30 Tr.	Basis Lavendel Kräuter

Dies ergibt insgesamt 86 Tropfen Duftbestandteile (fast alle 25%ig). Die Zugabe von 2 ⅓ Meßl. (129 Tr.) Kosmetischem Basiswasser ergibt ein Eau de Toilette (10%ig), von 6 Meßl. (344 Tr.) Kosmetischem Basiswasser ein Eau Fraîche (5%ig).

Hier noch ein Rezept für ein sehr männlich herbes Duftwasser mit einer ganz leichten, frischen Lavendelnote.

SALUT

10 Tr.	Basis Holz Trocken
4 Tr.	Basis Maiglöckchen
2 Tr.	Basis Rose
40 Tr.	Basis Lavendel Kräuter
5 Tr.	Basis Galbanum
10 Tr.	Basis Fougère
5 Tr.	Basis Aromatique

Dies ergibt insgesamt 76 Tropfen Duftbestandteile (fast alle 25%ig). Durch Zugabe von 2 Meßl. (114 Tr.) Kosmetischem Basiswasser erhalten Sie ein Eau de Toilette (10%ig), von 5 ½ Meßl. (304 Tr.) Kosmetischem Basiswasser ein Eau Fraîche (5%ig).

Als dritte Variante noch ein Vorschlag für einen hellen, fruchtigen Duft mit einer intensiven, blumigen Spitze. Die Lavendelnote entwickelt sich erst etwas später.

ATHLETIC

10 Tr.	Basis Citrus
1 Tr.	Basis Bitterfrisch
1 Tr.	Basis Amber Oriental
1 Tr.	Basis Animalisch
15 Tr.	Basis Grün
7 Tr.	Basis Jasmin
15 Tr.	Basis Lavendel Kräuter
40 Tr.	Basis Marine
1 Tr.	Basis Aromatique
5 Tr.	Moschus, 25%ig
2 Tr.	Lavendelöl, 25%ig
1 Tr.	Leder, 2,5%ig
1 Tr.	Hyazinthe, 25%ig

Dies ergibt insgesamt 100 Tropfen Duftbestandteile (fast alle 25%ig). Die Zugabe von 2 ¾ Meßl. (150 Tr.) Kosmetischem Basiswasser ergibt ein Eau de Toilette (10%ig), von 7 ¼ Meßl. (400 Tr.) Kosmetischem Basiswasser ein Eau Fraîche (5%ig).

Dieses Rezept ist ein gutes Beispiel dafür, daß die Duftkompositionen lange genug lagern müssen, bevor man sie benutzt (vgl. *Seite 147*). Selbst nach vier Wochen hat sich dieser Duft bei unseren Versuchen noch verändert. Wenn Sie das Duftwasser zu früh verwenden, riecht es noch zu fruchtig. Das gleiche gilt für das folgende Rezept aus der nächsten Gruppe.

Aromatisch – holzig, fruchtig, Moschus

Diese Duftrichtung entwickelte sich erst gegen Mitte der 80er Jahre. Seitdem finden Sie hier die Trendsetter, die die neue Duftschiene vorgeben. Die Parfums wirken durch ihren holzigen Fond warm und kraftvoll, während die fruchtige Note ihnen gleichzeitig etwas Strahlendes verleiht. In *Abbildung 84* finden Sie diese Düfte zwischen 5 ³⁰ Uhr und 8 ¹⁵ Uhr.

Bekannte Vertreter sind *Xeryus (Givenchy 1986 F)*, *Kipling (1986)*, *Futuros (1987)*, *Jazz (Yves Saint Laurent 1988 F)*, *Tsar (van Cleef & Arpels 1989 F)*, *Aramis New West (1989 F)*, *Globe (Rochas 1991 F)*, *Pasha (Cartier 1992 F)*, *Chevignon (1992)* und *Mr. Leonard (Leonard 1992 F)*.

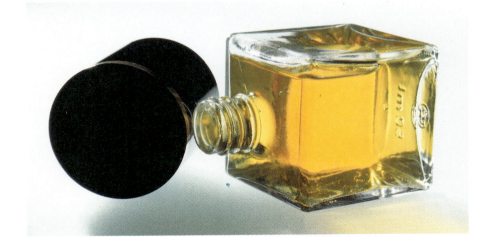

Abb. 85: Für die Herren-Duftwässer eignen sich etwas strenger gehaltene Flaschen besonders gut.

Probieren Sie einmal unseren Rezeptvorschlag zu dieser Richtung. Das Ergebnis ist ist ein strahlender fruchtiger Duft, der Sie mit frischem Charme umgibt.

MISSISSIPPI

2 Tr.	Basis Bitterfrisch
1 Tr.	Basis Amber Oriental
20 Tr.	Basis Holz Trocken
5 Tr.	Basis Jasmin
5 Tr.	Basis Galbanum
50 Tr.	Basis Marine
6 Tr.	Basis Aromatique
10 Tr.	Moschus, 25%ig
1 Tr.	Leder, 2,5%ig

Dies ergibt insgesamt 100 Tropfen Duftbestandteile (fast alle 25%ig). Die Zugabe von 2 ¾ Meßl. (150 Tr.) Kosmetischem Basiswasser ergibt ein Eau de Toilette (10%ig), von 7 ¼ Meßl. (400 Tr.) Kosmetischem Basiswasser ein Eau Fraîche (5%ig).
Diese Komposition braucht eine ausreichend lange Reifezeit (vgl. *Seite 147*), sonst kommt der große Anteil an Marine-Basis zu dominant-fruchtig durch.

Aromatisch – Chypre

Diese Duftgruppe hat in den letzten Jahren erneut an Attraktivität gewonnen. In Deutschland ist sie recht beliebt, während sie zum Beispiel in Frankreich kaum Akzeptanz findet. In *Abbildung 84* finden Sie diese Gruppe im Bereich zwischen 8^{15} Uhr und 11^{00} Uhr.
Wenn Sie einen aromatischen Chypre-Duft selbst mixen wollen, sollten Sie sich aus den Inhaltsstoffen Anregungen holen. Bergamotte, Beifuß, Zitrone und Petitgrainöl sind häufig enthalten,

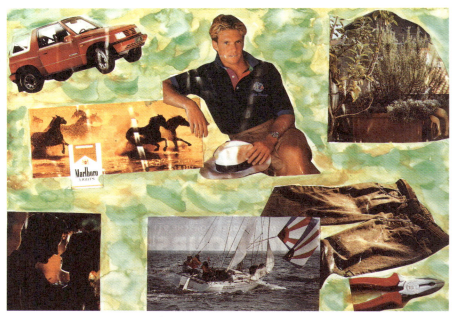

Abb. 86: Auf einer Collage sind all die Dinge zusammengebracht, die man unwillkürlich mit einem aromatischen Herrenparfum verbindet.

hinzu kommen Lavendel, Wacholder, Oregano oder grüne Noten. Weiterhin Nelke, Jasmin, Rose oder Geranium, häufig Patchouli, eventuell Sandel-, Zedern- oder Vetiveröl, Fichtennadel, Zimt, Pfeffer, Majoran oder Koriander, häufig Leder, Moos, Ambra, Moschus, eventuell Weihrauch, Myrrhe, Vanille und animalische Bestandteile.
Bekannte Beispiele für diese Düfte sind: *Aramis (1965), Yatagan (Caron 1976), Bogart (J. Bogart 1976), Punjab (Capucci 1979), Quorum (Puig 1981) Burberry's for men (Burberry's 1981), Bijan (Bijan 1987), Voyou (1987), Lord (Molyneux 1989), Caractère (Daniel Hechter 1990), Boucheron (1991).*

Aromatisch – Marine

Von dieser Duftrichtung hatte man sich im Jahre 1991 zunächst mehr versprochen, aber bis jetzt ist die Duftgruppe noch sehr klein geblieben. In unserer Graphik liegt dieser Bereich zwischen elf und zwölf Uhr. Der Duft, der diese Gruppe entstehen ließ, heißt *Trussardi Action (Trussardi 1991).*

Die Duftfamilie der holzigen Herren-Eaux-de-Toilette

Die Familie der holzigen Herrendüfte gehört zu den Klassikern der Parfumerie. Sie hat immerhin noch 20% der

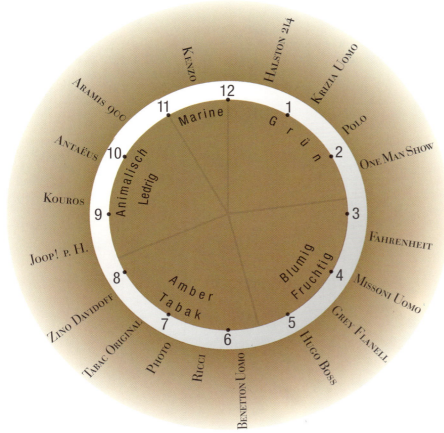

Abb. 87: Die Duftfamilie der holzigen Herren-Eaux-de-Toilette.

wirkende Aldehyde, die die grüne Note unterstreichen, Fichtennadel, Geranium, Jasmin, Nelke, Zedernholz, Patchouli und Vetiver, eventuell Juchten, häufig Moschus, Amber, Weihrauch, Moos und Leder.

Zu den bekannten Düften zählen: *Halston Z-14 (Halston 1976), Polo (Ralph Lauren 1978 USA), One Man Show (J. Bogart 1981), Krizia Uomo (Krizia 1983)* und *Balanciaga pour homme (Balanciaga 1990).*

Hier ein Rezept für ein holzig-grünes Parfum. Es zeichnet sich durch einen besonders herben, männlichen Duft aus.

ZEPPELIN

3 Tr.	Basis Grün
5 Tr.	Basis Holz Klassisch
20 Tr.	Basis Holz Trocken
2 Tr.	Basis Jasmin
1 Tr.	Basis Nelke
10 Tr.	Basis Lavendel Kräuter
1 Tr.	Basis Galbanum
6 Tr.	Basis Aromatique
5 Tr.	Moschus, 25%ig

Dies ergibt insgesamt 53 Tropfen Duftbestandteile (fast alle 25%ig). Die Zugabe von $1\frac{1}{2}$ Meßl. (80 Tr.) Kosmetischem Basiswasser ergibt ein Eau de Toilette (10%ig), von $3\frac{3}{4}$ Meßl. (212 Tr.) Kosmetischem Basiswasser ein Eau Fraîche (5%ig).

Holzig – fruchtig, blumig

Auch sogenannte fruchtig-blumige Noten finden sich in der Familie der holzigen Herrenparfums, sie spielen aber keine bedeutende Rolle. *Fahrenheit* galt bei seinem Erscheinen als besonders kreative Komposition, ist aber

Marktanteile von Herrenparfums und wird nach wie vor viel verwendet. Auch innerhalb dieser Familie gibt es wieder fünf verschiedene Gruppen, die wir in *Abbildung 87* dargestellt haben.

Holzig – grün

Diese Duftgruppe hat eine ganz charakteristische Note. Die stets intensiven

Düfte wirken teilweise fast aggressiv. Im europäischen Raum fand sie keine gute Resonanz, während die dazugehörenden Düfte in den USA sehr erfolgreich wurden.

Die Kompositionen können folgende Inhaltsstoffe haben: Bergamotte, Beifuß, Zitrone, Mandarine, spezielle grüne Noten, Basilikum, eventuell frisch auch nicht jedermanns Sache. Die Düfte dieser Gruppe können grün und frisch, blumig und würzig, aber auch warm sein und nach Moos und Leder riechen. In unserer Graphik liegt dieser Bereich zwischen drei und sechs Uhr.

Als Beispiel seien auch hier wieder einige Inhaltsstoffe genannt: grüne Akkorde, Galbanum, Citrusnoten, Bergamotte, Petitgrainöl, Beifuß, Lavendel, Wermut, Salbei, Nelke, Zimt, Koriander, Basilikum, Rose, Jasmin, Geranium, Veilchen, Zedernholz, Sandelholz, Vetiver, Patchouli, Moos, Leder, Weihrauch, Moschus, Amber und Castoreum (Bibergeil).

Bekannte Herrendüfte, die zu dieser Richtung zählen, sind: *Grey Flanell (Beene 1977), Cerutti (Cerutti 1979), Jules (Dior 1980 F), Oscar p. H. (1981), Missoni Uomo (Missoni 1983), Hugo Boss (Eurocos 1986), Halston Limited (Halston 1987), Fahrenheit (Dior 1988 F).*

Wir haben hier ein Rezept für Sie erarbeitet, das einen sehr großen Moschusanteil aufweist. Wenn Sie das nicht mögen, können Sie einen Teil des Moschus beispielsweise durch die Base Holz Klassisch ersetzen. Verwenden Sie dann statt der angegebenen 5 Tropfen ca. 25 Tropfen Basis Holz Klassisch und entsprechend weniger Moschus, also nur ca. 20–25 Tropfen.

FORMEL EINS

5 Tr.	Basis Citrus
1 Tr.	Basis Bitterfrisch
5 Tr.	Basis Amber Oriental
5 Tr.	Basis Holz Klassisch
3 Tr.	Basis Jasmin
5 Tr.	Basis Lavendel Kräuter
2 Tr.	Basis Maiglöckchen
2 Tr.	Basis Rose
1 Tr.	Basis Tuberose
50 Tr.	Moschus, 25%ig

Dies ergibt insgesamt 79 Tropfen Duftbestandteile (fast alle 25%ig). Durch Zugabe von 2 Meßl. (119 Tr.) Kosmetischem Basiswasser erhalten Sie ein Eau de Toilette (10%ig), von 5 1/2 Meßl. (316 Tr.) Kosmetischem Basiswasser ein Eau Fraîche (5%ig).

Holzig – Tabak, Amber

Wenn Sie dem gedachten Zeiger auf unserem Zifferblatt folgen, finden Sie diesen Duftbereich zwischen 5[30] Uhr und 8[15] Uhr. Die Düfte dieser Gruppe verströmen Wärme und Sinnlichkeit. Sie haben weniger herbe Elemente. Man geht deshalb davon aus, daß diese Parfums bei den Damen besonders beliebt sind. Aus der folgenden Aufstellung bekannter Vertreter dieser Gruppe können Sie ersehen, daß sich hier in den letzten Jahren ein enormer Trend entwickelt hat.

Zuerst wollen wir aber wieder beispielhaft etliche Bestandteile, die in diesen Duftwässern enthalten sein können, nennen: Bergamotte, Lavendel, Zitrone sehr häufig in dieser Kombination, außerdem Basilikum, Estragon oder

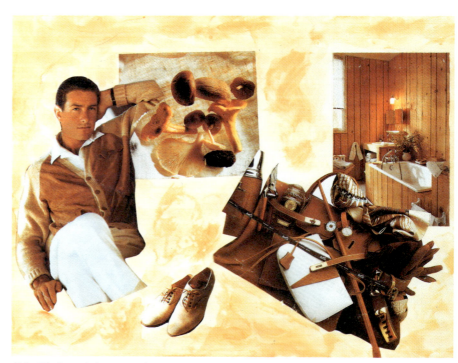

Abb. 88: Assoziationen zu einem holzigen Herrenparfum.

Rosmarin, eventuell auch Aldehyde, Neroli oder Petitgrain, Zedernholz, Patchouli, Jasmin und Nelke, entweder Rose oder Geraniumöl, eventuell Fichtennadel, Galbanum, Fougère, Zimt, Sandelholz, Rosenholz, häufig Labdanum, Moschus, Vanille, Amber, Moos, Leder und Tabaknoten und eventuell auch Weihrauch.

Bekannte Beispiele sind: *Tabac Original* (Mäurer und Wirtz 1959 D), *Marc Cross* (M. Cross 1978), *Versailles pour homme* (1980), *Santos* (Cartier 1981 F), *Gianni Versace* (1984 F), *Giorgio* (Giorgio 1984), *Zino Davidoff* (Lancaster 1986 D), *Eau de Sport* (1989), *Clairborne* (Liz Clairborne 1989 USA), *Jaguar* (1989), *Colours Uomo* (Benetton 1989 I), *Ricci for Men* (Ricci 1989), *Passion for Men* (1989), *Photo* (Lagerfeld 1990 F), *Versus Versace* (Versace 1991 F), *Relax Davidoff* (Lancaster 1991), *Heritage* (Guerlain 1992), *Burberry's* (1992) und *Minotaure* (1992).

Auch zu diesem Thema können wir Ihnen ein Rezept empfehlen, das einen aromatischen Duft ergibt. Er erinnert auf angenehme Weise an süßen Pfeifentabak.

HAVANNA

20 Tr.	Basis Amber Oriental
5 Tr.	Basis Holz Trocken
10 Tr.	Basis Jasmin
5 Tr.	Basis Lavendel Kräuter
10 Tr.	Basis Fougère
20 Tr.	Moschus, 25%ig
20 Tr.	Cumarin, 10%ig

Dies ergibt insgesamt 90 Tropfen Duftbestandteile (fast alle 25%ig). Die Zugabe von 2 Meßl. (120 Tr.) Kosmetischem Basiswasser ergibt ein Eau de Toilette (10%ig), von 5 ½ Meßl. (320 Tr.) Kosmetischem Basiswasser ein Eau Fraîche (5%ig).

Die folgende Duftkomposition weist einen nicht ganz so warmen Duft auf wie die vorherige, sie hat dadurch einen etwas sportlicheren Charakter.

CAMERA

5 Tr.	Basis Citrus
20 Tr.	Basis Holz Klassisch
15 Tr.	Basis Jasmin
4 Tr.	Basis Maiglöckchen
2 Tr.	Basis Rose
10 Tr.	Basis Lavendel Kräuter
5 Tr.	Basis Fougère
2 Tr.	Basis Aromatique
5 Tr.	Cumarin, 10%ig
1 Tr.	Vanillin, 25%ig

Dies ergibt insgesamt 70 Tropfen Duftbestandteile (fast alle 25%ig). Durch Zugabe von 1 ¾ Meßl. (99 Tr.) Kosmetischem Basiswasser erhalten Sie ein Eau de Toilette (10%ig), von 5 Meßl. (264 Tr.) Kosmetischem Basiswasser ein Eau Fraîche (5%ig).

Holzig – animalisch, ledrig

Auch diese Duftgruppe hat einen sehr sinnlichen Charakter. In unserer Graphik haben wir sie zwischen 8[15] Uhr und 11[00] Uhr angeordnet. Folgende Bestandteile können enthalten sein: Bergamotte, Zitrone, Beifuß, Korianderöl, spezielle grüne Noten, fruchtige Noten, Aldehyde, Basilikum, Thymian, Fichtennadelöl, Jasmin, Nelke, Geraniumöl oder Rose, eventuell Maiglöckchen, Patchouli, Zedernholz, Vetiver, Moschus, Amber, Castoreum (Bibergeil), Moos, Weihrauch, Labdanum, Juchten, Zibet, Vanille, Leder und Honignoten.

Die hier einzuordnenden bekannten Namen sind: *Aramis 900* (Aramis 1970 F), *Gentlemen* (Givenchy 1974 F), *Mr. Couturier* (Couturier 1976), *Ted Lapidus* (Ted Lapidus 1978 F), *Macassar* (Rochas 1980 F), *Kouros* (Yves Saint Laurent 1981 F), *Antaeus* (Chanel 1981 F), *French Linie* (Revillon 1983), *V.O. for Men* (1984), *Bel Ami* (1986), *Iquitos* (1987), *Salvador Dalí* (1987), *Lapidus pour homme* (Lapidus 1987 F), *Furyo* (1988), *Teck* (1989), *Joop pour homme* (Lancaster 1989 D), *Red for Men* (1991), *Guess Men* (1991) und *Ungaro* (Ungaro 1991 F).

Dazu ein Rezept, das eine sehr männliche Komposition mit ausgeprägtem Ledertouch ergibt.

CAMARGUE

10 Tr.	Basis Amber Oriental
10 Tr.	Basis Animalisch
2 Tr.	Basis Nelke
2 Tr.	Basis Rose
5 Tr.	Basis Galbanum
50 Tr.	Basis Fougère
5 Tr.	Leder, 2,5%ig

Dies ergibt insgesamt 89 Tropfen Duftbestandteile (fast alle 25%ig). Die Zugabe von 2 ½ Meßl. (134 Tr.) Kosmetischem Basiswasser ergibt ein Eau de Toilette (10%ig), von 6 ½ Meßl. (356 Tr.) Kosmetischem Basiswasser ein Eau Fraîche (5%ig).

Holzig – Marine

Hier gilt ähnliches wie für die Gruppe Aromatisch – Marine. Auch hier ist mit einem Parfum eine neue Richtung entstanden. In der *Abbildung 87* finden Sie sie zwischen elf und zwölf Uhr. Auch dieser Duft ist sehr strahlend und fruchtig. Das Parfum, das diese Richtung ins Leben rief, heißt *Kenzo (1991 F)*.

Die Duftfamilie der würzigen Herren-Eaux-de Toilette

Dies ist die kleinste Familie unter den Herrendüften, sie hat nur einen Marktanteil von etwa 12%, also einen geringeren als die Cologne-Noten. Die würzigen Düfte in der Herrenparfumerie sind vielleicht mit der Familie der Chypre-Düfte bei den Damenparfums vergleichbar. Diese eleganten und raffinierten Düfte sind viel zu eigenwillig, um große Markterfolge zu erzielen. Es sieht so aus, als sei es ein intellektueller, elitärer Kreis, der Gefallen an solchen würzigen Duftwässern findet. Der Mann, auf den sie zugeschnitten sind, ist kein angepaßter, der sich parfümiert, um seiner Umwelt zu gefallen. Er trägt einen ausgefallenen Duft, weil er ihm eben gefällt. Auch die Familie der würzigen Herrendüfte gliedert sich in vier Gruppen.

Würzig – orientalisch, Fougère

In den Duftwässern dieser Gruppe können folgende Bestandteile enthalten sein: typische Fougère-Inhaltsstoffe wie Lavendel, Geranium, Petitgrain, Basilikum, Rosmarin, Majoran, orientalische Düfte wie Amber, Moschus, Leder, Vanille, Zimt, Nelke, Koriander und natürlich Vanille.

Bekannte Beispiele sind: *Canoe (1935), Jacomo (Jacomo 1980 F), Open (1985), Montana (1989 F), Jimmy'z Regine (Regine 1991 F)* und *Enigme (Pierre Cardin 1992 F)*.

Das Rezept, das wir Ihnen für diese Gruppe vorstellen, ergibt ein Parfum

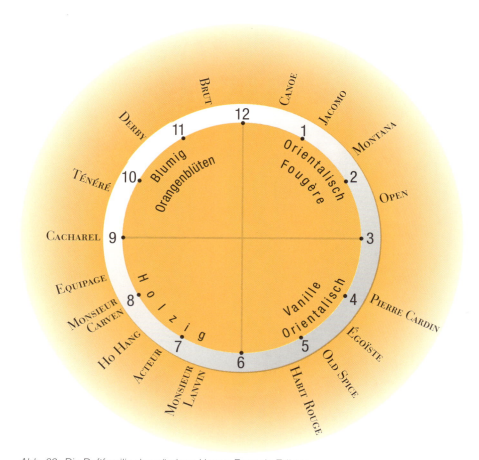

Abb. 89: Die Duftfamilie der würzigen Herren-Eaux-de-Toilette.

mit einer deutlichen Fougère-Note. Ein Duft für den weltgewandten Herrn.

VULKAN

10 Tr.	Basis Citrus
5 Tr.	Basis Amber Oriental
5 Tr.	Basis Holz Klassisch
5 Tr.	Basis Jasmin

2 Tr.	Basis Nelke
5 Tr.	Basis Lavendel Kräuter
5 Tr.	Basis Galbanum
40 Tr.	Basis Fougère
10 Tr.	Moschus, 25%ig
10 Tr.	Heliotropin, 2,5%ig

Dies ergibt insgesamt 97 Tropfen Duftbestandteile (fast alle 25%ig). Die Zugabe von 2 ¾ Meßl (146 Tr.) Kosmetischem Basiswasser ergibt ein Eau de Toilette (10%ig), von 7 Meßl. (388 Tr.) Kosmetischem Basiswasser ein Eau Fraîche (5%ig).

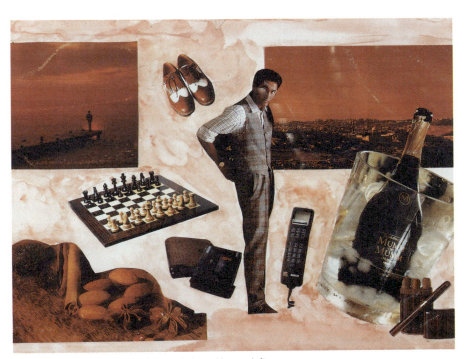

Abb. 90: Assoziationen zu einem würzigen Herrenduft.

Würzig – orientalisch, Vanille

Auf dem Zifferblatt unserer Graphik liegt dieser Bereich zwischen drei und sechs Uhr. Der erste Klassiker dieser Duftrichtung entstand bereits in den 30er Jahren, als Vanilleparfums im Trend lagen. Allerdings gab es damals in Deutschland ausgesprochen wenige Männer, die sich parfümierten, so daß die Verbreitung für heutige Verhältnisse relativ gering blieb.

Die Düfte dieser Gruppe enthalten besonders würzige Noten wie Zimt, Anis, Piment, Nelke, aber auch Orange und Zitrone, Holznoten, Jasmin, Geranium oder Rose, Leder, Moschus, Amber und vor allen Dingen natürlich Heliotropin und Vanille, allerdings wesentlich weniger als die orientalischen Damenparfums.

Folgende bekannte Beispiele kann man hier aufführen: *Old Spice (Shulton 1937), Habit Rouge (Guerlain 1965 F),* *Pierre Cardin (1972 F), KL pour homme (Lagerfeld 1986 F), Bois Noir (1988), und Egoiste (Chanel 1990 F).*

Würzig – holzig

Diesen Bereich finden Sie in unserer Graphik zwischen sechs und neun Uhr. Als Inhaltsstoffe können hier beispielhaft folgende genannt werden: Bergamotte, Zitrone, Orange, Beifuß, Neroli, grüne Noten, Patchouli, Nelke, Zimt, Jasmin, Rose oder Geraniumöl, Holznoten, Vanille, Leder, animalische Noten wie Amber, Moschus, Bibergeil und Zibet.

Bekannte Herrendüfte aus dieser Gruppe sind: *Mister Lanvin, Equipage (1970), Ho Hang (Balenciaga 1971), Monsieur Carven (Carven 1978 F), Dunhill Edition (1985), Sybaris (1988), Acteur (Azzaro 1989 F) und Witness (1992).*

Wir haben ein Rezept für den Individualisten kreiert, ein Duft mit stark würzig-holzigem Charakter. Ein Versuch lohnt sich bestimmt.

GENIOUS

12 Tr.	Basis Citrus
2 Tr.	Basis Bitterfrisch
5 Tr.	Basis Amber Oriental
1 Tr.	Basis Animalisch
10 Tr.	Basis Holz Klassisch
5 Tr.	Basis Holz Trocken
2 Tr.	Basis Nelke
10 Tr.	Basis Lavendel Kräuter
20 Tr.	Basis Fougère
11 Tr.	Moschus, 25%ig
3 Tr.	Ylangöl, 25%ig
13 Tr.	Bergamotteöl, 25%ig
5 Tr.	Heliotropin, 2,5%ig
1 Tr.	Zimtrindenöl, 25%ig

Dies ergibt insgesamt 100 Tropfen Duftbestandteile (fast alle 25%ig). Durch Zugabe von 2 ¾ Meßl. (150 Tr.) Kosmetischem Basiswasser erhalten Sie ein Eau de Toilette (10%ig), von 7 ¼ Meßl. (400 Tr.) Kosmetischem Basiswasser ein Eau Fraîche (5%ig).

Würzig – blumig, Orangenblüten

Kommen wir schließlich zur letzten Gruppe der Herrendüfte. In Abbildung 89 finden Sie diese Düfte zwischen neun und zwölf Uhr. Inhaltsstoffe sind zum Beispiel: Bergamotte, Zitrone, Lavendel, Anis, Muskatnuß, Pfeffer, Piment, Beifuß, Pfefferminz, Basilikum, Jasmin, Ylangöl, Rose, Geranium, Moschus, Amber, Vanille und Heliotropin. Bekannte Vertreter sind: *Brut (1946), Cacharel (1981), Gres Monsieur (1982), Derby (1984), Maxim's (Maxim's 1988), Ténéré (1988), Salvador Dalí (1992).* Dazu ein Rezept für einen unverwechselbaren Duft von kraftvoller Frische mit einer anregend herben Note.

EXTRA CLASS

2 Tr.	Basis Citrus
1 Tr.	Basis Fruchtig
15 Tr.	Basis Holz Klassisch
1–2 Tr.	Basis Holz Trocken
8 Tr.	Basis Jasmin
10–12 Tr.	Basis Lavendel Kräuter
5 Tr.	Basis Rose
2 Tr.	Basis Marine
10 Tr.	Moschus, 25%ig
10 Tr.	Heliotropin, 2,5%ig
2 Tr.	Cassisblüte, 25%ig
1–2 Tr.	Neroliöl, 25%ig

Dies ergibt insgesamt 81 Tropfen Duftbestandteile (alle 25%ig). Durch die Zugabe von ⅓ Meßl. (20 Tr.) Kosmetischem Basiswasser erhalten Sie ein Parfum (20%ig), von 1 ½ Meßl. (81 Tr.) Kosmetischem Basiswasser ein Eau de Parfum (12,5%ig) und von 2 Meßl. (120 Tr.) Kosmetischem Basiswasser ein Eau de Toilette (10%ig).

Im folgenden Kapitel gehen wir detailliert auf alle Einzelheiten der Parfumherstellung ein.

Die Parfumherstellung

Wenn Sie bis hierhin alles gelesen haben, sind Sie ja schon tief in die Wissenschaft der Parfumherstellung eingedrungen und können es sicher kaum erwarten, nun endlich zur Tat zu schreiten. Im folgenden stellen wir deshalb detailliert dar, was Sie alles brauchen und wie Sie vorgehen sollten, um schnell befriedigende Ergebnisse zu erlangen.

Der Parfumbaukasten

Als erstes brauchen Sie natürlich den Parfumbaukasten, den wir schon auf *Seite 90 f.* erwähnt haben. Er enthält 18 Parfumbasen, die aus 25%igen Duftstoffen bestehen. Diese Basen sind bereits mit Alkohol verdünnt, und zwar mit Kosmetischem Basiswasser HT. In Verbindung mit Alkohol „altert" die Parfumbase schneller. Das hat den Vorteil, daß ein Eau de Toilette nach dem Mischen nur noch 2–3 Wochen zum Reifen braucht. Den endgültigen Duft kann man nach 1–2 Wochen bereits erahnen. Die Basisdüfte sind in Tropffläschchen abgefüllt, damit Sie auch kleine Mengen problemlos dosieren können.

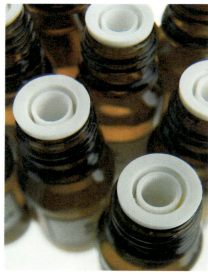

Abb. 91: Tropfflaschen erleichtern das genaue Dosieren.

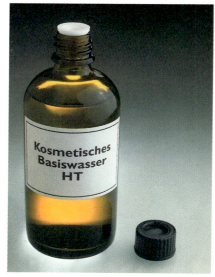

Abb. 92: Alkohol zum Verdünnen.

Kosmetisches Basiswasser HT

Zum Verdünnen Ihrer Duftkompositionen brauchen Sie Alkohol (vgl. *Seite 144*). Sie können Weingeist oder unser Kosmetisches Basiswasser nehmen. Das Kosmetische Basiswasser HT besteht aus 96%igem Alkohol (Ethanol) mit 1%iger Vergällung für kosmetische Zwecke. Das Vergällungsmittel heißt Phtalsäurediethylester, es ist gut hautverträglich und geruchsneutral. Nur zum Trinken ist dieser Alkohol nach der Vergällung nicht mehr geeignet. Kosmetisches Basiswasser HT enthält außerdem noch 2% D-Panthenol als hautpflegende Komponente (vgl. *Seite 146*) und eine spezielle, dezente Parfumierung, die hauptsächlich aus Moschusanteilen besteht und mit allen Duftbasen gut harmoniert. Aufgrund dieser Inhaltsstoffe ist das Kosmetische Basiswasser mit einer geringeren Steu-

er belegt und dadurch wesentlich preiswerter als reiner Weingeist, den Sie zum Beispiel in Apotheken kaufen können.

Wir haben bei allen Rezepten genau angegeben, wieviel Tropfen oder Meßlöffel Alkohol zugefügt werden müssen. Sie können aber auch einfach nach Gefühl verdünnnen, so genau kommt es dabei nicht an, es sei denn, Sie wollen bestimmte Mischungen immer wieder in gleicher Konzentration herstellen. Am besten füllen Sie das Kosmetische Basiswasser in eine Flasche mit Tropfeinsatz oder in eine Flasche mit aufschraubbarer Pipettenmontur, dann ist das Abmessen der Menge am einfachsten. Allerdings erzielen Sie beim Tropfen mit einer Pipette völlig andere Tropfengrößen als mit dem Tropfeinsatz, wir haben das ausprobiert und sind zu folgenden Ergebnissen gekommen.

Dosierungen:
Ein Meßlöffel der Hobbythek faßt 2,5 ml Inhalt.

Ein randvoller Meßlöffel Kosmetisches Basiswasser HT oder Weingeist entspricht 90 Tropfen aus der Pipette, 55–60 Tropfen, durch den Tropfeinsatz getropft. Auch ein randvoller Meßlöffel Parfumbase entspricht circa 90 Tropfen aus der Pipette oder 55–60 Tropfen, durch den Tropfeinsatz getropft.

Bei den Zusatznoten und den ätherischen Ölen, die 25%ig verdünnt wurden, gehen wir von der gleichen Tropfengröße aus.

Sie müssen also darauf achten, daß Sie alle Zutaten innerhalb einer Rezeptur mit der gleichen Tropfengröße abmessen, damit das Verhältnis der einzelnen Zutaten zueinander gleich bleibt.

Flakons und Zerstäuber

Für die Eaux de Toilette genügen in der Regel nach unseren Rezepten 10-ml-Fläschchen. Für die angegebenen

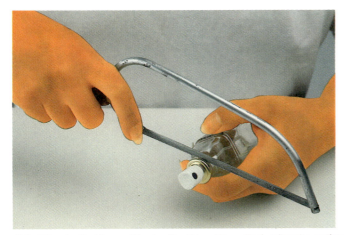
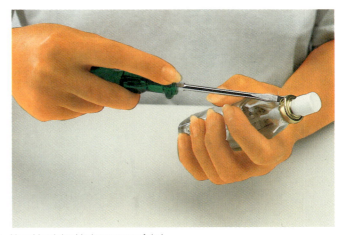

Abb. 93 a+b: So können Sie den Sprühkopf Ihrer Parfumflasche entfernen. Aber Vorsicht: Verletzungsgefahr!

Mengen Eau de Cologne, Eau Fraîche oder After Shave brauchen Sie 30-ml-Fläschchen. Am besten versehen Sie die Flakons jeweils mit einem beschrifteten Etikett, welches den Parfümnamen Ihrer Wahl trägt und vielleicht noch das Herstellungsdatum.

Diese kleinen Mengen sind zum Probieren gedacht, sobald Sie Ihren Lieblingsduft gefunden haben, können Sie ihn in größeren Mengen herstellen. Für ein Eau de Toilette in der üblichen Anwendungsgröße empfehlen wir eine Flasche mit Zerstäuberkopf und mit etwa 50 ml Inhalt. Solche leeren Zerstäuber gibt es unter anderem in allen Geschäften zu kaufen, die in unserem Bezugsquellenverzeichnis aufgeführt sind. Sie lassen sich immer wieder neu füllen, weil der Zerstäuberaufsatz einfach aufgeschraubt ist.

Durch das feine Zerstäuben des Duftwassers wird die Kopfnote besonders interessant und spritzig. Machen Sie einen Test, indem Sie Ihr selbstgemachtes Eau de Toilette einmal direkt aus der Flasche und einmal mit dem Zerstäuber auftragen.

Wir finden es übrigens äußerst ärgerlich, daß sich die meisten handelsüblichen Parfumflakons mit Zerstäuber nicht wieder füllen lassen. Wenn Sie Ihre leeren Parfumflaschen nicht in den Müll werfen, sondern sinnvoll weiterverwenden wollen, haben wir dazu einen Vorschlag: Sägen Sie den Metallring, der als Wulst den Zerstäuberkopf auf der Glasflasche festhält und sie gleichzeitig abdichtet, mit einer feinen Metallsäge sauber rundherum auf, dann können Sie den Sprühkopf problemlos abnehmen und die Flasche neu füllen (vgl. *Abbildung 93*). Allerdings fehlt nun die Abdichtung. Wir

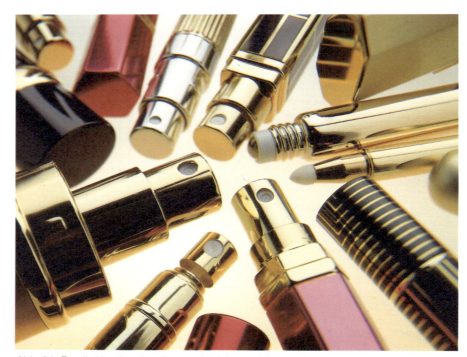

Abb. 94: Für die Handtasche gibt es zahlreiche nachfüllbare Zerstäuber.

schlagen folgende Lösung vor: Kleben Sie farblich passendes textiles Klebeband so um den Hals der Glasflasche, daß es den Rand sowohl innen wie auch außen umschließt. Dann füllen Sie die Flasche mit Ihrem selbsthergestellten Parfum und drücken den Zerstäuberkopf wieder in den Flaschenhals. Wenn er nicht fest sitzt, kleben Sie das Klebeband von außen um den Zerstäuberkopf herum fest. Derart präparierte Flaschen sollten Sie allerdings nicht mit auf Reisen nehmen oder in der Handtasche herumtragen, weil sie unter Umständen nicht mehr völlig dicht abschließen und der Inhalt auslaufen

könnte. Für die Handtasche gibt es übrigens sehr schöne kleine Zerstäuber zum Nachfüllen.

Parfumflakons können natürlich sehr klein sein, da Sie Parfums sicher immer nur in kleinen Mengen herstellen werden. Berücksichtigen Sie, daß auch der Flakon eine wichtige Rolle für den Eindruck, den man von Ihrem selbst hergestellten Parfum bekommt, spielt. Das gilt natürlich besonders, wenn Sie es verschenken wollen. Die Geschäfte, die die Hobbythekzutaten führen, bieten verschiedene Flakons an, so daß Sie für jeden Geschmack etwas finden müßten. Flakons, die nur eine winzige

Öffnung haben, lassen sich am besten mit einem kleinen Trichter füllen.

Die Rezeptur Ihrer Wahl

Nun müssen Sie sich natürlich für ein Rezept entscheiden. Ab *Seite 103* finden Sie die Beschreibungen der verschiedenen Duftfamilien mit den entsprechenden Rezepten dazu. Wenn Sie ein wenig blättern und lesen, werden Sie bestimmt die richtige, für Sie passende Gruppe finden. Lassen Sie sich für den Einstieg ruhig etwas Zeit. Wenn Sie erst mal mehrere Rezepturen ausprobiert haben, werden Sie schnell ein Gespür für die Besonderheiten der verschiedenen Duftfamilien bekommen.

Wenn Sie nach unseren Rezepten ein Eau de Toilette herstellen, erhalten Sie eine Gesamtmenge von nur 5–8 ml. Dies ist sozusagen die Testmenge, damit Sie möglichst viele verschiedene Düfte kennenlernen können. Haben Sie Ihr Lieblingsparfum gefunden, dann können Sie zum Beispiel alle Mengenangaben mit 10 multiplizieren. Das läßt sich dann natürlich nicht mehr alles tropfen, deshalb empfehlen wir, die Tropfen umzurechnen auf Milliliter, damit Sie mit einem fein eingeteilten Meßzylinder arbeiten können. Dazu empfehlen wir aber, jeden Duftbestandteil einzeln abzumessen und diese nacheinander in die vorgesehene Flasche zu geben. Auf diese Weise lassen sich Meßfehler leichter korrigieren, ohne daß das gesamte Duftwasser unbrauchbar wird.

Der Einfachheit halber können Sie auch mit dem Meßlöffel arbeiten. Er faßt 2,5 ml und kostet nur Groschen, allerdings wird der Kunststoff von reinen

ätherischen Ölen angegriffen und etwas trüb. Bei den verdünnten Ölen ist es nicht ganz so schlimm, der Meßlöffel wird in seiner Funktion dadurch nicht beeinträchtigt. Es gibt auch etwas teurere Edelstahlmeßlöffel, deren Anschaffung sich zur Parfumherstellung lohnen würde.

Schreiben Sie Ihre Umrechnung von Tropfen in Milliliter oder Meßlöffel am besten an den Rand des jeweiligen Rezeptes, dann haben Sie diese Daten immer verfügbar. Wenn Sie mit dem Meßlöffel arbeiten, brauchen Sie einen Mini-Trichter, um die Flüssigkeiten durch die schmalen Flaschenhälse einfüllen zu können. Übrigens wäre es viel zu grob, nur mit dem Meßlöffel zu arbeiten, Sie müssen die verbleibenden

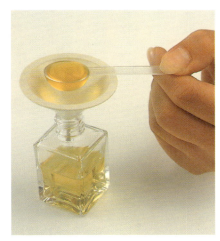

Abb. 96: Auch ein solcher Mini-Trichter ist unerläßlich.

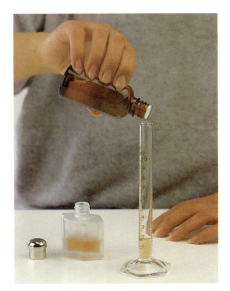

Abb. 95: Für die Herstellung Ihres Parfums brauchen Sie einen fein eingeteilten Meßzylinder.

Mengen zusätzlich noch tropfen. Gerade bei Duftbausteinen, die in geringen Mengen eingesetzt werden, ist es wichtig, sich an die genauen Rezepturangaben zu halten.

0,5–1 ml können Sie auch mit einer gradierten, also mit einer Meßskala versehenen, Pipette abmessen. Das hat allerdings den Nachteil, daß Sie für jede Parfumbase und jedes ätherische Öl eine eigene Pipette benötigen. Wegen der Geruchsintensität können Sie nicht die Pipette in eine Duftbase tauchen und anschließend die gleiche Pipette in die nächste Duftbase tauchen, dann hätten Sie in Ihren Basen schnell eine ungewollte Beimischung von anderen Düften.

Übrigens besteht bei den Gummikappen der Pipetten das Problem, daß sie von ätherischen Ölen oder anderen Riechstoffen häufig angegriffen werden. Blaue Kappen aus Kunststoff sind meist beständiger als rote aus Gummi.

Auch bei Schraubverschlüssen gibt es ähnliche Probleme, verwendet man die falschen, so kann es passieren, daß sie – allerdings erst nach längerer Lagerzeit – platzen oder brechen. Diese Gefahr besteht aber nur bei der Lagerung von reinen ätherischen Ölen und Parfumölen, bei verdünnten Parfumölen entsteht das Problem nicht.

Die Zusatznoten

Bevor Sie zur Herstellung schreiten, prüfen Sie bitte, ob Sie alle benötigten Zusatznoten zur Hand haben. Wählen Sie am besten für den Anfang solche Rezepte aus, die nur aus den im Baukasten enthaltenen Parfumbasen und Zusatznoten bestehen. Später können Sie dann gezielt einige Zusatznoten dazu kaufen. Die Zusatznoten und ätherischen Öle, die in der Regel in 100%iger Konzentration vorliegen, müssen nach dem Kauf zunächst mit Kosmetischem Basiswasser auf eine 25%ige Konzentration verdünnt werden. Wenn Sie zum Beispiel 10 ml ätherisches Öl kaufen, genügt es meist, nur einen Meßlöffel davon in ein anderes 10-ml-Fläschchen zu geben und dieses mit Kosmetischem Basiswasser aufzufüllen, dann haben Sie genau die 25%ige Verdünnung, die zur Herstellung der Rezepturen gebraucht wird.

Die Herstellung im einzelnen

Wenn Sie sich alle Zutaten und Utensilien bereitgestellt haben, kann es losgehen. Das eigentliche Mischen der Rezeptur ist ganz einfach: Sie tropfen die angegebenen Mengen der einzelnen Duftbausteine zusammen, schütteln das Fläschchen kurz und versehen es mit einem Etikett.

Ein Beispiel für die Umrechnung einer Rezeptur zur 10fachen Menge:

CLASSIC

Originalmenge	10-fache Menge
2 Tr. Basis Bitterfrisch	20 Tr., ca. 1 ml
1 Tr. Basis Animalisch	10 Tr.
1 Tr. Basis Fruchtig	10 Tr.
5 Tr. Basis Holz Klassisch	50 Tr., ca. 2,5 ml
15 Tr. Basis Holz Trocken	150 Tr., ca. 7,5 ml
20 Tr. Basis Jasmin	200 Tr., ca. 10 ml
1 Tr. Basis Nelke	10 Tr.
20 Tr. Basis Rose	200 Tr., ca. 10 ml
5 Tr. Moschus, 25%ig	50 Tr., ca. 2,5 ml
2 Tr. Ylangöl, 25%ig	20 Tr., ca. 1 ml

Dies sind insgesamt 72 Tr. bzw. 720 Tr. (32,9 ml) Duftbestandteile (alle 25%ig). Die Zugabe von 18 Tropfen bzw. 180 Tropfen (4 ml) Kosmetischem Basiswasser ergibt ein Parfum (20%ig), von 72 Tropfen bzw. 720 Tropfen (16,6 ml) Kosmetischem Basiswasser ergibt ein Eau de Parfum (12,5%ig), und von 108 Tropfen bzw. 1080 Tropfen (24 ml) Kosmetischem Basiswasser ein Eau de Toilette (10%ig)

Die richtige Verdünnung

Ein 20%iges Parfum muß keinesfalls „besser" sein als ein leichtes, 5%iges Eau Fraîche. Bei den Damendüften beispielsweise sind Eaux de Toilette mit Abstand die größten Renner. Das hat natürlich auch damit zu tun, daß man für einen – immerhin nicht gerade geringen Preis – 50 ml bekommt, zudem in der Regel in einer Flasche mit Zerstäuberkopf. Außerdem kann man mit dem Eau de Toilette relativ großzügig umgehen, während man bei hochkonzentrierten Parfums doch sehr viel sparsamer sein muß. Trotzdem hat natürlich auch ein Parfum seinen ganz besonderen Reiz. Vor allen Dingen ist es immer ein edles Geschenk.

Eau-de-Cologne-Düfte entfalten sich eher im Sommer, weil Sie besonders leicht und frisch sind. Wenn man mal von dem „Großmutter-Image" absieht, mit dem die Eau-de-Cologne-Noten der Damenparfümerie bei uns behaftet sind, kann man sich sicherlich auch für die ein oder andere Variation aus diesem Bereich begeistern, es muß ja nicht immer die klassische Citrusrichtung des 4711 sein.

Die beim Rezept angegebenen Verdünnungen müssen keinesfalls genau eingehalten werden. Hier haben Sie völlig freie Hand. Sie sollten allerdings ihr Parfum nicht 25%ig belassen, sondern es immer wenigstens leicht verdünnen, zum Beispiel auf 20%, denn bei einer solchen Konzentration entfaltet es sich besser. Auch im Hinblick auf Allergieprobleme ist es auf jeden Fall besser, mit geringeren Konzentrationen zu arbeiten.

Alle Eaux de Toilette für die Damen haben wir in unseren Rezepten jeweils auf genau 10% Duftbestandteile verdünnt. Die Parfumeure sagen allerdings, daß es für jede spezielle Duftkomposition eine optimale Konzentration gibt. Diese kann bei Eaux de Toilette bei 7–8% oder auch bei 11% liegen. Am besten probieren Sie bei Ihrem Lieblingsduft selbst aus, welche Verdünnung optimal erscheint.

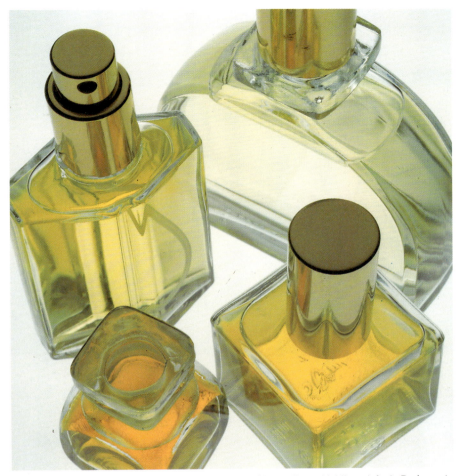

Abb. 97: Auf die Verdünnung kommt es an: Machen Sie aus Ihrem Lieblingsduft ein Parfum, ein Eau de Toilette oder ein Eau de Cologne.

durch Verdünnung zu einem Eau Fraîche (5%ig) werden lassen. Das ist besonders für den Sommer zu empfehlen.

Ein weiterer wichtiger Punkt ist das Zufügen von Wasser. Wasser verdunstet nicht so schnell wie Alkohol und wirkt deshalb wie eine Art Fixateur, das heißt, das Wasser sorgt für längere Haftung des Duftes. Probieren Sie bei Ihrem fertig verdünnten Eau de Toilette vorsichtig aus, wieviel Wasser, tropfenweise zugefügt, es aufnehmen kann, ohne trüb zu werden. Das variiert nämlich je nach Zusammensetzung der Komposition. Der Grund ist die unterschiedliche Löslichkeit der jeweils enthaltenen Duftstoffe. Das Kosmetische Basiswasser beinhaltet übrigens bereits 4% Wasser, es liegt also in 96%iger Konzentration vor. Nach unseren Erfahrungen können Sie zusätzlich noch bis zu 20% destilliertes Wasser in ein bereits fertig gemischtes Eau de Toilette geben. Dann haben Sie aber keine 10%ige Duftkonzentration mehr, sondern nur noch eine ca. 8%ige. Deshalb ist es am einfachsten, wenn Sie bereits Ihr Kosmetisches Basiswasser verdünnen.

In der Herrenparfumerie kennt man eigentlich keine hochkonzentrierten Düfte wie Parfums, hier gibt es maximal Eaux de Toilette. Wir haben diese in den Rezepturen in der Regel 10%ig verdünnt, sie können aber genausogut nur 7–8%ig verdünnt werden, ganz nach Geschmack. Als 5%ige Verdünnung haben wir jeweils ein Eau Fraîche angegeben, da Männer eigentlich generell dezentere Düfte bevorzugen.

Bei leichterer Konzentration kann sich manchmal die Kopfnote besser entfalten, andererseits besteht dabei die Gefahr, daß sich der Alkoholgeruch zu stark durchsetzt. Manche Parfumeure setzen deshalb dem Alkohol, der zum Verdünnen gebraucht wird, vorher schon etwas Moschus zu. Wir haben diese Duftkomponente deshalb bereits unserem Kosmetischen Basiswasser beigemischt.

Natürlich können Sie auch Damendüfte

Die Herstellung von After Shave

Aus jedem Eau Fraîche können Sie im Handumdrehen ein After Shave herstellen, indem Sie einen pflegenden Zusatz zufügen. Nehmen Sie dazu entweder 1–2% D-Panthenol 75 (wasserlöslich) oder ca. 1% Alpha-Bisabolol (öllöslich) oder Meristemextrakt (wasserlöslich), der allerdings das After Shave bräunlich färbt.

D-Panthenol 75 ist ein Provitamin, und zwar eine Vorstufe des Vitamins B_5. Im menschlichen Körper entsteht aus dem D-Panthenol die Pantothensäure, die der Körper zwar auch selbst bilden kann, aber ein wenig mehr davon kann auch nicht schaden. Wir geben das D-Panthenol allerdings wegen seiner äußerlichen Wirkung auf die Haut zu, die vor allen Dingen entzündungshemmend und heilend ist. Pantothen soll außerdem einen positiven Einfluß auf die Zellerneuerung ausüben und es wirkt feuchtigkeitsspeichernd (vgl. Hobbythekbuch „Die 5-Minuten-Kosmetik").

Alpha-Bisabolol ist der Hauptwirkstoff aus der Kamille. Es liegt als Öl vor und wirkt ebenfalls entzündungshemmend. Meristemextrakt ist ein wäßriger Extrakt, der allerdings mit Parabenen konserviert werden muß. Das Meristem wird aus Eichenschößlingen gewonnen und hat ebenfalls eine stark entzündungshemmende Wirkung. Es soll auch Juckreiz lindern und bei empfindlichen Menschen dem Auftreten von Allergien vorbeugen. Der Extrakt hat allerdings eine braune Farbe, achten Sie deshalb bitte darauf, daß Sie sich nicht die Kleidung beschmutzen.

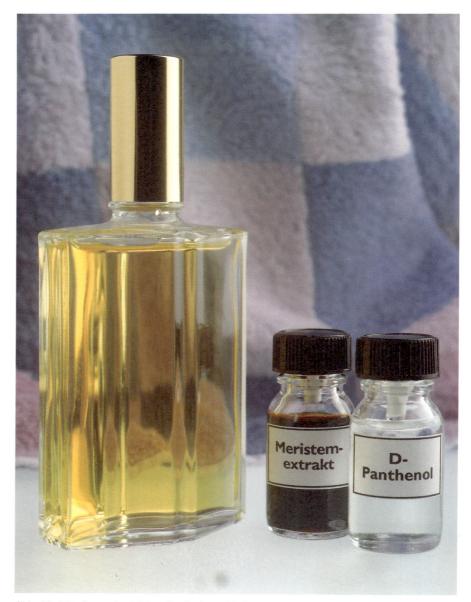

Abb. 98: Mit pflegenden Wirkstoffen kreieren Sie Ihr persönliches After Shave.

Meristemextrakt ist in alkoholischen Lösungen wie hier im After Shave nur sehr gering löslich.

Wir wollen Ihnen nun anhand eines Beispiels verdeutlichen, wie einfach Sie jedes beliebige Duftwasser zu einem After Shave verwandeln können:

Rezept für ein After Shave:

NIAGARA FALLS (vgl. *Seite 132*)

10 Tr.	Basis Citrus	
1 Tr.	Basis Fruchtig	
30 Tr.	Basis Holz Trocken	
5 Tr.	Basis Jasmin	
10 Tr.	Basis Maiglöckchen	
30 Tr.	Basis Lavendel Kräuter	

Dies ergibt insgesamt 86 Tropfen (ca. 4 ml) Duftbestandteile (fast alle 25%ig). Durch Zugabe von 6 Meßl. (15 ml) Kosmetischem Basiswasser erhalten Sie ein Eau Fraîche (5%ig). Für ein After Shave geben Sie auf 19–20 ml Flüssigkeit:

5–10 Tr.	Bisabolol oder	
10–12 Tr.	D-Panthenol 75	
evtl. zusätzlich	1 Tr.	Meristemextrakt

Zusätzlich können Sie noch etwa 10–20% Wasser zufügen, aber nur so viel, bis sich die Lösung trübt. Normalerweise soll ein After Shave klar gelöst sein, wir finden allerdings eine leichte Trübung nicht so schlimm.

Wenn Sie sich naß rasieren, sollten Sie noch einen Spritzer Zitronensaftkonzentrat oder Kalweg (Lösung; kristalline Zitronensäure und Wasser 1:1) zufügen, dann wird die Haut nach der alkalischen Rasur schneller auf einen sauren pH-Wert eingestellt, der dem

natürlichen Säureschutzmantel entspricht.

Die Reifezeit des Parfums

Leider kann man seine frisch hergestellten Parfums nicht sofort testen. Sie können Ihre Duftkomposition zwar direkt verwenden, wenn Sie aber nach einer oder zwei Wochen wieder daran riechen, werden Sie völlig überrascht sein. Die Einzelkomponenten sind dann zu einem Duft verschmolzen, den Sie nicht wiedererkennen werden. Gönnen Sie Ihren Mischungen etwa 3 Wochen Reifezeit, dann hat der Duft sich optimal entwickelt. Wenn Sie einmal ein schnelles Geschenk brauchen, können Sie den Empfänger ja ruhig darauf hinweisen, daß das Parfum sich noch entwickeln muß.

Das Reinigen der Gefäße

Die Hilfsmittel, die Sie zur Herstellung Ihres Parfums gebraucht haben – Meßzylinder, Meßlöffel, Fläschchen usw. –, werden anschließend so intensiv duften, daß Sie Schwierigkeiten haben werden, sie geruchlich wieder zu neutralisieren. Wir haben eine optimale Lösung gefunden, sie heißt Odex HT. Es handelt sich dabei um einen Deodorant-Wirkstoff, der alle Gerüche komplett beseitigt, indem er die Geruchsmoleküle einschließt und unwirksam macht. Dabei kann er zwischen angenehmen und unangenehmen Düften nicht unterscheiden. Geben Sie also zum Ausspülen und „Entduften" verwendeter Gefäße einfach ein wenig Odex HT hinzu, es wirkt sofort. Übri-

gens können Sie damit alle möglichen Dinge behandeln, die mit unangenehmen Gerüchen behaftet sind, z. B. die Gardinen einsprühen, wenn Sie Raucher sind, usw.

So stecken Sie Ihre Nase ins Reich der Düfte

Die Duftbeurteilung

Dies ist eigentlich der schwierigste Punkt an der ganzen Sache. So schwer es ist, Düfte zu beschreiben, so schwer ist es auch für einen Anfänger, sich über Duftempfindungen überhaupt klar zu werden. Aber mit ein wenig Übung wird es Ihnen schnell gelingen, Ihren Geruchssinn differenzierter und bewußter wahrzunehmen.

Verwenden Sie zum „Anriechen", wie der Fachmann es nennt, schmale Papierstreifen. Dazu gibt es Spezialpapiere, die relativ dick und besonders saugfähig sind. Sie können aber auch jedes andere saugfähige Papier nehmen, zum Beispiel doppelt gelegtes Löschpapier.

Tauchen Sie den Streifen in die Flüssigkeit und führen Sie ihn dann zur Nase. Wählen Sie eventuell ein Parfum aus einer ähnlichen Duftgruppe, das Ihnen besonders gut gefällt, als Vergleichsduft. Notieren Sie sich, wie der Duft auf Sie wirkt, und zwar

a) beim ersten Anriechen (Kopf, Herz, Fond),

b) nach 10 Minuten (Herz, Fond).

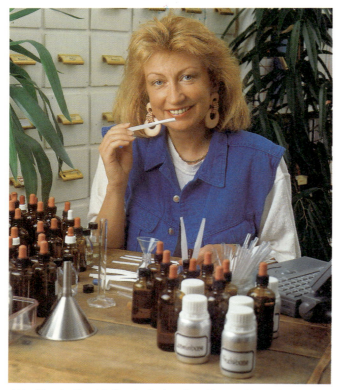
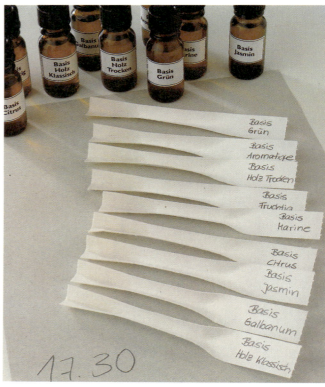

Abb. 99 a+b: Das häufige Anriechen Ihrer Kompositionen ist der wichtigste Teil der Parfumherstellung. Beschriften Sie Ihre Riechstreifen grundsätzlich mit Duft- und Zeitangaben.

Wenn Sie den Riechstreifen nämlich 10 Minuten liegenlassen und dann erneut anriechen, werden Sie merken, daß ein großer Teil der Kopfnote bereits verdunstet ist, zurück bleiben Herz und Fond des Parfums.

c) Nach ca. 2 Stunden, die Körpernote hat sich verringert, der Fond soll etwa einige Stunden lang erhalten bleiben. Sobald wie möglich sollten Sie sich die Zeit nehmen, alle angegebenen Duftbausteine anhand eines Papierstreifens anzuriechen. So bekommen Sie einen wirklich interessanten Einstieg in das zur Verfügung stehende Spektrum an Duftakkorden und Einzeldüften. Wenn Sie mit dem Papierstreifen außerdem einmal alle Düfte testen, die Sie bisher verwendet haben, werden Sie einen wesentlich detaillierteren und nachdrücklicheren Eindruck gewinnen, als Sie erahnen können, wenn Sie den Duft nur aus der Flasche riechen oder kurz auf Ihre Haut aufsprühen.

Duft und Haut

Natürlich wirken bei der Entfaltung eines Parfums stets der körpereigene Geruch und die biologische Beschaffenheit der Hautoberfläche mit. Die endgültige Wirkung können Sie also erst erfahren, wenn Sie das Parfum bei sich selbst oder bei einem anderen Menschen wahrnehmen. Das Anriechen am Papierstreifen ist die bequemste und überschaubarste Methode, eine größere Vielzahl von Düften kennenzulernen.

Alles, was Sie an Duftkompositionen in die engere Wahl ziehen, sollten Sie zum Schluß auf der eigenen Haut testen. Übrigens müssen Sie nicht immer dem gleichen Parfum treu bleiben, Sie sollten da ruhig ein wenig flexibel sein. Ihr Lieblingskleid tragen Sie ja auch nicht täglich.

Eigenkreationen

Wenn Sie sich noch einmal die Beschreibung der einzelnen Inhalte unseres Parfumbaukastens ansehen, können Sie sich erneut vergegenwärtigen, welches die wichtigsten Bestandteile für ein Parfum sind. Suchen Sie sich am besten eine bestimmte Duftfamilie aus, innerhalb derer Sie mit den verschiedenen, dort angegebenen Inhaltsstoffen variieren können. Nun ist natürlich Ihre Phantasie gefragt. Zur Hilfestellung geben wir Ihnen im folgenden einige sinnvolle Variationsmöglichkeiten innerhalb der Grundstoffe an.

So lassen sich einzelne Duftbasen variieren

Bei der Beschreibung unserer Parfumbasen haben wir bereits Ergänzungsvorschläge gemacht und die entsprechenden ätherischen Öle genannt.
Zunächst werden drei verschiedene Mischungsverhältnisse erstellt. Hier ein Beispiel:
a) 50 Teile Holz-Base und 50 Teile ätherisches Zedernholzöl (50:50) oder
b) 70 Teile Holz-Base und 30 Teile ätherisches Zedernholzöl (70:30) oder
c) 30 Teile Holz-Base und 70 Teile ätherisches Zedernholzöl (30:70).

Sie sollten diese Mischungen der Reihe nach herstellen und in jede Mischung einen Riechstreifen tauchen und anriechen. Notieren Sie dann sofort das Ergebnis:
1. vom frischen Streifen: Kopf, Herz, Fond;
2. nach 10–15 Minuten: Die Kopfnote ist vermindert, die Herznote ist dominant, auch der Fond läßt sich schon riechen;
3. nach 1–2 Stunden: Die Herznote ist vermindert, der Fond verstärkt, er bleibt und soll ca. 2–3 Stunden lang halten.

So können Sie feststellen, ob die Qualität Ihrer Basisnote durch die Variation nicht leidet. Auf diese Weise lassen sich alle Parfumbasen verändern. Hier ein paar Beispiele:
– Die Grün-Base kann ergänzt werden mit ätherischem Galbanumöl.
– Die Base Holz Klassisch läßt sich ergänzen mit ätherischem Zedernholz-, Patchouli- oder Vetiveröl. Sandelholzöl soll nicht zugefügt werden, das riecht zu sehr nach Holz und Moschus.
– Die Maiglöckchen-Base kann durch andere Maiglöckchendüfte ergänzt oder verändert werden.
– Die Jasmin-Base kann durch andere Jasmindüfte oder ätherisches Ylangöl variiert werden.
– Die Lavendel-Kräuter-Base läßt sich mit ätherischem Lavendel-, Rosmarin- oder Salbeiöl ergänzen. Thymianöl ist weniger gut geeignet.
– Die Nelken-Base kann durch Nelkenöl variiert oder teilweise ersetzt werden.
– Die Rosen-Base läßt sich mit anderen Rosennoten oder Geraniumöl variieren.

Die Parfumierung von Kosmetika

Selbsthergestellte Kosmetika wie Cremes, Lotions, Haarshampoo, Duschgel, Puder usw. lassen sich hervorragend mit selbstgemachten Parfums ergänzen. So können Sie ganze Pflegeserien im gleichen Duft herstellen oder auch immer wieder Neues ausprobieren. Allerdings sollten Sie daran denken, daß auch bei der Parfumierung von Kosmetika weniger oft mehr ist.

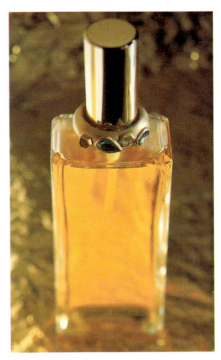

Abb. 100: Ein besonders schöner Flakon wertet Ihr Parfum zusätzlich auf.

149

Kosmetikart.	Parfumdos.	Tropfen in 100 g	Rezept in HT-Buch
Pflegecreme	0,2–0,6 %	ca. 5–16 Tr.	(1), (2), (3)
Bodylotion	0,3–1 %	ca. 7–22 Tr.	(1), (2), (3)
Gesichtswasser	0,2–0,4 %	ca. 5–10 Tr.	(1), (2), (3)
Make-up	0,2–0,4 %	ca. 5–10 Tr.	(2)
Puder	0,1–0,4 %	ca. 3–10 Tr.	(2)
Haarshampoo	0,3–1 %	ca. 7–22 Tr.	(1)
Duschgel	0,3–1 %	ca. 7–22 Tr.	(1)
Haarkur	0,3–0,8 %	ca. 7–18 Tr.	(1), (2)
Haarfestiger	0,3–0,5 %	ca. 7–12 Tr.	(2)
Haarspray	0,1–0,6 %	ca. 3–15 Tr.	(2)
Deodorant	0,4–1 %	ca. 8–22 Tr.	(2), (3)

Tabelle 7: (1) = Cremes und sanfte Seifen, (2) = Schminken, pflegen, schönes Haar, (3) = Die 5-Minuten-Kosmetik.

Das Raumbeduftungs-set der Hobbythek

Schon vor drei Jahren – sozusagen als Vorbereitung zu unserem großen Parfumbaukasten – haben wir ein Miniset entwickelt, das viele Hobbythekler mittlerweile auch zur Herstellung von Hautparfums nutzen. Um einfache Duftwässer herzustellen, war dies auch durchaus geeignet, aber eigentlich hatten wir es eben dafür konzipiert, Räume angenehm beduften zu können. Dies zeigt sich allein schon darin, daß wir die Anwendung der Parfumöle in 100%iger Konzentration empfohlen haben. Wir wollten damit vermeiden, daß sich neben den erwünschten Düften auch Weingeistdunst in Ihrer Wohnung ausbreitet.

Für Sie ist also zunächst einmal wichtig zu wissen: Sollten Sie beabsichtigen, aus den vier Duftbausteinen des Raumduftsets Parfums herzustellen, dann vergessen Sie auf keinen Fall, Ihr Elixier mit Alkohol, also mit unserem Kosmetischen Basiswasser, zu verdünnen.

Zunächst eine Beschreibung des Raumbeduftungssets:

Es besteht aus vier Duftbasen, die ebenso wie die unseres großen Parfumbaukastens in der Zusammensetzung sehr sorgfältig ausgewählt wurden. Schon damals nutzte Jean-Jacques Genet (vgl. *Seite 91*) alle in seinem Computer abgespeicherten Daten über die einzelnen Duftkomponenten, um die strengsten gesundheitlichen Anforderungen erfüllen zu können. Das hatte zur Folge, daß Sie auch diese Kompositionen zur Parfumierung Ihrer Kosmetika (unverdünnt, vorsichtig tropfenweise zugegeben) verwenden können.

Die von uns gewählten Bezeichnungen der vier Duftbasen lauten:
Duftbase Grün-Zitrus,
Duftbase Blumig-Fruchtig,
Duftbase Holz-Akkord,
Duftbase Oriental.
Jede Duftbase ist eine Mischung aus

vielen verschiedenen Einzelsubstanzen. Jean-Jacques Genet hat als geübter Parfumeur auch hier das Prinzip der vertikalen Aufgliederung gewählt, das heißt, in jeder Duftbase sind die Fondnote, die Herz- und die Kopfnote enthalten.

Diese Duftbasen können Sie beliebig untereinander mischen. Die einzige Kombination, die wir nicht empfehlen können, ist eine, in der Holz-Akkord und Oriental gemeinsam vorkommen. Blumig-Fruchtig paßt gut zu Holz-Akkord, aber auch zu Grün-Zitrus und Oriental. Grün-Zitrus wiederum läßt sich kombinieren mit Holz-Akkord oder Oriental und natürlich, wie schon erwähnt, mit Blumig-Fruchtig. Sie können auch ohne weiteres drei der Duftbasen miteinander kombinieren.

Die Duftbase Grün-Zitrus ist etwas stärker flüchtig als die anderen. Sie enthält eine etwas stärkere Kopfnote, da sie hauptsächlich aus mehreren ätherischen Ölen aus Zitrusfrüchten besteht. Die Basen Holz-Akkord und Oriental enthalten etwas mehr Herz- und Basisnoten.

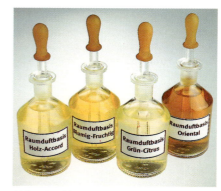

Abb. 101: Unsere Raumduftbasen.

Die Raumdüfte

Beginnen Sie beim Ausprobieren der Mischungsverhältnisse am besten mit kleinen Mengen. Als erstes Beispiel möchten wir Ihnen ein außerordentlich angenehmes Raumduftspray vorstellen.

Raumduftspray

3 Tr.	Duftbase HT Grün-Zitrus
3 Tr.	Duftbase HT Blumig-Fruchtig
20 Tr.	Duftbase HT Holz-Akkord
60 ml	Kosmetisches Basiswasser HT
40 ml	destilliertes Wasser

evtl. zusätzlich 1 ml Orangenodex HT (zur Desodorierung beispielsweise im Badezimmer)

Statt dieser Duftmischung können Sie aber auch ganz einfach ca. 20 Tropfen oder 0,6 ml irgendeines anderen selbstgemixten Parfümöls verwenden. Auch in diese Parfümölmischung müssen Sie 60 ml Kosmetisches Basiswasser hineingeben – das ist der Alkohol zum Verdünnen – und zusätzlich 40 ml destilliertes oder entmineralisiertes Wasser.

Füllen Sie die Mischung in eine Sprayflasche. Dafür eignen sich neben ganz normalen Sprühflakons auch die Pumpsprayflaschen, die die Geschäfte, die im Bezugsquellenverzeichnis genannt sind, führen.

Duftpompons

Die Raumsprayflüssigkeit können Sie auch sehr gut zum Tränken von Duftpompons verwenden. Die Pompons sorgen dafür, daß eine vergrößerte Oberfläche entsteht, die die Duftsubstanzen besser zum Verdunsten bringt. Dafür geeignet sind Wollfäden oder auch Baumwollfäden. Wichtig ist, daß sie durch die Kapillarwirkung immer wieder dafür sorgen, daß neues Parfum aus der Flasche aufgesaugt wird.

Stellen Sie einfach einen ganz normalen Pompon oder Bommel her, wie Sie ihn für eine Pudelmütze anfertigen würden. Zum Strammziehen des Bommels am Ende benutzen Sie am besten einen „Docht", den Sie aus der ausgewählten Wolle oder Baumwolle flechten. Den fertigen Pompon können Sie in einen mit entsprechender Duftflüssigkeit gefüllten Flakon oder in ein hübsches Fläschchen stecken. Der Docht saugt dann die Duftflüssigkeit in die Wolle, die mit der Zeit leicht durchfeuchtet wird und über ihre zahlreichen Wollhärchen den Duft an die Umgebung abgibt.

Diesen Duftspender können Sie wieder bändigen, indem Sie die Flasche oder den Flakon verschließen und den Bommel in ein verschließbares Marmeladenglas geben.

Diese Methode der Raumbeduftung ist durchaus auch für größere Räume geeignet.

Hier noch ein Rezept für die Duftflüssigkeit für Wollpompons:

2 Meßl (5 ml)	Parfümölmischung (unter Zuhilfenahme von Duftbasen oder ätherischen Ölen)
80 ml	Kosmetisches Basiswasser HT
20 ml	destilliertes Wasser

Duftgele

Die Duftgele sind eher für die Beduftung von kleineren Räumen wie Badezimmer oder Toilette oder für die Innenbeduftung Ihres Autos geeignet. Bei dem Gel haben Sie den Vorteil, daß keine Flüssigkeit auslaufen kann und der Duft längere Zeit gleichmäßig verströmt. Dazu ein Rezept:

100 ml	Wasser
2 Meßl. (2 g)	Agargelbildner HT
2 Meßl. (5 ml)	Parfümöl
2 Meßl.	Mulsifan
2 Meßl.	Glycerin
10 ml	Kosmetisches Basiswasser HT

Mulsifan ist ein Emulgator, den Sie in den Läden, die die Hobbythekzutaten führen, bekommen.

Zunächst werden 100 ml Wasser mit 2 Meßl. Agargelbildner verrührt und kurz aufgekocht. Am einfachsten ist das in einem feuerfesten Becherglas oder einem kleinen Topf. Das Agar löst sich im Wasser sehr leicht auf. Die Duftöle werden erst in der Abkühlphase dazugegeben, sonst würden sie zu schnell verdampfen.

Vorher muß das Parfum (100% Duftstoff) mit dem Flüssigemulgator Mulsifan vermischt werden, der dafür sorgt, daß es sich in Wasser auflösen läßt. Außerdem geben Sie dann noch das Glycerin und das Kosmetische Basiswasser HT hinzu. Diese vier Flüssigkeiten werden einfach kalt miteinander verrührt. Zu diesem Zeitpunkt muß die Agar-Mischung schon leicht abgekühlt, aber noch völlig flüssig sein. Sie sollte eine Temperatur von ca. 60 °C haben. Rühren Sie die Agar-Mischung jetzt kräftig durch, und gießen Sie währenddessen langsam die Duftflüssigkeit zu. Die Mischung sollte gleichmäßig abkühlen, weil das Agar bei ca. 55 °C zu gelieren beginnt. Bei einem zu schnellen und ungleichmäßigen Abkühlen bilden sich Klümpchen. Sobald alles vermischt ist, hören Sie mit dem Rühren auf und gießen die Flüssigkeit in Formen, zum Beispiel Joghurtbecher, leere Cremedosen usw. Das Abkühlen kann im Kühlschrank oder im kalten Wasserbad beschleunigt werden. Wenn das Gel abgekühlt und fest ist, können Sie es aus der Form herausnehmen. Wenn das nicht auf Anhieb gelingt, lösen Sie es vorsichtig mit einem dünnen Messer vom Rand. Wenn von oben Luft an den Boden gelangt, ist die Chance größer, daß sich das Gel herausziehen läßt.

Sie können diese Sticks mit Lebensmittelfarben einfärben. Da sie nach einigen Tagen etwas schrumpelig werden, weil ein Teil der Flüssigkeit verdunstet, kann man sie zum Beispiel mit kleinen Körbchen abdecken oder sie direkt in Körbchen aufhängen. Im Prinzip sind alle Abdeckbehälter geeignet, die Luft an die Oberfläche des Sticks heranlassen. Sie können das Gel aber auch direkt in eine flache Cremedose oder in Petrischalen aus Glas oder Kunststoff gießen. Es bleibt dann in der flachen Form und wird so zum Beispiel im Bad aufgestellt.

Hier zwei Vorschläge für Parfümölmischungen:

5 Tr.	Duftbase HT Grün-Zitrus
15 Tr.	Duftbase HT Blumig-Fruchtig

10 Tr.	Duftbase Holz-Akkord
10 Tr.	Duftbase Blumig-Fruchtig

Weitere Duftspender

Am empfehlenswertesten sind getrocknete „Blütenpotpourris", die Sie mittlerweile in Blumen- oder Geschenkartikel-

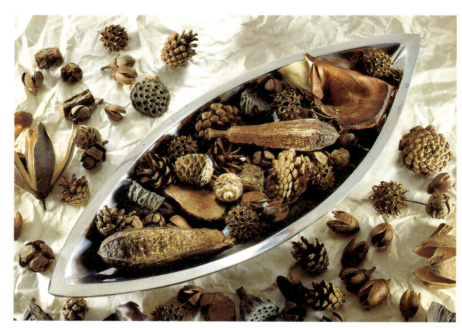

Abb. 102: Getrocknete Blüten und Früchte eignen sich gut als dekorative Duftspender

geschäften kaufen können. Sie können diese Blüten, beispielsweise Rosen oder sonstige Blumen, aber auch selbst trocknen. Nehmen Sie einfach von einem welkenden Blumenstrauß die Blüten und einen Teil der Blätter und lassen Sie sie zunächst offen liegen, bis sie völlig trocken sind. Dann geben Sie sie in ein verschließbares Glas und beträufeln sie mit Parfumöl. Lassen Sie sie 2–3 Tage durchziehen, dann können Sie sie in einer Schale ausbreiten und duften lassen.

Die Parfumierung kann beliebig oft erneuert werden. Auch Trockensträuße können einfach mit Parfumöl besprüht werden, oder Sie geben das Öl direkt tropfenweise in die Blüten.

Duftkarten, Duftlampen und andere dufte Ideen

Eine etwas ausgefallene Idee ist es sicherlich, wenn Sie mit einem selbstkomponierten Duft Ihre Weihnachts-, Geschenk- oder Glückwunschkarten parfümieren. Dafür wird ein Vlies mit dem Duftöl beträufelt und in die Karte eingeklebt. Sehr gut eignen sich auch selbstgemachte Karten mit aufgeklebten gepreßten Blumen, auf die Sie dann das Parfum träufeln können.

Beduftete Trockenblüten oder mit Duftöl beträufelte Watte können Sie auch in kleinen Säckchen in Ihren Kleiderschrank hängen. Am einfachsten ist es, etwas Parfum auf ein Blatt Papier oder ein Stückchen Stoff zu tropfen

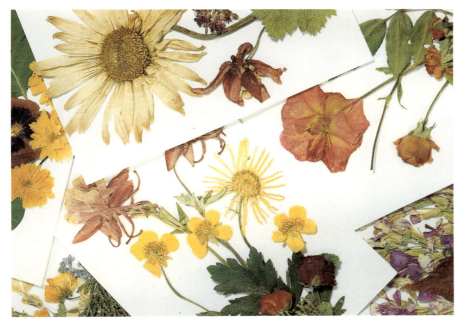

Abb. 103: Für einen ganz persönlichen Gruß: Duftkarten.

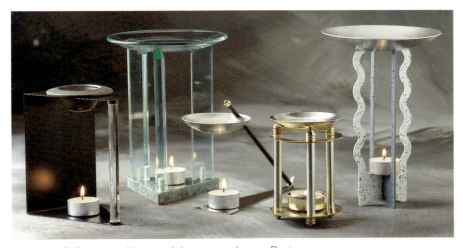

Abb. 104: Duftlampen gibt es auch in ganz modernem Design.

und es in einen Gefrierbeutel, der vorher gelöchert wurde, damit der Duft entweichen kann, zu geben. Diesen legt oder hängt man dann in den Schrank, damit Kleidung und Wäsche gut duften.

Besonders intensiv duftet es, wenn Parfümöle erwärmt werden, dann können sie ihren Duft am besten entfalten. Inzwischen gibt es dafür wunderschöne Duftlampen in klassischer Ton-Ausführung wie in ganz modernem Design. Sie sind ähnlich konstruiert wie Stövchen. Über dem Behälter mit dem Teelicht befindet sich noch eine Keramik- oder Glasschale, in die man Wasser und etwa 2–3 Tropfen der Parfümölmischung füllt. Das Öl schwimmt dann auf dem warmen Wasser und verdunstet schneller.

Wenn Ihnen der Duft zu intensiv wird, löschen Sie einfach das Teelicht. Dosieren Sie das Parfum sparsam. Ein dezenter Raumduft genügt völlig.

Sie können auch normale Kerzen zu Duftkerzen umfunktionieren, indem Sie während des Brennens von Zeit zu Zeit einen Tropfen Parfümöl in den Wachshof träufeln. Allerdings Vorsicht: Tun Sie das nur mit einer Pipette!

Sehr einfach und wirkungsvoll sind auch Lampenringe aus Aluminium, die auf elektrische Glühbirnen gelegt werden. In den Ring gibt man nur einen Tropfen Parfümöl, der sich durch die Hitze der leuchtenden Birne sehr intensiv im Raum verteilt. Auch Luftbefeuchter an Heizkörpern, die üblicherweise nur mit Wasser gefüllt sind, können mit zusätzlich 1–2 Tropfen Parfümöl zum Duftspender werden.

Wir hoffen, daß Ihnen einige unserer Vorschläge gefallen, und wünschen Ihnen viel Spaß beim Ausprobieren.

Register

Bezugsquellen

ALC COSMETIC, 27804 Berne, Kranichstr. 2, Tel. 04406-6144.
ALTAMIRA, 82319 Starnberg, Söckingerstr. 7, Tel.08151-28571.
BAUMGARTEN, 82377 Penzberg, Hochfeldstr. 56, Tel. 08856-1429.
BELLA CURIOSA, 24937 Flensburg, Nordergraben 24, Tel. 0461-29826.
*BERGMANN Kosmetik, 38304 Wolfenbüttel/Groß Stöckheim, Juliusweg 1a, Tel. 05331-29385.
*BIOLINE, 70435 Stuttgart, Hohenloherstr. 3, Tel. 0711-876231.
BIOTRUHE, 73728 Esslingen, Katharinenstr. 29, Tel. 0711-354604.
BRANDSMÜHLE, 46483 Wesel, Caspar-Baur-Str. 31, Tel./Fax 0281-23357; 47533 Kleve, Hagsche Str. 47, Tel./Fax 02821-21112; 46509 Xanten, Poststr. 24, Tel./Fax 02801-5658.
BRENNESSEL, 80799 München, Türkenstr. 60, Tel. 089-280303; 85345 Freising, Luckengasse 16, Tel. 08161-41999.
*Fa. C & M DIE ÖKOTHEK, 73430 Aalen, Spitalstr. 14, Tel./Fax 07361-680176.
CLEOPATRA KOSMETIK, 82362 Weilheim, Kirchplatz 11, Tel. 0881-64961.
*COLETTE, 23552 Lübeck, Kapitelstr. 5, Tel. 0451-7070869.
*COLIMEX GMBH/ZENTRALE, 50996 Köln, Ringstr. 46, Tel. 0221-352072, Fax 0221-352071; Auslieferungsläden: 52064 Aachen, Alexianergraben 1, Tel. 0241-30327; 63739 Aschaffenburg, Steingasse 37, Tel. 06021-26464; 73730 Esslingen, Hirschlandstr. 1, Tel. 0711-314856; 76571 Gaggenau, Hauptstr. 16, Tel. 07225-3906 oder 2363; 37073 Göttingen, Weender Str. 96, Tel. 0551-56483; 21031 Hamburg-Bergedorf, Alte Holstenstr. 22, Tel. 040-7211034; 59065 Hamm, Bahnhofstr. 1c, Tel. 02381-25652; 50667 Köln, Brüderstr. 7, Tel. 0221-2580862; 53797 Köln-Porz, Friedensstr. 55, Tel. 02203-28186; 53797 Lohmar, Breiterstegmühle 1, Tel. 02246-4245; 24768 Rendsburg, Jungfernstieg 6, Tel. 04331-24646; 83022 Rosenheim, Ruedorfferstr. 6, Tel. 08031-380250.
*COSMEDA, 41460 Neuss, Neumarkt 4, Tel. 02131-277212; 46535 Dinslaken, Altmarkt 17, Tel. 02064-15178; 40668 Meerbusch, Gonellastr. 13, Tel. 02150-6625; 47495 Rheinberg, Römerstr. 16, Tel. 02843-6116; 47198 Duisburg, Augustastr. 31, Tel. 02066-55104.
COSMETIC-BAUKASTEN, 33615 Bielefeld, Arndtstr. 51, Tel. 0521-131008.
*COSMETIX, 48143 Münster, Salzstr. 46b, Tel. 0251-44662.
CREATIV KOSMETIK, 82008 Unterhaching, Bahnhofsweg 3, Tel. 089-6115916.
*DUFT & SCHÖNHEIT, 80331 München, Sendlinger Str. 46, Tel. 089-2608259.
*FELDKAMP'S NATURLADEN, 42651 Solingen, Am Neumarkt 27, Tel. 0212-10332; 42929 Wermelskirchen, Kölnerstr. 36, Tel. 02196-93982; 42329 Wuppertal, Vohwinkelerstr. 33, Tel. 0202-735562.
*HANNI'S BIOSHOP, 86456 Gablingen, Achsheimerstr. 10, Tel. 08230-9897.
*HOBBY-KOSMETIK, 86153 Augsburg, Lechhauserstr. 3, Tel. 0821-155346; 97456 Dittelbrunn, Erlenstr. 25, Tel. 09721-44190; 84478 Waldkraiburg, Pürtenerstr. 34, Tel. 08638-7073.
HOBBY-KOSMETIK HAAG, 74821 Mosbach, Entengasse 4, Tel. 06261-14020.
*INATURA, 42551 Velbert, Friedrichstr. 303, Tel. 02051-23355.
JAKOBUS-APOTHEKE, 33397 Rietberg, Lippstädter Str. 17A, Tel. 02944-7554.
*JANSON GmbH, 76133 Karlsruhe, Kaiserpassage 16, Tel. 0721-26410, Fax 0721-27780.
*JASMIN, 40217 Düsseldorf, Friedrichstr. 7, Tel. 0211-378655; 41085 Mönchengladbach, Neusserstr. 204, Tel. 02161-650560.
Fa. JOACHIM OTT; 45657 Recklinghausen, Reitzensteinstr. 50, Tel. 02361-16216.
*JOJOBA NATURPRODUKTE, 57076 Siegen-Weidenau, Bismarckstr. 5/Siegerlandzentrum, Tel. 0271-790201.
KNACK-PUNKT, 73277 Owen/Teck, Hopfenweg 16, Tel. 07021-56568.
*KOSMETIK-BAZARE: 10115 Berlin, Habersaathstr. 34, Tel. 030-2088438; 24103 Kiel, Eggerstedtstr. 1, Tel. 0431-92923; 24986 Satrup, Glücksburgerstr. 11, Tel. 04633-1021; 26721 Emden, Neutorstr. 58, Tel. 04921-24646; 27580 Bremerhaven, Lange Str. 25, Tel. 0471-802316; 27711 Osterholz-Scharmbeck, Loger Str. 4, Tel. 04791-8326; 28203 Bremen, Ostertorsteinweg 25-26, Tel. 0421-701699; 31582 Nienburg, Burgmannshof 2, Tel. 05021-12825; 31785 Hameln, Thiewall 4, Tel. 05151-22576; 32257 Bünde, Bahnhofstr. 39, Tel. 05223-5133; 32423 Minden, Martinikirchhof 3, Tel. 0571-84810; 32756 Detmold, Paulinenstr. 9, Tel. 05231-39614; 33330 Gütersloh, Friedrich-Ebert-Str. 57, Tel. 05241-26700; 33615 Bielefeld, Arndtstr. 51, Tel. 0521-131008; 35037 Marburg, Augustinergasse, Tel. 06421-161363; 35390 Gießen, Frankfurterstr. 1, Tel. 0641-76979; 40721 Hilden, Warringtonplatz 24, Tel. 02103-22970; 41236 Mönchengladbach-Rheydt, Bahnhofstr. 44, Tel. 02166-611753; 42289 Wuppertal,

Kleestr. 42, Tel. 0202-620898; 45130 Essen, Alfredstr. 43, Tel. 0201-796413; 48143 Münster, Ludgeristr. 68, Tel. 0251-518505; 48268 Greven, Alte Münsterstr. 28, Tel. 02571-6621; 48431 Rheine, Matthiasstr. 5, Tel. 05971-15421; 48653 Coesfeld, Gartenstr. 5, Tel. 02541-6069; 50226 Frechen, Joh.-Schmitz-Platz 10, Tel. 02234-13230; 52511 Geilenkirchen, Alte Poststr. 10, Tel. 02451-65592; 53840 Troisdorf, Frankfurterstr. 81, Tel. 02241-806306; 53879 Euskirchen, Hochstr. 62, Tel. 02251-73308; 58511 Lüdenscheid, Ringmauerstr. 5, Tel. 02351-358018; 58636 Iserlohn, Friedrichstr. 3, Tel. 02371-24260; 59555 Lippstadt, Kahlenstr. 2, Tel. 02941-78466; 63924 Kleinheubach, Dientzenhoferstr. 14, Tel. 09371-68861; 65183 Wiesbaden, Wagemannstr. 3, Tel. 0611-379370; 67655 Kaiserslautern, Grüner Graben 3, Tel. 0631-92527; 73728 Esslingen, Kupfergasse 13, Tel. 0711-355605; 75173 Pforzheim, City-Einkaufspark, Tel. 07231-33254; 97464 Oberwerrn, Bergstr. 7, Tel. 09726-3319.

KOSMETIK KREATIV, 36304 Alsfeld, Schwabenröderstr. 61, Tel. 06631-6225.

KOSMETIK ZUM SELBERMACHEN, 85049 Ingolstadt, Sauerstr. 9, Tel. 0841-33711.

KOSMETIK ZUM SELBERMACHEN, 93133 Burglengenfeld, R.-Schumann-Str. 10, Tel. 09471-6835.

KOSNA VERA, 59174 Kamen, Märkische Str. 28, Tel. 02307-4772; 59423 Unna, Markt 16, Tel. 02303-21337.

*KRÄUTER FISCHER, 33378 Rheda-Wiedenbrück, Markt 3, Tel. 05242-55958.

KREUZHERRN APOTHEKE, 87700 Memmingen, Kalchstr. 12, Tel. 08331-4667.

LA VENDEL, 87700 Memmingen, Hirschgasse 5, Tel. 08331-5352.

MANUELA'S KOSMETIK-SHOP, 31655 Stadthagen, Klosterstr. 8, Tel. 05721-77708.

McQUEENS'S NATURSHOP, 22880 Wedel, EKZ Rosengarten 6b, Tel. 04103-14950.

NATUR PUR, 06108 Halle, Schülershof 1, Tel. 0345-652061.

*NATURWARENLADEN, 97447 Gerolzhofen, Weiße-Turm-Str. 1, Tel. 0 93 82-41 15 und 79 89.

NATURPARTNER, 63820 Elsenfeld, Marienstr. 2, Tel. 06022-7834.

NATURTÖPFLA, 95194 Regnitzlosau, Trogenau 25, Tel. 09294-1713.

*OMIKRON, 74382 Neckarwestheim, Marktplatz 5, Tel. 07133-17081; 74072 Heilbronn, Postpassage, Tel. 07131-166443; 73635 Rudersberg-Schlechtbach, Bahnhofsplatz 41, Tel. 07183-8565.

PIMPINELLA (Walter und Schneider), 14471 Potsdam, Clara-Zetkin-Str. 6, Tel. 0331-970302.

*PLATH PARFUMS, 24161 Kiel, Dreiangel 31, Tel. 0431-92923.

*POTPOURRI Umweltladen, 71032 Böblingen, Marktgässle 8, Tel. 07031-236914; 71263 Weil der Stadt, Katharinenstr. 4, Tel. 07033-33929.

*PURA NATURA, 90402 Nürnberg, Johannesgasse 55, Tel. 0911-209522.

*rein & fein, 82256 Fürstenfeldbruck, Münchner Str. 25, Tel. 08141-4548.

*SPINNRAD GMBH/ZENTRALE, 45801 Gelsenkirchen, Am Luftschacht 3A, Tel. 0209-17000-0, Tx. 824726 natur d, Fax. 0209/17000-40; Auslieferungsläden: 06254 Leipzig, Saalepark, Tel. 03461-217107; 09125 Chemnitz, Alt-Chemnitzer-Center EKZ, Tel. 0371-586953; 10719 Berlin, Uhlandstr. 43/44, Tel. 030/8814848; 12159 Berlin, Rheinstr. 10, Tel. 030/8592072; 12619 Berlin-Hellersdorf, Spree-Center, Tel. 030-5612081; 20146 Hamburg, Grindelallee 42, Tel. 040/4106096; 21335 Lüneburg, Grapengießer-Str. 25, Tel. 04131-406427; 22143 Hamburg-Rahlstedt, Rahlstedt-Center, Tel. 040-6779044; 23552 Lübeck, Mühlenstr. 11, Tel. 0451-151407; 24103 Kiel, Holstenstr. 34, Tel. 0431/978728; 24534 Neumünster, Marktpassage EKZ, Großflecken 51-53, Tel. 04321/41633; 26122 Oldenburg, Gaststr. 26, Tel. 0441/25493; 27568 Bremerhaven, Bürgermeister-Schmidt-Str. 42, Tel. 0471-417241; 28203 Bremen, Bremer Carre, Tel. 0421-1691932; 30159 Hannover, Steintorstr. 9, Tel. 0511/329093; 30823 Garbsen, Havelserstr. 10, Tel. 05131/95769; 31134 Hildesheim, Angoulemeplatz 2, Tel. 05121/57311; 32052 Herford, Lübberstr. 12-20, Tel. 05221-529654; 32423 Minden, Bäckerstr. 72, Tel. 0571-87580; 33098 Paderborn, Grube 8, Tel. 05251-281759; 33330 Gütersloh, Münsterstr. 6, Tel. 05241-237071; 33602 Bielefeld, Marktpassage, Tel. 0521-66152; 34117 Kassel, Hedwigstr. 9, Tel. 0561-14911; 34414 Warburg, Hauptstr. 46, Tel. 05641-60467; 35390 Gießen, Kaplansgasse 1, Tel. 0641-792393; 37073 Göttingen, Gronerstr. 57/58, Tel. 0551-44700; 38100 Braunschweig, Vor der Burg 8, Tel. 0531/42032; 38440 Wolfsburg, Südkopfcenter, Tel. 05361-15004; 39326 Hermsdorf bei Magdeburg, Elbe Park EKZ, Tel. 039206-52207; 40212 Düsseldorf, Schadowstr. 80, Tel. 0211/357105; 41061 Mönchengladbach, Hindenburgstr. 173, Tel. 02161-22728; 41460 Neuss, Oberstr./Ecke Zollstr., Tel. 02131-276708; 41747 Viersen, Hauptstr. 85, Tel. 02162/350549; 42103 Wuppertal-Elberfeld, Am Mäuerchen, Tel. 0202-441281; 42651 Solingen, Bachtor-Centrum, Tel. 0212-204041; 42853 Remscheid, Alleestr. 30, Tel. 02191-420964; 44135 Dortmund, Lütge-Brück-Str. 12, Tel. 0231-578936; 44623 Herne, Bebelstr. 8, Tel. 02323-53021; 44787 Bochum, Kortumstr. 33, Tel. 0234-66123; 45127 Essen, City Center, Tel. 0201-221295; 45329 Altenessen, EKZ Altenessen, Tel. 0201-333617; 45472 Mülheim, Rhein-Ruhr-Zentrum, Tel. 0208-498192; 45657 Recklinghausen, Kunibertstr. 28, Tel. 02361-24194; 45768 Marl, Marler Stern, Tel. 02365-56429; 45879 Gelsenkirchen, Klosterstr. 13, Tel. 0209-208963; 45894 Gelsenkirchen-Buer, Breddestr. 8, Tel. 0209-398889; 46049 Oberhausen, Bero-Zentrum 84a, Tel. 0208-27065; 46236 Bottrop, Hochstr. 11, Tel. 02041-684484; 46282 Dorsten, Recklinghauserstr. 4, Tel. 02362-45748; 46379 Bocholt, Osterstr. 51, Tel. 02871-186024;

46535 Dinslaken, Duisburgerstr. 10, Tel. 02064-54557; 47051 Duisburg, Averdunk-Center, Tel. 0203/339135; 47441 Moers, Neumarkt-Eck, Tel. 02841/23771; 47798 Krefeld, Hansa-Center 32, Tel. 02151/396245; 48143 Münster, Alter Steinweg 39, Tel. 0251/42352; 48431 Rheine, Münsterstr. 6, Tel. 05971/13548; 49074 Osnabrück, Große Str. 84/85, Tel. 0541/201373; 50672 Köln, Bazaar de Cologne/Mittelstr. 12-14, Tel. 0221/256606; 51373 Leverkusen, Hauptstr. 73, Tel. 0214/403131; 51643 Gummersbach, Wilhelmstr. 7, Tel. 02261-64784; 52062 Aachen, Rethelstr. 3, Tel. 0241/25254; 52349 Düren, Josef-Schregel-Str. 48, Tel. 02421/10082; 53111 Bonn, Poststr. 4, Tel. 0228-636667; 53757 St. Augustin, HUMA EKZ/Rathausallee 22, Tel. 02241-27040; 53879 Euskirchen, Hochstr. 56, Tel. 02251/55521; 54290 Trier, Neustr. 66, Tel. 0651/48241; 55116 Mainz, Kirschgarten 4, Tel. 06131-228141; 56068 Koblenz, Casinostr. 15-19, Tel. 0261-14925; 57072 Siegen, Marburgerstr. 34, 0271-54540; 58095 Hagen, Elberfelderstr. 64, Tel. 02331-17438; 58452 Witten, Bahnhofstr. 38, Tel. 02302-275122; 58636 Iserlohn, Marktpassage/Wermingserstr., Tel. 02371/66152; 58636 Iserlohn, Alter Rathausplatz 7, Tel. 02371-23296; 58511 Lüdenscheid, EKZ Stern Center, Tel. 02351-22907; 59065 Hamm, Oststr. 3, Tel. 02381-20245; 59555 Lippstadt, Lippe-Galerie/Langestr., Tel. 02941- 58332; 60311 Frankfurt, Kaiserstr. 11, Tel. 069/291481; 63065 Offenbach, Herrnstr. 37, Tel. 069-825648; 64283 Darmstadt, Wilhelminenpassage, Tel. 06151/22078; 65183 Wiesbaden, Mauritiusgalerie, Tel. 0611/378166; 66111 Saarbrücken, Dudweiler Str. 12, Tel. 0681-3908994; 67059 Ludwigshafen, Bismarckstr. 106, Tel. 0621-526664; 67655 Kaiserslautern, Pirmasenser Str. 8, Tel. 0631-696114; 68159 Mannheim, Kurpfalzpassage, 0621-154662; 70173 Stuttgart, Lautenschlagerstr. 3, Tel. 0711/291469; 71638 Ludwigsburg, Wilhelmstr. 24, Tel. 07141-902879; 74072 Heilbronn, Sülmerstr. 34, Tel. 07131/962138; 76133 Karlsruhe, Herrenstr. 23, Tel. 0721/24845; 76829 Landau, Rathausplatz 10, Tel. 06341-85818; 78224 Singen, Scheffelstr. 9, Tel. 07731/68642; 79098 Freiburg, Grünwälderstr. 12-14, Tel. 0761/381213; 80331 München, Sendlingerstr./Asamhof, Tel. 089/264159; 80797 München-Schwabing, Schleißheimer Str. 100, Tel. 089/1238685; 83022 Rosenheim, Stadtcenter/Kufsteiner Str., Tel. 08031/33536; 84028 Landshut, Altstadt 193, Tel. 0871/24424; 86150 Augsburg, Ulrichplatz 8, Tel. 0821-155482; 87435 Kempten, Bahnhofstr. 1, Tel. 0831-24503; 88212 Ravensburg, Eisenbahnstr. 8, Tel. 0751-14489; 89073 Ulm, Neue Str. 93, Tel. 0731-60909; 90402 Nürnberg, Grand Bazaar/Karolinenstr. 45, Tel. 0911/232533; 90762 Fürth, City-Center, Tel. 0911/773663; 91054 Erlangen, Hauptstr. 46, Tel. 09131/201043; 91126 Schwabach, Königstr. 2, Tel. 09122-16849; 92637 Weiden, Mooslohstr. 123, Tel. 0961-27710; 93047 Regensburg, Malergasse 3, Tel. 0941-563581; 97076 Würzburg, Oberthürstr. 3, Tel. 0931/15608; REWE Verbrauchermärkte mit SPINNRAD-Teilsortimenten: 41812 Erkelenz, Kontra SB Einkaufscenter, Paul-Rüttchen-Str. 13, Tel. 02431-81071; 41849 Wassenberg, Kontra Verbrauchermarkt, Brabanterstr. 50, Tel. 02432-81011; 50127 Bergheim, Kontramarkt Quadrath, Graf-Otto-Str. 19, Tel. 02271/93032; 50374 Erftstadt-Lechenich, Zum Bösen Wolf/SB Verbrauchermarkt, An der Patria 13, Tel. 02235/5762.
*STELLA, 73066 Uhingen, Bleichereistr. 41, Tel. 07161-37321.
*STEPHAN, 59755 Arnsberg, Mendenerstr. 14, Tel. 02932-25000.
SYLVI'S NATURLADEN, 47906 Kempen, Judenstr. 19, Tel. 02152-54590; 13595 Berlin, Pichelsdorferstr. 93, Tel. 030-3317878; 88489 Wain, Obere Dorfstr. 37, Tel. 07353-1465.
*DER UMWELTLADEN, 88427 Bad Schussenried, Keilbachstr. 7, Tel. 07583-4293 oder 4177.
*Fa. URSULA SINGER, 86497 Horgau/Auerbach, Höhenweg 11, Tel. 08294-2358.
VITALIS-APOTHEKE, 59556 Lippstadt-Cappel, Beckumer Str. 214, Tel. 02941-78972.
*VON DER GATHEN BIOCOSMETIC, 40211 Düsseldorf, Am Wehrhan 24, Tel. 0211-1640355; 50672 Köln, Ehrenstr. 35, Tel. 0221-256636.
In der Schweiz:
DORF-LÄDELI, CH-8863 Buttikon, Kantonsstr. 49, Tel. 0041-55-671854.
DROGERIE LEHNER, CH-3097 Liebefeld, Kirchstr. 15, Tel. 0041-31-9714612.
*INTERWEGA Handels AG, CH-8863 Buttikon, Postfach 125, Tel. 0041-55-671854.
In Österreich:
*CREATIV-COSMETIK, A-5026 Salzburg, Waldburgergasse 46A, Tel./Fax 06 62-62 08 94.

Die mit * gekennzeichneten Firmen betreiben auch Versandhandel.
Einige Substanzen erhalten Sie auch in Reformhäusern, Drogerien, Apotheken, Bioläden und Lebensmittelläden. Vergleichen Sie die Preise!

Hinweis:
Autoren und Verlag bemühen sich, in diesem Verzeichnis nur Firmen zu nennen, die hinsichtlich der Substanzen und Preise zuverlässig und günstig sind. Trotzdem kann eine Gewährleistung von Autoren und Verlag nicht übernommen werden. Irgendwelche Formen von gesellschaftsrechtlicher Verbindung, Beteiligung und/oder Abhängigkeit zwischen Autoren und Verlag einerseits und den hier aufgeführten Firmen andererseits existieren nicht.

Genuß und Lebensqualität mit der Hobbythek

Wissen und Ideen für Sie und Ihre Umwelt

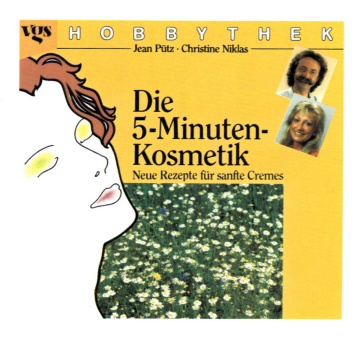

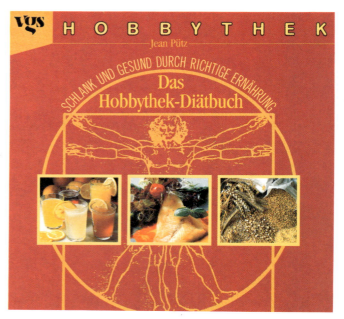

Neue Erkenntnisse und Methoden ermöglichen es heute, sanfte Cremes und andere Kosmetika noch einfacher und schneller herzustellen. In diesem Hobbythekbuch finden Sie zahlreiche Rezepte für die ganze Familie und für viele Anwendungsmöglichkeiten. Natürlich gibt es auch eine Menge neuer Inhaltsstoffe. So enthalten zum Beispiel fast alle Rezepte wichtige Vitamine, die Ihre selbsthergestellten Kosmetika noch wirksamer und wertvoller machen.
Ein unentbehrliches Buch für alle, die von der sanften Kosmetik überzeugt sind und diese weiterentwickeln wollen, aber auch für alle interessierten „Einsteiger".

Die Deutschen essen zu fett, zu kalorienreich, zu viel Fleisch … Wer kennt sie nicht, diese Warnungen der Ernährungswissenschaftler, und wer müßte sich nicht an die eigene Nase fassen, wenn es um die täglichen Eß- und Ernährungsgewohnheiten geht? Dieses Hobbythekbuch zeigt die ernstzunehmenden gesundheitlichen Gefährdungen auf, die durch einseitige oder unausgewogene Ernährung entstehen können, im Kindes- wie im Erwachsenenalter, und weist dem Leser den Weg zu einem gesünderen Leben ohne große Einbußen.